iKB

LA RÉFÉRENCE

AF892688

VG Editions

MEDECINE INTERNE

3e EDITION - 2015

Alban DEROUX - Patricia ALEXELINE

Editions Vernazobres-Grego | 99 bd de l'Hôpital
75013 PARIS - Tél. : 01 44 24 13 61
www.vg-editions.com

Toute reproduction, même partielle, de cet ouvrage est interdite.
Une copie ou reproduction par quelque procédé que ce soit, photographie, microfilm, bande magnétique, disque ou autre, constitue une contrefaçon passible des peines prévues par la loi du 11 mars 1957 sur la protection des droits d'auteurs.

Décembre 2014 - ISBN : 978-2-8183-1307-7

iECN 2016

AVERTISSEMENT

Les Editions VG sont en perpétuelle évolution afin de réaliser des ouvrages innovants au plus proche de vos demandes. Malgré toute l'attention et le soin apportés à la rédaction de ceux-ci, certaines remarques constructives peuvent probablement être émises. N'hésitez pas à nous transmettre vos commentaires à l'adresse patrice@vg-editions.com (en nous précisant bien le titre de l'ouvrage et le numéro de la page concernée) ; nous ne manquerons pas de les prendre en compte dans le cadre de la réalisation de nos prochaines éditions.

MENTIONS LEGALES :
Cet ouvrage à été réalisé selon les dernières recommandations scientifiques en vigueur lors de sa publication. Les données médicales étant en permanente évolution, nous recommandons à nos lecteurs de consulter régulièrement les dernières données de pharmacovigilance.
Le prescripteur étant strictement responsable de ses actes, l'éditeur et l'auteur ne pourront en aucun cas être tenus responsables de la prise en charge d'un patient.

ITEMS DETAILLES

- MEDECINE INTERNE -
Unité d'Enseignement 7
Inflammation - Immunopathologie - Poumon - Sang

OBJECTIFS GENERAUX

L'étudiant doit connaître les grands mécanismes immunopathologiques et les principales affections mettant en jeu une réaction inflammatoire, allergique, dysimmunitaire ou fibrosante. Il doit connaitre la prise en charge diagnostique et thérapeutique des affections les plus courantes. Il doit connaître les problèmes posés par les affections plus rares et participer à leur surveillance au long cours ainsi qu'à celle des transplantations d'organes. *L'étudiant doit connaitre les affections pulmonaires et sanguines citées.*

OBJECTIFS TERMINAUX

N° 181 - Réaction inflammatoire : Aspects biologiques et cliniques. Conduite à tenir.

Expliquer les principaux mécanismes et les manifestations cliniques et biologiques de la réaction inflammatoire et les points d'impacts des thérapeutiques anti-inflammatoires.

Argumenter les procédures diagnostiques devant un syndrome inflammatoire et/ou une VS élevée inexpliqués.

N° 182 - Allergies et hypersensibilités chez l'enfant et l'adulte : aspects épidémiologiques, diagnostiques et principes de traitement.

Expliquer la physiopathologie des réactions d'hypersensibilité : allergique ou non allergique.

Expliquer l'épidémiologie, les facteurs favorisants et l'évolution des principales allergies de l'enfant et de l'adulte : alimentaire, respiratoire, cutanée, médicamenteuse et per-anesthésique, venins d'hyménoptères.

Expliquer les principales manifestations cliniques et biologiques et argumenter les procédures diagnostiques.

Argumenter les principes du traitement et de la surveillance au long cours d'un sujet allergique, en tenant compte des aspects psychologiques.

N° 333. UE11 – Œdèmes de Quincke et anaphylaxie.

Diagnostiquer un oedeme de Quincke et une anaphylaxie.

Prise en charge immédiate pré-hospitalière et hospitalière (posologies)

N° 185 - Déficit immunitaire.

Argumenter les principales situations cliniques et/ou biologiques faisant suspecter un déficit immunitaire chez l'enfant et chez l'adulte.

Savoir diagnostiquer un déficit immunitaire commun variable.

N° 186 – Fièvre prolongée.

Connaitre les principales causes de fièvre prolongée et savoir développer l'enquête étiologique.

N° 187 – Fièvre chez un patient immunodéprimé

Connaitre les situations d'urgence et les grands principes de la prise en charge.

Connaitre les principes de la prise en charge en cas de fièvre aigue chez un patient neutropénique.

Connaitre les principes de prévention des infections chez les immunodéprimés.

N° 188 - Pathologies auto-immunes : aspects épidémiologiques, diagnostiques et principes de traitement.

Expliquer l'épidémiologie, les facteurs favorisants et l'évolution des principales pathologies auto-immunes d'organes et systémiques.

Interpréter les anomalies biologiques les plus fréquentes observées au cours des pathologies auto-immunes.

Argumenter les principes du traitement et de la surveillance au long cours d'une maladie auto-immune.

N° 189 – Connaitre les principaux types de vascularites systémiques, les organes cibles, les outils diagnostiques et les moyens thérapeutiques.

N° 190 - Lupus érythémateux disséminé. Syndrome des antiphospholipides.

Diagnostiquer un lupus érythémateux disséminé et un syndrome des antiphospholipides.

Décrire les principes de traitement et de la prise en charge au long cours.

N° 191 – Artérite à cellules géantes.

Diagnostiquer une maladie de Horton, une pseudopolyarthrite rhizomélique, une maladie de Takayasu.

Argumenter l'attitude thérapeutique et planifier le suivi du patient.

N° 192 - Polyarthrite rhumatoïde.

Diagnostiquer une polyarthrite rhumatoïde.

Argumenter l'attitude thérapeutique et planifier le suivi du patient.

Décrire les principes de la prise en charge au long cours d'un rhumatisme déformant et invalidant.

N° 193. Spondylarthrite ankylosante.

Diagnostiquer une spondylarthrite ankylosante.

Argumenter l'attitude thérapeutique et planifier le suivi du patient.

N° 197 - Transplantation d'organes : aspects épidémiologiques et immunologiques ; principes de traitement et surveillance ; complications et pronostic ; aspects éthiques et légaux.

Expliquer les aspects épidémiologiques et les résultats des transplantations d'organe et l'organisation administrative.

Expliquer les principes de choix dans la sélection du couple donneur/receveur et les modalités de don d'organe.

Argumenter les principes thérapeutiques et les modalités de surveillance d'un sujet transplanté.

Argumenter les aspects médicolégaux et éthiques liés aux transplantations d'organes.

N° 198 – Biothérapies et thérapies ciblées.

Connaitre les bases cellulaires et moléculaires des cellules souches embryonnaires et adultes, des cellules reprogrammées.

Connaitre les principes des thérapies cellulaires et géniques.

Expliquer les principes d'évaluation des biothérapies.

Connaitre les bases cellulaires et tissulaires d'action des thérapies ciblées.

Argumenter les principes de prescription et de surveillance.

N° 206 - Pneumopathie interstitielle diffuse.

Diagnostiquer une pneumopathie interstitielle diffuse.

N° 207 - Sarcoïdose.

Diagnostiquer une sarcoïdose.

Décrire les principes de traitement et de la prise en charge au long cours.

N° 209 - Anémie chez l'adulte et chez l'enfant.

Argumenter les principales hypothèses diagnostiques et justifier les examens complémentaires pertinents.

Argumenter l'attitude thérapeutique dans les anémies carentielles et planifier leur suivi.

N° 210 - Thrombopénie chez l'adulte et chez l'enfant.

Argumenter les principales hypothèses diagnostiques et justifier les examens complémentaires pertinents.

N° 211 - Purpuras chez l'enfant et chez l'adulte.

Argumenter les principales hypothèses diagnostiques et justifier les examens complémentaires pertinents.

N° 214 - Eosinophilie.

Argumenter les principales hypothèses diagnostiques et demander les examens complémentaires les plus pertinents.

N° 271 - Amylose.

Diagnostiquer une amylose de type AA ou AL.

Citer les principaux organes pouvant être impliqués dans le développement d'une amylose.

- MEDECINE INTERNE - QUESTIONS TRANSVERSALES

N° 88. UE4 - Pathologie des glandes salivaires.

Diagnostiquer une pathologie infectieuse, lithiasique, immunologique et tumorale des glandes salivaires.

N° 95. EU 4 - Polyradiculonévrite aiguë inflammatoire (syndrome de Guillain-Barré).

Diagnostiquer un syndrome de Guillain-Barré.
Identifier les situations d'urgence et planifier leur prise en charge.

N° 96. EU 4 - Myasthénie.

Diagnostiquer une myasthénie.
Connaitre les traitements et planifier le suivi des patients.
Connaitre les médicaments contre-indiqués dans la myasthénie.
Identifier les situations d'urgence et planifier leur prise en charge.

N° 102. UE4 - Sclérose en plaques.

Diagnostiquer une sclérose en plaques.
Argumenter l'attitude thérapeutique et planifier le suivi du patient.
Décrire les principes de la prise en charge au long cours d'un malade présentant un déficit moteur progressif.

N° 224. UE8 - Thrombose veineuse profonde et embolie pulmonaire.

Diagnostiquer une thrombose veineuse profonde et/ou une embolie pulmonaire.
Identifier les situations d'urgence et planifier leur prise en charge.
Argumenter l'attitude thérapeutique et planifier le suivi du patient.

N° 237. UE8 – Acrosyndromes (phénomène de Raynaud, érythermalgie, acrocyanose, engelures, ischémie digitale).

Argumenter les principales hypothèses diagnostiques et justifier les examens complémentaires pertinents.

N° 249. UE8 - Amaigrissement à tous les âges.

Devant un amaigrissement, argumenter les principales hypothèses diagnostiques et justifier les examens complémentaires pertinents.

N° 272 UE8 - Splénomégalie.

Devant une splénomégalie, argumenter les principales hypothèses diagnostiques et justifier les examens complémentaires pertinents.

N° 279. UE 8 – Maladies inflammatoires chroniques de l'intestin (MICI) chez l'enfant et l'adulte.

Diagnostiquer une maladie de Crohn et une rectocolite hémorragique.

TABLE DES MATIERES

			• Expliquer les principales manifestations cliniques et biologiques et argumenter les procédures diagnostiques. • Argumenter les principes du traitement et de la surveillance au long cours d'un sujet hypersensible, en tenant compte des aspects psychologiques.					
3	185	**DEFICITS IMMUNITAIRES :** **PATHOLOGIES AUTO-IMMUNES** **Aspects épidémiologiques, diagnostiques et principes de traitement**	• Argumenter les principales situations cliniques et/ou biologiques faisant suspecter un déficit immunitaire chez l'enfant et chez l'adulte. • Savoir diagnostiquer un déficit immunitaire commun variable.	53	➡			
4	186	**FIEVRE PROLONGEE**	• Connaître les principales causes d'une fièvre prolongée et savoir développer l'enquête étiologique.	61	➡			
5	187	**FIEVRE CHEZ L'IMMUNODEPRIME**	• Connaître les situations d'urgence et les grands principes de la prise en charge. • Connaître les principes de la prise en charge en cas de fièvre aiguë chez un patient neutropénique. • Connaître les principes de prévention des infections chez les patients immunodéprimés.	67	➡			
6	188	**PATHOLOGIES AUTO-IMMUNES :** **Aspects épidémiologiques, diagnostiques et principes de traitement**	• Expliquer l'épidémiologie, les facteurs favorisants et l'évolution des principales pathologies auto-immunes d'organes et systémiques. • Interpréter les anomalies biologiques les plus fréquentes observées au cours des pathologies auto-immunes. • Argumenter les principes du traitement et de la surveillance au long cours d'une maladie auto-immune.	73	➡			
7	189	**VASCULARITES SYSTEMIQUES**	• Connaitre les principaux types de vascularites systémiques, les organes cibles, les outils diagnostiques et les moyens thérapeutiques.	121	➡			
8	190	**LUPUS ERYTHEMATEUX DISSEMINE. SYNDROME DES ANTIPHOSPHOLIPIDES**	• Diagnostiquer un lupus érythémateux disséminé et un syndrome des antiphospholipides.	129	➡			
9	191	**ARTERITE A CELLULES GEANTES**	• Diagnostiquer une maladie de Horton, une pseudo-polyarthrite rhizomélique, une maladie de Takayasu. • Argumenter l'attitude thérapeutique et planifier le suivi du patient.	151	➡			
10	192	**POLYARTHRITE RHUMATOIDE**	• Diagnostiquer une polyarthrite rhumatoïde. • Argumenter l'attitude thérapeutique et planifier le suivi du patient au long cours.	167	➡			
11	193	**SPONDYLARTHRITE ANKYLOSANTE**	• Diagnostiquer une spondylarthrite inflammatoire. • Argumenter l'attitude thérapeutique et planifier le suivi du patient.	181				

12	197	**TRANSPLANTATION D'ORGANES : Aspects épidémiologiques et immunologiques ; principes de traitement et surveillance ; complications et pronostic ; aspects éthiques et légaux**	• Expliquer les aspects épidémiologiques et les résultats des transplantations d'organes et l'organisation administrative. • Expliquer les principes de choix dans la sélection du couple donneur/receveur et les modalités de don d'organe. • Argumenter les principes thérapeutiques et les modalités de surveillance d'un sujet transplanté. • Argumenter les aspects médicolégaux et éthiques liés aux transplantations d'organes.	187			
13	198	**BIOTHERAPIES ET THERAPIES CIBLEES**	• Connaître les bases cellulaires et moléculaires des cellules souches embryonnaires et adultes, des cellules reprogrammées. • Connaître les principes des thérapies cellulaires et géniques. • Expliquer les principes d'évaluation des biothérapies. • Connaître les bases cellulaires et tissulaires d'action des thérapies ciblées. • Argumenter les principes de prescription et de surveillance.	199			
14	206	**PNEUMOPATHIES INTERSTITIELLES DIFFUSES**	• Diagnostiquer une pneumopathie interstitielle diffuse.	207			
15	207	**SARCOIDOSE**	• Diagnostiquer une sarcoïdose. • Décrire les principes du traitement et de la prise en charge au long cours.	221			
16	209	**ANEMIE**	• Argumenter les principales hypothèses diagnostiques et justifier les examens complémentaires pertinents. • Argumenter l'attitude thérapeutique dans les anémies carentielles et planifier leur suivi.	233			
17	210	**THROMBOPENIE CHEZ L'ENFANT ET CHEZ L'ADULTE**	• Argumenter les principales hypothèses diagnostiques et justifier les examens complémentaires pertinents.	239			
18	211	**PURPURAS CHEZ L'ENFANT ET CHEZ L'ADULTE**	• Argumenter les principales hypothèses diagnostiques et justifier les examens complémentaires pertinents.	247			
19	214	**EOSINOPHILIE**	• Argumenter les principales hypothèses diagnostiques devant une hyperéosinophilie et demander les premiers examens complémentaires les plus pertinents.	257			
20	217	**AMYLOSE**	• Diagnostiquer une amylose de type AA ou AL. • Citer les principaux organes pouvant être impliqués dans le développement de l'amylose.	263			

UE 8
CIRCULATION - METABOLISMES

SOMMAIRE

REACTION INFLAMMATOIRE :
Aspects biologiques et cliniques. Conduite à tenir

Item 181
-
UE 7

Chapitre 1

OBJECTIFS DE L'ECN
- Expliquer les principaux mécanismes et les manifestations cliniques et biologiques de la réaction inflammatoire et les points d'impacts des thérapeutiques anti-inflammatoires.
- Argumenter les procédures diagnostiques devant un syndrome inflammatoire et/ou une VS élevée inexpliqués.

MOTS-CLES
- **Signes de gravité.**
- **VS et âge > 50 ans : Maladie de Horton.**
- **Electrophorèse des protéines sériques.**
- **Corticoïdes/AINS.**

Pour mieux comprendre
- La réaction inflammatoire est l'ensemble des mécanismes biologiques responsables de l'activation du système immunitaire.
- Les marqueurs biologiques sont positifs (augmentent lors du syndrome inflammatoire) ou négatifs (diminuent au cours du syndrome inflammatoire) et sont à connaître pour l'ECN.
- Les principaux diagnostics à évoquer lors de l'exploration d'un syndrome inflammatoire nécessitent un examen clinique large et un bilan paraclinique de première intention systématique. Les autres explorations seront à réalisées en fonction du contexte.
- Les corticoïdes ont un mode d'action large sur le syndrome inflammatoire, alors que les immunosuppresseurs ont une cible plus précise. L'arrivée des biothérapies (thérapies ciblées) rétrécit encore le champ d'action des thérapeutiques en ciblant généralement une seule cytokine responsable de l'inflammation.

ITEM 181

A INTRODUCTION

L'exploration d'un syndrome inflammatoire biologique est une question facile à faire tomber pour l'ECN. Il faut bien connaître les différentes protéines de l'inflammation, les pièges de la VS et de l'électrophorèse des protéines sériques, de même que les principaux diagnostics à évoquer.

Le traitement anti-inflammatoire, essentiellement les AINS et les corticoïdes, est très utilisé et peut faire l'objet de plusieurs questions au cours d'un dossier.

GENERALITES

L'inflammation est un mécanisme de défense de l'organisme en réponse à une lésion exogène ou endogène (auto-immunité, hypersensibilité, ischémie…), visant à la réparation des tissus lésés.

La réaction inflammatoire met en jeu des mécanismes non spécifiques de l'immunité, en réponse à de nombreuses agressions : physique, infectieuse, traumatique, tumorale, auto-immunes…

Elle peut cependant avoir un effet délétère sur l'organisme en cas de réponse inadaptée ou prolongée.

La VS (vitesse de sédimentation) est un paramètre inflammatoire très utilisé en pratique, mais non spécifique, son augmentation n'est pas synonyme de syndrome inflammatoire.

B MECANISME DE LA REACTION INFLAMMATOIRE

ETIOLOGIES	**ETIOLOGIE EXOGENE :** • Infection • Corps étranger • Traumatisme • Allergie/toxique **ETIOLOGIE ENDOGENE :** • Immunologique • Tumorale • Maladie thrombo-embolique		
PHASES DE LA REACTION INFLAMMATOIRE	**PHASE D'INITIATION**	• Libération de médiateurs nociceptifs : **douleur** • Libération de médiateurs vaso-actifs : **rougeur, œdème, chaleur**	• Polynucléaires neutrophiles • Macrophages • Plaquettes • Système de coagulation/ fibrinolyse (antithrombine III, protéine C, protéine S, fibrinogène…) • Système du complément (C3, C4…)
	PHASE D'AMPLIFICATION	• Augmentation de la perméabilité vasculaire • Appels des médiateurs de l'inflammation	• Phospholipase A2 • Cytokines IL1, IL6, IL8, IL10 • TNF-alpha • TGF-bêta…
	PHASE DE CICATRISATION	• Fibroblastes	
CARACTE-RISTIQUES	**Réponse adaptée :** • **Protectrice** • Le plus souvent **Réponse inadaptée :** • Réponse **exagérée** responsable de signes généraux • Réponse **erronée** (erreur de reconnaissance du soi comme antigène) à l'origine du concept d'auto-immunité • Réponse **prolongée : passage à la chronicité**		
DUREE	• **Aiguë** • **Chronique**		

ITEM 181

C MANIFESTATIONS CLINIQUES DE LA REACTION INFLAMMATOIRE

SIGNES CLINIQUES	NON SPECIFIQUES	LOCAUX	• **DOULEUR** • **CHALEUR** • **ŒDEME** • **ROUGEUR**
		GENERAUX	• FIEVRE • AMAIGRISSEMENT • ASTHENIE, TROUBLE DU SOMMEIL • INSUFFISANCE CIRCULATOIRE
	SPECIFIQUES	**Orientant vers une étiologie exogène :** • Infection • Corps étranger • Traumatisme • Allergie/toxique **Orientant vers une étiologie endogène :** • Immunologique • Tumorale • Maladie thrombo-embolique	

ITEM 181

D MANIFESTATIONS BIOLOGIQUES DE LA REACTION INFLAMMATOIRE

	HAUSSE « protéines positives de l'inflammation »	BAISSE « protéines négatives de l'inflammation »
Protéines de la coagulation	• Fibrinogène • Facteur VIII • Plasminogène • …	-
Complément	• Ensemble des protéines du complément (C3, C4…)	• C3, C4 en cas de consommation du complément (ex : lupus systémique)
Protéines de transport	• **Haptoglobine** • Céruléoplasmine	• **TRANSFERRINE**
Hémogramme	• Globules blancs : **hyperleucocytose** (infections, vascularites systémiques...) • Plaquettes : thrombocytoses	• Globules blancs : **leucopénie** (lupus, médicaments...) • Globules rouges : **ANEMIE**
Divers	• **VITESSE DE SEDIMENTATION** • **C-REACTIVE PROTEINE** • **SERUM AMYLOIDE A PROTEINE** (SAA, protéine de l'amylose AA) • Orosomucoïde • Alpha-1-antitrypsine • Procalcitonine	• **Albumine et préalbumine** • HDL, LDL • Fibronectine
Qu'est-ce que la VS (vitesse de sédimentation) ?	• Prélèvement le matin a jeun • On laisse décanter le tube en position verticale par l'action de la gravité • **VS = Mesure de la hauteur (en millimètre) de plasma situé au-dessus des hématies qui ont sédimenté** • Le syndrome inflammatoire (surtout la présence de fibrinogène) augmente la sédimentation des globules rouges par agglutination • Intérêt uniquement de la **VS à la première heure** +++ • VS élevée si (selon Miller) : → **VS > âge/2 (homme)** → **VS > (âge + 10)/2 (femme)**	

Mesure de la VS en pratique :

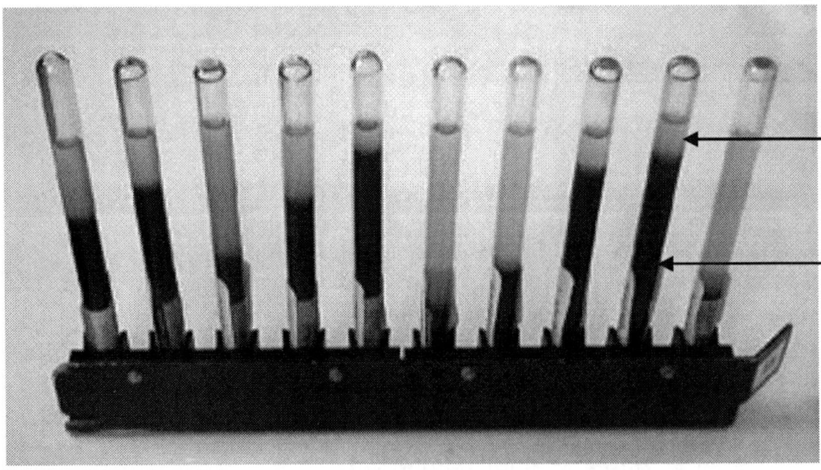

MARQUEUR	VITESSE D'APPARITION	DESCRIPTIF
VS **UNE VS ELEVEE NE SIGNIFIE PAS TOUJOURS UN SYNDROME INFLAMMATOIRE (très faible spécificité)**	**Lente**	**Faux positifs (élévation de la VS) :** • Hypergammaglobulinémie mono et polyclonale • **Anémie** • Macrocytose • Hypercholestérolémie • **Grossesse** • Obésité • Insuffisance rénale chronique et syndrome néphrotique • Traitement par héparine • Œstroprogestatifs • Hyperlipidémie/macromolécules • **Age > 65 ans** **Faux négatifs (VS basse):** • **Polyglobulie,** drépanocytose • Cryoglobulinémie • **Hyperviscosité,** hyperleucocytose • Insuffisance hépatocellulaire • Traitement par corticoïdes, Dépakine®
ANEMIE	**Lente**	• **INFLAMMATOIRE** • **NORMOCHROME** • **MICROCYTAIRE (voire normocytaire)** • **AREGENERATIVE** • **FERRITINE ELEVEE**
CRP	**Rapide (augmentation dès H6)**	• Aucune valeur spécifique • Elle est **normale en cas de poussée lupique** (classique dissociation VS augmentée et CRP normale)
Haptoglobine, orosomucoïde (α1-glycoprotéine acide), fibrinogène	**Lente (augmentation maxi à 72 h)**	• α1-globulines : orosomucoïde • **α2-globulines : haptoglobine, céruléoplasmine**
Protéines négatives de l'inflammation : albumine, préalbumine, transferrine	**Lente**	• Leur taux diminue parallèlement à l'augmentation des taux d'haptoglobine, orosomucoïde et fibrinogène • L'hypoalbuminémie sévère est un signe de gravité

Procalcitonine	**Très rapide (augmentation dès H3)**	• Spécifiques des **infections sévères bactériennes, parasitaires ou fongiques** • Peu utilisé en pratique du fait de son cout
Hypocomplémentémie	**Rapide**	• **Maladies auto immunes (MAI) : LES, cryoglobulinémie** • **Infections, sepsis BGN, endocardite** • **Glomérulonéphrite post-infectieuse** • **Déficit génétique**
Hyperferritininémie	**Lente**	**Hyperferritinémies sans surcharge :** • **Maladies inflammatoires chroniques :** – Maladies systémiques – Maladie de Still : taux très élevé, avec abaissement de la fraction glycosylée de la ferritine (<20%) • **Syndromes infectieux prolongés :** – Virus = VIH – Bactériens – Parasitaires • **Hémopathies malignes** • **Néoplasies solides** **Hyperferritinémies par surcharge :** • Hémochromatose • Transfusions en CGR itératives • Hépatosidérose dysmétaboliques
Electrophorèse des protéines sériques (EPS)	**Variable**	• Descriptif : migration de l'ensemble des protéines du sérum sur un gel. Le plasma ne convient pas (présence de fibrinogène) • Permet la séparation des protéines en fonction de leur charge +/- de leur masse • 5 fractions : – **albumine :** fraction la plus importante (60%) : diminuée dans les syndromes inflammatoires chroniques, les syndromes néphrotiques ou les cirrhoses hépatiques – α1 (1-4%) : **α1-anti-trypsine** et **orosomucoide.** Augmentée dans les syndromes inflammatoires, syndrome néphrotique ; abaissée dans les cirrhoses hépatiques – α2 (7-10%) : **haptoglobine** et **céruléoplasmine.** Augmentée dans les syndromes inflammatoires, syndrome néphrotique ; abaissée dans les cirrhoses hépatiques – β (6-13%) : **transferrine, CRP** et fragment **C3.** Possible bloc βγ lors des cirrhoses d'origine éthylique (hausse des IgA) – γ (10-16%) : **immunoglobulines (IgG et IgM +/- IgA) :** augmentée dans les syndromes inflammatoires chroniques (**polyclonales**) ou lors de certaines pathologies hématologiques (pic **monoclonal**). Diminuée si déficit immunitaire ou syndrome néphrotique (hypogammaglobulinémie)

		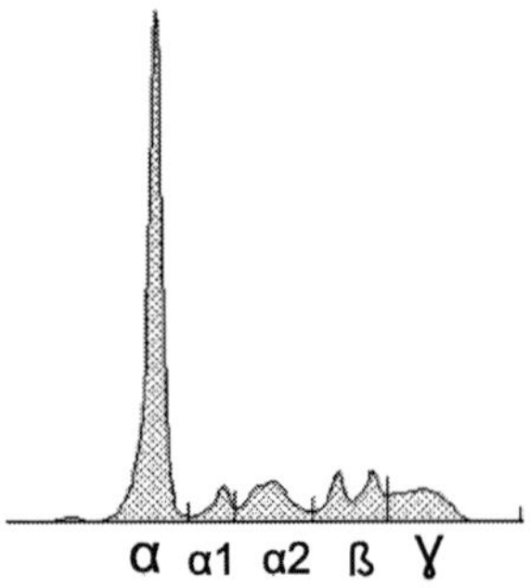 Profil électrophorétique normal → **<u>Syndrome inflammatoire chronique :</u>** augmentation des pics des α1 et α2-globulines, hyper-γ-globulinémie polyclonale, hypoalbuminémie

ITEM 181

E POINTS D'IMPACT DES THERAPEUTIQUES ANTI-INFLAMMATOIRES

BUT	• **Le but du traitement de l'inflammation est de réduire les effets indésirables de celle-ci, sans en modifier les conséquences réparatrices bénéfiques**
ANTI-INFLAMMATOIRES NON STEROIDIENS	• **Anti-inflammatoire :** – INHIBITION **DES 5 CYCLO-OXYGENASES** impliquées dans les voies de synthèse des prostaglandines et des leucotriènes • **Anti-agrégant** • **Antalgique**
ANTI-INFLAMMATOIRES STEROIDIENS = CORTICOIDES	• **Actions multiples sur l'ensemble du système immunitaire :** on différencie une action génomique (lente) par l'inhibition de la synthèse des ARN pro-inflammatoire et une action non génomique (rapide, 3-6h) par le blocage de médiateurs pro-inflammatoires préformés. • **Immunosuppresseur/immunomodulateur** • **Anti-inflammatoire :** – INHIBITION **DE LA CYCLO-OXYGENASE 2 ET INHIBITION DES MEDIATEURS DE L'INFLAMMATION** (prostaglandines, leucotriènes, interleukines, TNFα, histamine) – Inhibition de la transcription de cytokines pro-inflammatoires Vasoconstriction des petits vaisseaux diminuant l'exsudation plasmatique • **Anti-allergique** • **Action sur le métabolisme : hyperglycémie** • **Antalgique, antipyrétique** • **Mise au repos de l'axe corticotrope**

IMMUNO-SUPPRESSEURS	**Traitements lympho-ablatifs**	**Alkylants :** • **Cyclophosphamide = ENDOXAN®** • Chlorambucil = CHLORAMINOPHENE® **Agent intercalant inhibiteur de la topo-isomérase II : peu utilisé…** • Mitoxanthrones = NOVANTRONE® • Anthracyclines = ADRIAMYCINE® • Antimétabolites : fludarabine = FLUDARA® **Anticorps monoclonaux : en voie de développement** (cf chapitre sur les biothérapies) • Anti-CD52 = MABCAMPATH® • **Anti-CD20 = RITUXIMAB®**
	Antimétabolites Blocage de l'expansion clonale des lymphocytes	• **Azathioprine = IMUREL®** et son métabolite le 6-mercaptopurine 6MP = PURINETHOL® • **Mycophénolate mofétil (MMF) = CELLCEPT®** • Léflunomide ARAVA® • **Méthotrexate NOVATREX®**
	Inhibiteurs de l'activation cellulaire Blocage des mécanismes d'activation cellulaires par blocage des signaux de transmission cytoplasmiques	• **Ciclosporine A = NEORAL®** SANDIMMUN® • Tacrolimus (FK506) = PROGRAF® • Rapamycine = SIROLIMUS®
	Inhibiteurs biologiques des cytokines	**Anti-TNFα :** • **Anticorps monoclonal IgG k chimérique = infliximab = REMICADE®** • **Inhibiteur du récepteur soluble du TNFα = étanercept = ENBREL®** • **Anticorps monoclonal IgG humanisé = adalimumab = HUMIRA®** **Inhibiteur de l'interleukine IL1RA** = Anakinra = KINERET® **Inhibiteur de l'interleukine IL2R :** • Anticorps monoclonal chimérique basiliximab = SIMULECT® • **Plusieurs autres molécules en voie de développement…**

F TYPES DE SYNDROMES INFLAMMATOIRES

<table>
<tr><td>SYNDROME INFLAMMATOIRE</td><td colspan="2">ENSEMBLE DE SIGNES TRADUISANT LA PRESENCE D'UNE INFLAMMATION SECONDAIRE A UNE AGRESSION EXOGENE OU ENDOGENE :
• Cliniques :
– LOCAUX : DOULEUR, CHALEUR, ŒDEME, ROUGEUR
– GENERAUX : FIEVRE, AMAIGRISSEMENT, ASTHENIE, TROUBLE DU SOMMEIL, INSUFFISANCE CIRCULATOIRE
• Biologiques :
Augmentation de 2 protéines de l'inflammation (CRP, haptoglobine, orosomucoïde, fibrinogène) ou de la VS et d'une protéine de l'inflammation

Manifestations associées : anémie microcytaire, thrombocytose, hyperleucocytose

<u>Pour mémoire :</u> une protéine de l'inflammation est une protéine dont la concentration varie de plus de 25% (positive ou négative) au cours du syndrome inflammatoire</td></tr>
<tr><td>SRIS

SYNDROME DE REPONSE INFLAMMATOIRE SYSTEMIQUE</td><td colspan="2">• Réponse inflammatoire générale à diverses agressions : infection, pancréatite, ischémie, polytraumatisme, choc hémorragique…
• Au moins 2 des anomalies suivantes :
– T° > 38°C ou < 36°C
– Fréq. cardiaque > 90 battements/min
– Fréq. respiratoire > 20/min ou $PaCO_2$ < 32 mmHg
– Leucocytes > 12 g/L ou < 4 g/L ou > 10% de neutrophiles immatures</td></tr>
<tr><td>SYNDROME DE DEFAILLANCE MULTI-VISCERALE</td><td colspan="2">• Défaillance fonctionnelle aiguë de plusieurs organes.</td></tr>
<tr><td rowspan="5">SYNDROME INFECTIEUX</td><td>BACTERIEMIE</td><td>• Passage dans le sang d'une faible quantité de bactéries, brève et transitoire sans manifestations cliniques
(hémoculture +)</td></tr>
<tr><td>INFECTION</td><td>• Phénomène microbien caractérisé par une réponse inflammatoire due à la présence de micro-organismes</td></tr>
<tr><td>SEPSIS</td><td>• SRIS secondaire à une infection</td></tr>
<tr><td>SEPSIS SEVERE</td><td>• Sepsis associé à une défaillance viscérale, des troubles de la perfusion ou une hypotension</td></tr>
<tr><td>CHOC SEPTIQUE</td><td>• Sepsis sévère et hypotension persistante malgré un remplissage vasculaire adéquat d'où nécessité d'agents inotropes ou vaso-actifs</td></tr>
</table>

G ETIOLOGIES (NON EXHAUSTIVES) DES SYNDROMES INFLAMMATOIRES PROLONGES

INFECTIONS (30-40%)	• **TUBERCULOSE** • **ENDOCARDITE** • **Infections virales** chroniques : VIH, VHB et VHC, CMV, EBV • **Abcès profonds**, sinusites, infections dentaires, sigmoïdites, cholécystite, salpingite • Germes intracellulaires : rickettsioses • Borrélioses • Infections parasitaires (paludisme) et fungiques profondes (candidoses) • Maladie de **Whipple**
NEOPLASIES (15-20%)	• **CANCERS SOLIDES** (colorectal, bronchopulmonaire, gynécologique, rein…) • **HEMOPATHIE MALIGNE**, syndrome lymphoprolifératif (lymphome, myélome)
MALADIES INFLAMMATOIRES ou MALADIES AUTO-IMMUNES (25-30%)	• **Vascularites** : **HORTON**/PPR (PseudoPolyarthrite Rhizomélique), PAN (Périartérite Noueuse), vascularite pauci-immune (micropolyangéite, Wegener, Churg et Strauss)… • **Connectivites** : PR (Polyarthrite Rhumatoïde) et rhumatismes inflammatoires chroniques, LES (Lupus Erythémateux Disséminé), SGS (Syndrome de Gougerot-Sjrogen), myosite (PM [PolyMyosite], DM [DermatoMyosite], M [Myosite] à inclusion)… • Granulomatoses, sarcoïdose • Autres MAI : thyroïdite, hépatopathies auto-immunes • MSA (Maladie de Still de l'Adulte) • MICI
VASCULAIRES (2-3%)	• Maladies thrombo-emboliques veineuses • **Thromboses** artérielles
AUTRES CAUSES (15-20%)	• **Hyperthyroïdie** • Allergies/iatrogènes médicamenteux (œstroprogestatifs) • Hématomes profonds • Maladies auto-inflammatoires : **fièvre périodique**/fièvre méditteranéenne familiale • Phéochromocytome

H CONDUITE A TENIR DEVANT UN SYNDROME INFLAMMATOIRE PROLONGE

DEFINITION		• **AUGMENTATION DES PROTEINES DE L'INFLAMMATION PENDANT UNE DUREE > 3 SEMAINES**
INTER-ROGATOIRE		• **ANTECEDENTS BK** • **PROFESSION** • Recherche de **FDR DE NEOPLASIE** (antécédents perso et familiaux, FDR et exposition, signes fonctionnels…) • **MATERIEL ETRANGER** (prothèses, valves, pacemaker) et **EXTRACTION DENTAIRE RECENTE (ENDOCARDITE ?)** • **CONTAGE/VOYAGES** récents/**ANIMAUX** • Signes de maladies systémiques (arthralgies, signes cutanés, neurologiques, pulmonaires, oculaires…) • Prise de **MEDICAMENTS** (antibiotique)
EXAMEN CLINIQUE		• **SOUFFLE CARDIAQUE** (endocardite) • **FOYER INFECTIEUX** (pulmonaire, digestif, urinaire, osseux…) • **SPLENOMEGALIE** et syndrome tumoral périphérique • Palpation des **POULS TEMPORAUX** • Les **TOUCHERS PELVIENS** • Examen complet de la **PEAU** (purpura, *livedo…*)
EXAMENS COMPLE-MENTAIRES	**DE 1ère INTENTION**	**BIOLOGIQUES :** • NFS, ionogramme sanguin, calcémie, tests hépatiques, CPK, LDH, CRP, hémostase et fibrinogène, ferritine • **FROTTIS SANGUIN** • **TSH** • **ELECTROPHORESE DES PROTIDES SERIQUES** • **3 HEMOCULTURES (A GARDER EN INCUBATION > 10 J)** • **SEROLOGIES** VIH, VHC, VHB, EBV, CMV • Autres sérologies : TPHA-VDRL, chlamydia, bartonellose, mycoplasme, brucellose (Wright), rickettsioses, fièvre Q, *Yersinia,* borréliose (Lyme) en fonction du contexte • BU +/- ECBU • **IDR TUBERCULINE** • Dosage du **COMPLEMENT** C3 C4 CH50 **MORPHOLOGIQUES :** • PL et EMG (si signes neurologiques) • **RADIO THORAX** (F + P pour adénopathies médiastinales) • TDM TAP • **ECHOGRAPHIE ABDOMINALE ET PELVIENNE** • Radio des sinus et **PANORAMIQUE DENTAIRE** • Examen ophtalmo et FO (uvéite, tubercule de BOUCHUT, taches de ROTH…)
	DE 2ème INTENTION en fonction du contexte	**BIOLOGIQUES :** • **BAT (biopsie de l'artère temporale) si âge > 50 ans** • **Myélogramme** ou biopsie ostéo-médullaire (granulome, lymphome) +/- myéloculture (BK - leishmaniose) • **Biopsies des glandes salivaires accessoires** (SGS) • **PBH** (si perturbation des tests hépatiques) • Biopsie cutanée ou neuro-musculaire (sur point d'appel) • **Bilan auto immun** (FAN, ANCA, facteur rhumatoïde et anticorps spécifiques) • **ECAT (enzyme de conversion de l'angiotensine)** **MORPHOLOGIQUES :** • **ETT +/- ETO** (recherche d'endocardite) • **Mammographie** • Echographie des membres inférieurs (TVP) • Endoscopies selon point d'appel : – Bronchiques (LBA, BK) – Digestives haute et basse, PCR Whipple

TRAITEMENT	• **Symptomatique** • **Etiologique**

ITEM 181

I APARTE : LE COMPLEMENT

ROLE ET DEFINITION DU COMPLEMENT	• **Définition : ENSEMBLE DE SUBSTANCES SERIQUES THERMOLABILES QUI « COMPLETENT » L'ACTION DES ANTICORPS** • **Deux rôles principaux :** **1- DEFENSE DE L'HOTE CONTRE LES INFECTIONS** : Réponses innées et adaptatives via la **formation en cascade de complexes enzymatiques** – **Lyse des agents infectieux** : composants **C5 à C9** formant les complexes d'attaque membranaires – Activité **cytolytique** 2- Rôle d'**INTERFACE ENTRE L'IMMUNITE INNEE ET ACQUISE :** – **Elimination des complexes antigène-anticorps** – **Régulation du système immunitaire**

MOYENS DE DEFENSE ACTIVE PAR LE COMPLEMENT (3 ROLES)	• **Bactériolyse par destruction membranaire** • **Opsonisation** des agents infectieux • Recrutement des **cellules de l'inflammation (anaphyllatoxine)**

3 VOIES DU COMPLEMENT		Mécanisme d'activation		Régulation
	VOIE CLASSIQUE	**Complexes Ag-anticorps = complexes immuns**	Interaction du C1 avec : • Une IgM ou 2 IgG liées à l'antigène • CRP • Lipo-polysaccharides ou certains BGN	C1 inhibiteur
Pour aller plus loin	VOIE ALTERNE	**1er mécanisme de défense** **Parois des agents microbiens**	Interaction du C3 avec : • Les lipo-polysaccarides, le zymosan (levures) • Les endotoxines bactériennes	Facteur H Facteur I
	VOIE DES LECTINES		Activée par la fixation des lectines sériques à des résidus glycosylés de bactéries ou virus	-

ETIOLOGIES DES HYPOCOMPLEMENTEMIES

	TYPE	MALADIES	DESCRIPTIFS
<u>DEFICITS HEREDITAIRES</u> des composants du complément --- **Associés à des syndromes cliniques caractéristiques**	**Déficit de voie alterne**	**Méningites répétées à *Neisseria méningitidis***	**TOUJOURS RECHERCHER UN DEFICIT IMMUNITAIRE DEVANT DES INFECTIONS REPETEES OU SEVERES** Rechercher un déficit de voie alterne par **dosage AP50 + properdine ou terminal**
	Déficit en C1 inhibiteur --- Type **1** = déficit **quantitatif** Type **2** = déficit **qualitatif**	**Angioedemes bradykiniques**	Œdèmes sous-cutané ou muqueux (intestinaux ou laryngés) • Soit **congénital** (transmission auto- dominante) 2 types : Type **1** = déficit **quantitatif** Type **2** = déficit **qualitatif** • Soit **acquis : auto-anticorps** contre le C1 inhibiteur : Cf. 2ème partie de tableau Diagnostic = **dosage antigénique et fonctionnel du C1 inhibiteur**
	Déficits en C2 ou en C4	**Lupus systémique**	• Déficit **héréditaire :** **Favorise** la survenue d'un lupus • Déficit **acquis :** Cf. 2ème partie de tableau Dû à une **consommation** du complément

	TYPE	MALADIES	CONSOMMATION VOIE ALTERNE	CONSOMMATION VOIE CLASSIQUE
<u>DEFICITS ACQUIS</u> des composants du complément --- **Consommation par la voie classique ou alterne**	**Infections**	Sepsis BGN, cryptococcose, trypanosomiase	+++	
		Dengue, accès palustre trypanosomiase, hépatite B		+++
	Maladies auto-immunes	Lupus systémique, PR, maladie sérique, vascularite		+++
	Maladies hématologiques	AHAI, réactions transfusionnelles		+++
		HPN, neutropénie associée à dialyse	+++	
	Maladies néphrologiques	GNMP-C3 Nef GN post-streptococcique SHU	+++	
	Autres maladies	Œdème angioneurotique, Mac Duffy (vascularite hypocomplémentémique)		+++

TECHNIQUES D'EXPLORATION

VOIE	DOSAGE
CLASSIQUE	• **CH50** « complément hémolytique 50 » = dosage fonctionnel mesurant la plus petite quantité de plasma capable de lyser 50% d'hématies de mouton recouvertes d'anticorps spécifiques • C4, C3, C2
ALTERNE	• **C3**, facteur B, **properdine,** facteur D • **AP 50** « Alternative Pathway 50 » = test fonctionnel

RESULTATS D'EXPLORATION

CH50	C3	C4	INTERPRETATION	ETIOLOGIES	Examens spécifiques du complément à pratiquer
N	N	N	Normale		Aucun
↑	↑	↑	**Syndrome inflammatoire**		
↓	↓	↓	Consommation par **voie classique** +/- recrutement de voie alterne	**Maladie de système :** LES, maladie sérique, maladie à complexes immuns circulants, cryo **Sepsis**	Ou dosage du complément B (recrutement de voie alterne ?)
↓	↓	N	Consommation par **voie alterne**	**GNMP** (auto-anticorps IgG stabilisant la C3 convertase alterne) **Sepsis** BGN Déficit en facteur H ou I	Facteur B C3 nef Protéines régulatrices
N	N	↓	Baisse C4 isolée	Déficit en C4 (association avec DID, SGS, hépatites auto-immunes, LES) Cryo Déficit en C1 inhibiteur	Phénotypage C4 Cryo C1 inhibiteur
↓	N	N	Déficit en **C2** et **C1q** Déficit en **properdine**	**LES** **Infections bactériennes récidivantes** **Infections à *Neisseria*** (gonocoque et méningites) dans les déficits de la voie terminale	PCR à la recherche d'une mutation sur le gène de C2
Indo-sable	N		Déficit homozygote en une **protéine du complément**	-	Dosages hémolytiques

SYNTHESE ET MOTS-CLES

- Les cytokines pro-inflammatoires : interleukines 1 et 6, TNF-α
- Les marqueurs de l'inflammation : anémie microcytaire avec ferritine élevée, hyperleucocytose, VS élevée, CRP
- Profil inflammatoire de l'EPS : hyper-α1, hyper-α2, hyperγ-polyclonale
- Devant toute fièvre : hémocultures répétées
- Etiologies principales : infections/néoplasies/maladies inflammatoires ou auto-immunes/vasculaires…
- Traitements par corticothérapie et immunosuppresseurs

Conférences de consensus - Recommandations

ITEM 181

Année	Source	Titre
2003	Conférence internationale	Levy MM, Fink MP, Marshall JC, et al. SCCM/ESICM/ACCP/ATS/SIS International Sepsis Definitions Conference. Crit Care Med 2003 ; 31 : 1250-6

Sujets tombés à l'ECN

ITEM 181

Année	Contenu
2010	Dossier 7 : exploration d'un syndrome inflammatoire biologique, endocardite infectieuse

la référence !

UE ECN Guide Pratique

CARNET DES MAJORS

L'intégrale du nouveau programme en unités d'enseignement

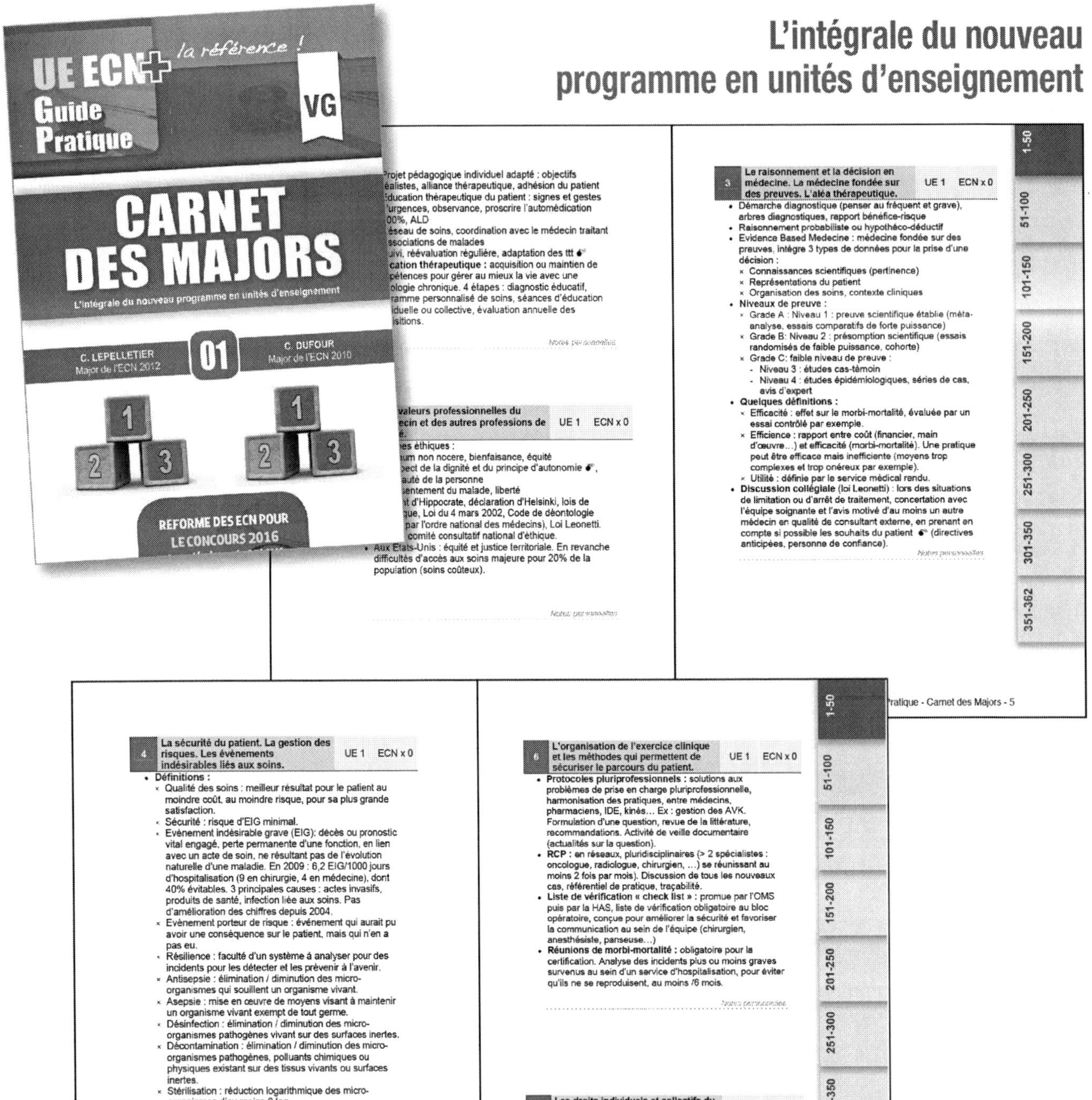

Retrouvez tous les titres disponibles et plus d'infos sur www.vg-editions.com

ALLERGIES ET HYPERSENSIBILITES CHEZ L'ENFANT ET CHEZ L'ADULTE

Aspects épidémiologiques, diagnostiques et principes de traitement

Item 182 - UE7

Chapitre 2

OBJECTIFS DE L'ECN

- Expliquer la physiopathologie des réactions d'hypersensibilité : allergique ou non allergique.
- Expliquer l'épidémiologie, les facteurs favorisants et l'évolution des principales allergies de l'enfant et de l'adulte.
- Expliquer les principales manifestations cliniques et biologiques et argumenter les procédures diagnostiques.
- Argumenter les principes du traitement et de la surveillance au long cours d'un sujet allergique, en tenant compte des aspects psychologiques.

MOTS-CLES

- **Interrogatoire « policier »**
- **Tests cutanés (prick tests)**
- **Eviction de l'allergène**
- **Education du patient**

Pour mieux comprendre

- Atopie = aptitude génétiquement déterminée à fabriquer les anticorps allergiques de type IgE.
- Antigène = substance capable d'induire une réaction immunologique spécifique comportant notamment la production d'anticorps.
- Sensibilisation = synthèse d'IgE spécifique en cas d'exposition à des quantités suffisantes d'allergènes (positivité des explorations allergologiques, comme les tests cutanés ou le dosage des IgE spécifiques dans les prélèvements sanguins) Ce n'est pas un phénomène obligatoire, 10 à 20% de sujets sensibilisés n'ont pas de manifestations cliniques.
- Allergie = ensemble des manifestations cliniques liées à une réponse immunologique, dépendante des anticorps IgE, dirigés contre des allergènes. Les principales maladies sont l'asthme, la rhinite allergique et la dermatite atopique.
- Anaphylaxie = forme la plus grave de l'allergie, parfois mortelle.

ITEM 182

A INTRODUCTION

La prévalence des maladies allergiques a doublé au cours des 15 dernières années. L'OMS classe les maladies allergiques au 4ème rang des maladies chroniques et on peut estimer qu'aujourd'hui 1 personne sur 4 est allergique. La connaissance de cette pathologie, de ces mécanismes et de ces traitements est donc indispensable pour l'ECN.

B PLAN DU CHAPITRE

PHYSIOPATHOLOGIE **DEFINITIONS** **EPIDEMIOLOGIE, FACTEURS FAVORISANTS, EVOLUTION** **ALLERGENES** • Généralités • Pneumallergènes • Trophallergènes • Allergènes transcutanés • Allergènes médicamenteux • Allergènes professionnels • Venins **MANIFESTATIONS CLINIQUES** • Diagnostic général • Œdème de Quincke • Choc anaphylactique • Œil : conjonctivite allergique • Tube digestif : vomissements, diarrhée, colite, rectite • Peau : angio-œdème, urticaire, eczéma de contact, dermatite atopique • Voies respiratoires	**PROCEDURES DIAGNOSTIQUES** • Démarche diagnostique • Test *in vivo* : prick tests • Test *in vivo* : patchs tests • Test *in vivo* : intradermo-réactions • Test *in vivo* : tests de provocation • Test *in vitro* **PRINCIPES DE TRAITEMENT** • Eviction • Corticoïdes • Antihistaminiques • Autres traitements • Immunothérapie

C PHYSIOPATHOLOGIE

PHASE 1 : **SENSIBILISATION A UN ALLERGENE**	**La sensibilisation vis-à-vis d'un allergène :** • A lieu souvent **LORS DE LA PETITE ENFANCE** (mais peut être effectuée aussi pendant la vie intra-utérine par le passage des allergènes à travers la barrière placentaire) • Est la **PREMIERE ETAPE INDISPENSABLE à toute manifestation atopique** • Est une **CONDITION NECESSAIRE MAIS NON SUFFISANTE pour qu'une maladie atopique s'exprime** (environ 20% des individus ont des tests cutanés positifs - vis-à-vis d'un allergène donné - sans aucune manifestation clinique) **Physiopathologie :** • **PRESENTATION D'UN ALLERGENE AUX CELLULES T CD4** • **Activation** des lymphocytes T CD4 qui **se différencient en lymphocytes de la voie Th2** • **Synthèse d'IL4 et de d'IL5** par les lymphocytes Th2 • Différenciation des lymphocytes B en plasmocytes sous l'influence de l'IL4 • **SYNTHESE d'IgE spécifique de l'allergène** par ces plasmocytes

Phase 2 : RE-EXPOSITION A L'ALLERGENE DECLENCHEMENT DE LA REACTION ALLERGIQUE	**Le déclenchement de la réaction allergique :** • Survient à l'occasion d'une nouvelle rencontre de l'allergène • Est **IgE DEPENDANTE** • Est une étape effectrice responsable des manifestations allergiques • Comporte 2 phases : – La **PHASE AIGUE** : **HYPERSENSIBILITE IMMEDIATE** – La phase inflammatoire : différée a) **Physiopathologie de la phase aiguë :** • Réaction d'hypersensibilité immédiate • Interaction de l'allergène avec les IgE préformées • Ces IgE préformées sont fixées sur les mastocytes • Ces **MASTOCYTES** libèrent des médiateurs variés : – Contenus dans des granules : **HISTAMINE** – Synthétisés à partir des phospholipides membranaires : leucotriènes, PAF-acéter • Effets : – **Vasodilatation jusqu'au choc hémodynamique** – **Œdème** – Hypersécrétion muqueuse – Bronchoconstriction • **Traitements disponibles pour bloquer cette phase :** – **Antihistaminiques** – **Antileucotriènes** – **Anti-dégranulants mastocytaires** b) **Physiopathologie de la phase inflammatoire :** • Les lymphocytes T CD4, les mastocytes et les basophiles sont activés par la présentation de l'allergène • Ces cellules libèrent des chimiokines et des cytokines • Recrutement local d'éosinophiles et de macrophages • Survenue quelques heures après de phase inflammatoire d'expression clinique inconstante • En pratique : **risque de rechute des symptomes allergiques** après résolution des premiers symptomes immédiats par l'afflux de cellules inflammatoires.
AUTRES MECANISMES	**Physiopathologie de l'ECZEMA DE CONTACT :** • **REACTION D'HYPERSENSIBILITE RETARDEE A MEDIATION CELLULAIRE (TYPE IV)** vis-à-vis d'une petite molécule de type haptène, qui met en jeu une phase effectrice cytotoxique, où interviennent principalement les lymphocytes T CD8 • Elle comporte **2 étapes :** – **Sensibilisation :** un **1er contact allergène** avec la peau entraîne une **sensibilisation de lymphocytes T spécifiques** de façon asymptomatique – **Révélation :** lors d'un contact ultérieur avec l'antigène, les **lymphocytes T spécifiques sont activés** et entraînent une réaction allergique de contact à type d'eczéma (en 24/48 h) **Physiopathologie de la DERMATITE ATOPIQUE :** • Elle associe **2 mécanismes :** – **Hypersensibilité immédiate à médiation de type IgE** – **Hypersensibilité retardée cutanée** (où l'allergène protéique présenté par les cellules de Langerhans de la peau aux lymphocytes T est en quelque sorte " concentré " par la présence d'IgE à la surface de ces cellules)

D DEFINITIONS

ALLERGIE	• **MANIFESTATIONS CLINIQUES QUE DEVELOPPENT LES PATIENTS SENSIBILISES A UN ALLERGENE** • Un **patient sensibilisé peut toutefois rester totalement asymptomatique**
ATOPIE	• **APTITUDE DE CERTAINS INDIVIDUS A DEVELOPPER UNE REACTION D'HYPERSENSIBILITE IMMEDIATE VIS-A-VIS D'ALLERGENES COMMUNS DE L'ENVIRONNEMENT :** • En pratique, l'atopie se traduit par : – Des **TAUX D'IgE SPECIFIQUES ELEVES** – **Et/ou un ou plusieurs tests cutanés positifs pour divers allergènes** • Par extension, on utilise le terme d'atopie pour désigner les individus développant de manière itérative les différentes manifestations du spectre de l'allergie (eczéma, rhinite, asthme)
TERRAIN ATOPIQUE	• Le terme de terrain atopique fait référence à la **TRANSMISSION HEREDITAIRE DE CETTE ATOPIE**
ALLERGENE	• **Substance ANTIGENIQUE :** – Présente dans l'environnement – **CAPABLE D'INDUIRE UNE REPONSE IMMUNITAIRE EXAGEREE** – Faisant intervenir les **IgE** (hypersensibilité immédiate de type I) – Chez les **INDIVIDUS GENETIQUEMENT PREDISPOSES** • Composition biochimique : **protéine ou glycoprotéine** (principalement protéines très conservées au cours de l'évolution des espèces, comme les protéines enzymatiques)

	Type	Effecteurs principaux		Exemples
Classification des hypersensibilité par GELL et COOMBS 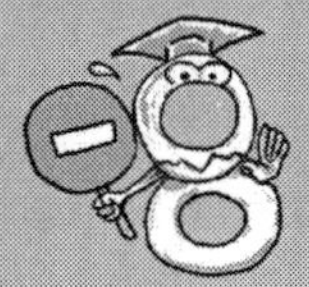 Pour aller plus loin	TYPE 1	**Hypersensibilité immédiate**	Médiation humorale : IgE +++ Mastocytes, PN basophiles	Choc anaphylactique Urticaire Angioedeme
	TYPE 2	**Cytotoxique**	Complément Macrophages, cellules NK (phagocytose)	Cytopénies Néphrite
	TYPE 3	**Immune complex**	Dépots de complexe immuns (complément, antigène et anticorps)	Maladie sérique Réaction d'Arthus vascularite
	TYPE 4	**Hypersensibilité retardée**	Lymphocytes T	Dermatite atopique

E EPIDEMIOLOGIE, FACTEURS FAVORISANTS, EVOLUTION

EPIDEMIOLOGIE		• **20% des populations occidentales** • **1 français sur 4** a été, est ou sera allergique à une période ou l'autre de sa vie • Cette proportion est certainement **sous-estimée.** • Quelques chiffres : – **Asthme : 3 millions en France,** plus de 150 millions dans le monde – **Rhinites et/ou conjonctivites : 30 millions** en France – **Eczéma : 10 à 20% des enfants** (variabilité inter-régions) • **PROBLEME DE SANTE PUBLIQUE :** – **Consultations** répétées – Consommation **médicamenteuse** – Impact des manifestations cliniques sur la **qualité de vie**
FACTEURS FAVORISANTS	**ENVIRON-NEMENT**	• Une **CONCENTRATION ELEVEE D'ALLERGENES ATMOSPHERIQUES AU COURS DE LA PETITE ENFANCE AUGMENTE L'INCIDENCE DES MALADIES ALLERGIQUES :** • Le **mode de vie des pays développés** favorise la survenue de manifestations allergiques : – Exposition aux **POLLUANTS DOMESTIQUES** (tabagisme) et atmosphériques (particules de gazole) – **DIMINUTION DE LA PRESSION INFECTIEUSE** – **MODIFICATIONS NUTRITIONNELLES** susceptibles de **modifier la flore intestinale** dès les premières semaines de vie – **Facteurs protecteurs :** famille nombreuse, vie à la campagne, proximité des animaux, consommation de lait cru, faible utilisation des antibiotiques dans la petite enfance
	AGE	• **TOUTE SENSIBILISATION ALLERGIQUE DANS L'ENFANCE EST PREDICTIVE DE MANIFESTATIONS CLINIQUES PLUS TARD DANS LA VIE** liées à une augmentation de la production d'anticorps IgE contre les allergènes environnementaux en question • L'âge est un **facteur de modification :** – De la **fréquence** des manifestations allergiques – De la **nature des organes cibles (cf ci-dessous)** • Ainsi, **certaines allergies sont plus fréquentes à certains âges** : – **Allergies alimentaires :** plus fréquentes chez le **nouveau-né** (intolérance aux protéines du lait de vache) et les nourrissons (albumine de l'œuf, soja…) – **Allergies respiratoires :** chez l'**enfant plus âgé** ou l'adulte – **Allergies cutanées**, eczéma **:** fréquentes chez les **nourrissons et les jeunes enfants** – **Asthme :** débute chez l'**enfant** avec résolution à l'adolescence ou passage à la chronicité – **Rhinites allergiques :** plus tardives, chez l'**adolescent ou l'adulte jeune**

	GENETIQUE	• **CERTAINS GENES (GENES POLYMORPHIQUES CANDIDATS) PRESENTENT DES ALLELES ASSOCIES A DES MANIFESTATIONS ATOPIQUES ET/OU DES TAUX D'IGE SERIQUES ELEVES :** – Les gènes HLA (assurant la présentation des allergènes aux lymphocytes T CD4) – La chaîne b pour le récepteur de haute affinité pour les IgE – L'IL4 – Le récepteur bêta-adrénergique – Le TNF – Le CD14 (récepteur de haute affinité pour les lipopolysaccharides) – Et pleins d'autres en voie de développement
EVOLUTION		Le mode évolutif présente les caractéristiques générales suivantes : • **MALADIES CHRONIQUES** • **EVOLUANT PAR POUSSEES** • **Guérison variable** dans des délais longs (certaines affections pouvant persister tout au long de la vie) • Certaines manifestations comme le **CHOC ANAPHYLACTIQUE OU L'ŒDEME DE QUINCKE POUVANT ETRE FATALES** Le **MODE EVOLUTIF EST VARIABLE selon :** • Le **type de pathologie** atopique • L'existence d'**un ou de plusieurs allergènes** incriminés • L'**environnement** • L'**âge** • L'existence d'éventuelles **prédispositions génétiques** • Les **traitements :** – Le respect des **règles hygiéno-diététiques** – Le traitement des **crises** – L'existence d'un **traitement de fond** – La **désensibilisation :** type, mode et efficacité

F ALLERGENES

1	GENERALITES
DENOMINATION	• **Nomenclature** précise : – **GENRE :** 3 premières lettres (Der pour les acariens de type Dermatophagoïdes, Fel pour le chat...) – **ESPECE :** 4ème lettre (d pour domesticus ou domestique...) – **NUMERO DE PURIFICATION :** chiffre
CATEGORIES D'ALLERGENES	• **PNEUMALLERGENES : INHALES** • **TROPHALLERGENES : INGERES** • **ALLERGENES TRANSCUTANES** • **ALLERGENES MEDICAMENTEUX** • **ALLERGENES PROFESSIONNELS** • **VENINS**
EPIDEMIOLOGIE	• Les **allergènes le plus souvent en cause** sont : – Les **pollens :** graminées, herbacées et arbres comme le bouleau, le chêne, l'olivier, le cyprès... – Les **acariens :** dermatophagoïdes – Les **animaux domestiques :** chat, chien, cheval... – Les **aliments :** lait, œuf, arachide, fruits exotiques... – Les **venins d'hyménoptères :** abeille, guêpe, frelon...

2	PNEUMALLERGENES (INHALES)
CATEGORIES DE PNEUMALLER-GENES	**PNEUMALLERGENES SAISONNIERS (OU INTERMITTENTS) : POLLENS** (ou certaines moisissures) : • Le **type de pollens est variable selon les saisons :** – De l'été à l'automne : graminées (ivraie, phléole, dactyle) – De l'hiver au printemps : arbres (bouleau, aulne, chêne) – Au printemps : herbacés (ambroisies) • Les **CALENDRIERS POLLINIQUES :** – Ils varient d'une région à l'autre et d'une saison à l'autre – Ils permettent au médecin : × De **rechercher l'allergène responsable de manifestations allergiques** × De **conseiller les patients** **PNEUMALLERGENES PER-ANNUELS (OU PERMANENTS) :** • Les **ACARIENS :** *Dermatophagoides pteronissinus, Dermatophagoides farinæ* • Les pneumallergènes d'**ANIMAUX DOMESTIQUES** : chats, chiens, oiseaux... • Les **BLATTES** • Les pneumallergènes **commensaux :** – Bactéries – Champignons opportunistes *(Aspergillus), non opportunistes (Trichophyton), moisissures (Alternaria, Cladosporium)*
MANIFESTATIONS CLINIQUES	• Atteinte **ORL :** – **Rhinite** (pneumallergènes de grande taille > 10 µ) – **Sinusite** (pneumallergènes de grande taille > 10 µ) • Atteintes **pulmonaires :** – **Asthme** (pneumallergènes de taille moyenne < 10 µ) – **Alvéolite** (pneumallergènes de petite taille < 2 µ) • Atteintes **oculaires :** – **Conjonctivite** (pneumallergènes de grande taille > 10 µ)

3	TROPHALLERGENES (INGERES)
EPIDEMIOLOGIE DES TROPHALLERGENES	• Prévalence des trophallergènes : – **30-50% des enfants atteints de dermatite atopique** – **20%** des adultes allergiques – **10%** des chocs anaphylactiques 2-8% des asthmes • **2 MECANISMES de l'allergie :** – **Mécanisme IgE-DEPENDANT** – **HISTAMINO-LIBERATION SANS INTERVENTION PAR LES IgE** (simple passage systémique des médiateurs à partir de la lumière intestinale) : – **Aliments riches en histamine** – **Histamino-libérateurs :** chocolat, fraise... • Manifestations systémiques : – **Fréquentes chez l'enfant (urticaire)** – **Peuvent être graves (œdème de Quincke) voire mortelles (choc) chez l'adulte** • **ALLERGIE CROISEE ENTRE TROPHALLERGENES ET PNEUMALLERGENES :** – Présente chez l'enfant comme chez l'adulte – Plus fréquente chez les **patients polysensibilisés** ou due à d'importantes similitudes antigéniques entre des agents de natures différentes : – Pollens de bouleau et pomme – Pollens de graminées et céleri, coriandre, persil – Latex et kiwi, banane, noix, châtaigne, avocat – Acariens et mollusques (escargots), blattes et crustacés (crevettes)

CARACTERISTIQUES DES TROPHALLERGENES	**ENFANT**	• **Facteurs influençant la sensibilisation :** – **Allaitement maternel ?** – **Antécédents atopiques familiaux :** il est alors conseillé chez le nourrisson de ne pas diversifier trop tôt l'alimentation • **Mécanismes de l'allergie :** – IgE-dépendant le plus fréquemment • **Allergènes :** **AVANT L'AGE DE 1 AN :** – **PROTEINES DU LAIT DE VACHE** – **ŒUF** **ENTRE 1 ET 5 ANS :** – **LAIT** – **ŒUF (ALBUMINE)** – **FARINE** – **CACAHUETE (ARACHIDE)** • **Manifestations cliniques :** – **Cutanées** – **Digestives**
	ADULTE	• **Allergènes :** – **ANIMAUX :** – **ŒUFS** – POISSONS DE MER – CRUSTACES, MOULES, HUITRES – **VEGETAUX** – **CEREALES** – **Autres...** • **Manifestations cliniques :** – **Cutanéo-muqueuses 80%** – Digestives 5% – Chocs 5% – Respiratoires – Oculaires
DIAGNOSTIC DES TROPHALLERGENES	• **Diagnostic évident :** – Signes cliniques typiques : **urticaire, rhinite, conjonctivite** – **SYNDROME ORAL : PRURIT, ŒDEME DES LEVRES ET DU PALAIS** – **Délai de survenue : précoce après l'exposition à l'allergène** (quelques minutes ou dizaines de minutes) • **Diagnostic difficile :** – **MANIFESTATIONS DIGESTIVES ISOLEES CHEZ L'ENFANT :** – Vomissements – Diarrhée chronique – **Retard staturopondéral**	

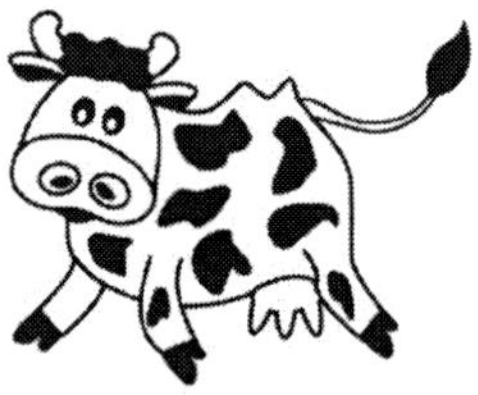

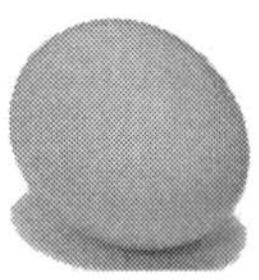

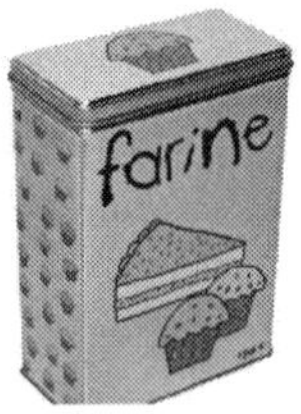

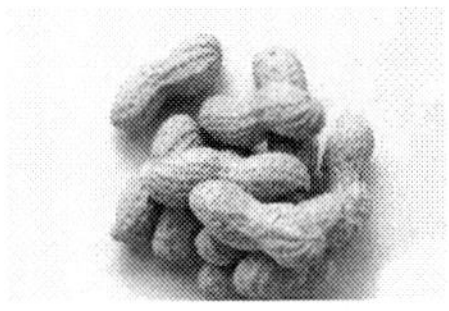

4		ALLERGENES TRANSCUTANES
ECZEMA DE CONTACT	**Professionnels** Atteinte des mains	• **Coiffeurs :** paraphénylène-diamine **(teinture)** • **Infirmières :** antiseptiques iodés, antibiotiques, **latex** (gants), anesthésiques • Métiers du bâtiment : sels de chrome (dans le ciment) • Horticulteurs : primevère
	Cosmétiques Atteinte du visage	• Paraphénylène-diamine des teintures capillaires • Parfums • Formaldéhyde (vernis à ongles) • Baume du Pérou (rouge à lèvre, crème Nivea®)
	Vestimentaires	• **Nickel** (bijoux, bracelet de montre…) • **Cuir** (sels de chrome) • Caoutchouc
	Médicaments	• Colophane (sparadraps) • Mercure (antiseptiques) • Néomycine
	Photo-allergènes	• Gels à base d'AINS • Sulfamides, phénothiazines
URTICAIRE	**Piqûres d'hyménoptères**	• **Hyménoptères** : guêpes, frelons, abeilles • **Risque de choc anaphylactique**
	Urticaire de contact	• Orties, méduses, produits industriels…

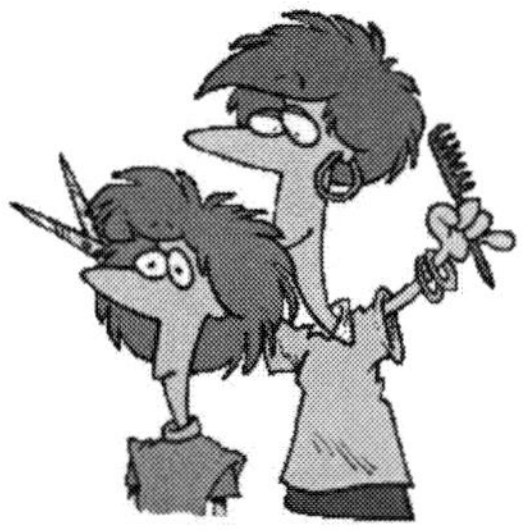
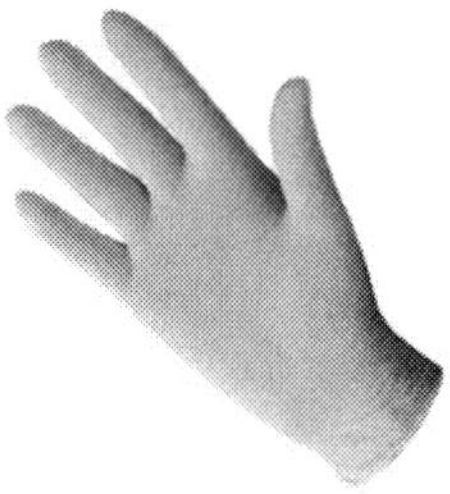
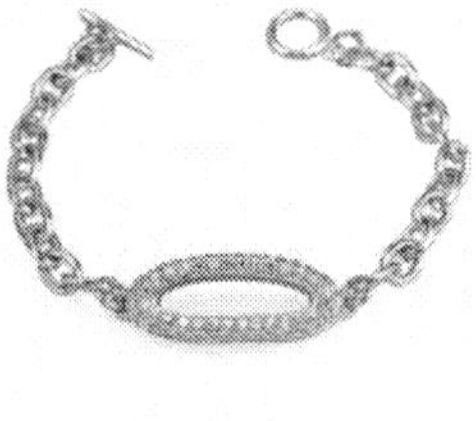
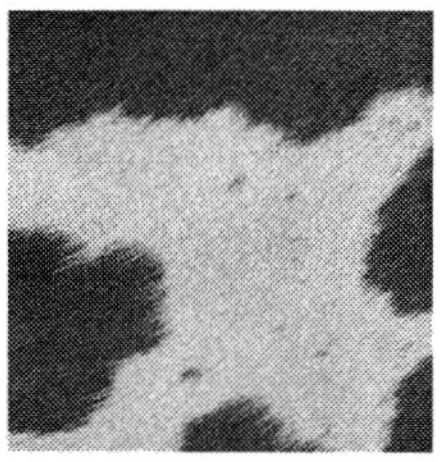

5	ALLERGENES MEDICAMENTEUX
PHYSIO-PATHOLOGIE	• Les **ANTIBIOTIQUES** (**ß-LACTAMINES** surtout) sont les principales classes thérapeutiques concernées • Les **mécanismes** sont **multiples et variés** correspondant à tous les types de réactions immunologiques de Gell et Coombs
FACTEURS DE RISQUE	**Facteurs liés au médicament :** • La fréquence des réactions sera d'autant plus élevée que : – Le médicament à l'état natif aura un **poids moléculaire supérieur à 1.000 Daltons** (sérum hétérologue, chymopapaïne) – L'**administration** du médicament est **intermittente** est **répétée** – L'administration se fait par **voie parentérale** **Facteurs liés à l'hôte :** • Les **femmes** sont plus souvent atteintes que les hommes (65-70% pour 30-35%) • Les enfants sont moins souvent atteints que les **adultes**

<table>
<tr><td>MANIFESTATIONS CLINIQUES</td><td>
Manifestations orientant plutôt vers un mécanisme IgE-dépendant :
• Survenant de quelques minutes à 6 heures après l'exposition au médicament
• Plusieurs manifestations cliniques étant volontiers associées :
– CHOC ANAPHYLACTIQUE
– URTICAIRE AIGUE
– Angio-œdème, œdème laryngé
– Rhinite, conjonctivite, asthme
• Le plus souvent, le médicament aura été administré auparavant sans réaction

A part, les manifestations orientant plutôt vers d'autres mécanismes physiopathologiques :
• Cutanées : érythème maculo-papuleux, purpura, eczéma, syndrome de Steven-Johnson, érythème polymorphe
• Manifestations respiratoires : alvéolite allergique, infiltrats labiles.
• Atteintes hépatiques : hépatite cytolytique ou cholestatique
• Cytopénies médicamenteuses : toutes les lignées sanguines peuvent être atteintes : agranulocytose, thrombopénie, anémie hémolytique
• Atteintes rénales : néphrite interstitielle, glomérulonéphrite, syndrome néphrotique
• Lymphadénopathie bénigne
• Lupus induit
• Manifestations neurologiques : polyradiculonévrite ou méningite.
• Maladies sériques décrites avec l'utilisation de protéines hétérologues ou avec certains antibiotiques (céphalosporines de 1ère génération)
• Fièvre isolée : la fièvre d'origine médicamenteuse reste un diagnostic d'élimination
</td></tr>
<tr><td>DIAGNOSTIC PAR IMPUTABILITE</td><td>
• Analyse du lien de causalité entre la prise d'un médicament et la survenue d'un événement indésirable

ESTIMATION DU CARACTERE IATROGENE :

– <u>Score d'imputabilité intrinsèque :</u> établit une relation de cause à effet entre le traitement et la clinique. Il repose sur 7 critères, répartis en 2 groupes :

→ 3 critères chronologiques (c) : délai de survenue de l'événement indésirable par rapport à la prise du traitement compatible, régression des symptômes à l'arrêt du traitement, réapparition des symptômes lors de la reprise du traitement

→ 4 critères sémiologiques (s) : existence d'une explication pharmacologique, absence de diagnostics différentiels (ou d'autres explications possibles), existence d'explorations paracliniques prouvant la cause médicamenteuse, existence de facteurs favorisants
L'association de ces critères dans des tables de décisions donne un score d'imputabilité intrinsèque variable de 0 (incompatible) à 4 (imputabilité très vraisemblable)

– <u>Score d'imputabilité extrinsèque :</u> effet connu dans la littérature du médicament sur la sémiologie rapportée. Cotation de 0 (effet tout à fait nouveau après recherche exhaustive) à 3 (effet notoire, rapporté par le Vidal® ou le dictionnaire des médicaments)
</td></tr>
</table>

6	ALLERGENES PROFESSIONNELS	
PRINCIPAUX ALLERGENES	**Personnels de santé**	• **LATEX**
	Boulangers	• **FARINE DE BLE**
	Coiffeurs	• Persulfates alcalins, séricine, colorants
	Agents de nettoyage	• Aldéhydes
	Menuisiers	• **Poussières de bois** • Polyuréthanes : vernis
	Industrie agroalimentaire	• **Acariens**
	Carrossiers	• Polyuréthanes : peintures
	Industrie pharmaceutique	• **Antibiotiques :** pénicilline, céphalosporines, macrolides, lors de la fabrication ou du conditionnement
	Fonderies	• **Aluminium :** électrolyse, fabrication de sels d'aluminium
	Industrie du textile	• Textiles : coton, lin, chanvre, soie, colorants
	Industries tertiaires	• **SULFITES :** fabrication de pâte à papier, développement photographique, traitement industriel de l'eau, teintureries, blanchisseries, industrie alimentaire, industrie pharmaceutique

7	VENINS
EPIDEMIOLOGIE	• Les **venins** sont très allergisants : – **HYMENOPTERES (guêpes, abeilles, frelons)** – **Serpents** • **20% de la population est sensibilisée** (présence d'IgE spécifiques sériques), mais tous les sujets sensibilisés ne font pas de manifestations allergiques systémiques • Le **RISQUE ESSENTIEL** est la survenue d'un **ŒDEME DE QUINCKE OU D'UN CHOC ANAPHYLACTIQUE**
MANIFESTATIONS CLINIQUES	• **Cutanées :** – **ERYTHEME ASSOCIE A UN ŒDEME SUPERIEUR A 8 CM AU POINT DE PIQURE** (atteinte du segment de membre non piqué) – Survenant 1 à 2 heures après la piqûre – Atteignant son maximum à 24-48 heures – Disparaissant en 1 semaine environ – Cette réaction est à distinguer de la réaction non allergique locale au point de piqûre (apparition immédiate, petite taille, disparaissant plus rapidement) • **Systémiques :** **Urticaire** – **Œdème de Quincke** – **Choc anaphylactique**

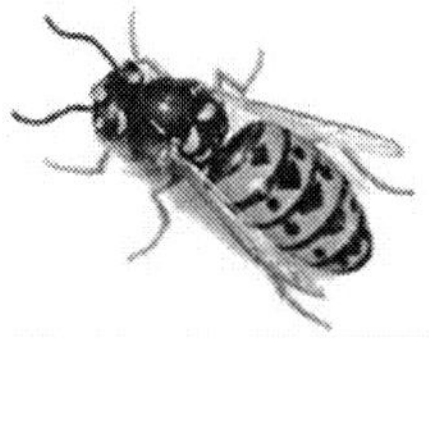
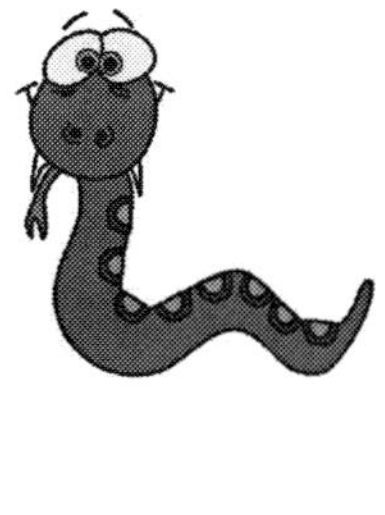

G MANIFESTATIONS CLINIQUES

1	DIAGNOSTIC GENERAL
MANIFESTATIONS CLINIQUES	• **SYSTEMIQUES :** – **ŒDEME FACIAL, ŒDEME DE QUINCKE** – **CHOC ANAPHYLACTIQUE** • **LOCALISEES dans des organescibles :** – **Œil :** conjonctivite allergique – **Tube digestif :** vomissements, diarrhée, colite, rectite, syndrome oral (prurit, œdème des lèvres et du palais) – **Peau :** angio-œdème, urticaire, eczéma de contact, dermatite atopique – **Nez :** rhinite, sinusite – **Larynx :** spasme laryngé, souvent dans le contexte d'une manifestation systémique – **Bronche :** asthme – **Poumon :** alvéolite allergique extrinsèque
CONTEXTE	Des **SIGNES D'ACCOMPAGNEMENT** sont à rechercher à l'interrogatoire pour conforter le diagnostic : • **Prurit** • **Chronologie :** – **MALADIE CHRONIQUE EVOLUANT PAR POUSSEES** (favorisées pas l'environnement et le stress) – Débutant souvent dans la petite enfance • Survenue des **symptômes :** – **QUELQUES MINUTES** (phase aiguë), plus rarement quelques heures (phase inflammatoire), **APRES L'EXPOSITION A L'ALLERGENE** – Non influencée par la quantité d'allergène (de faibles quantités suffisent) • **HISTOIRE PERSONNELLE ET FAMILIALE D'ATOPIE** (1/3 des enfants nés de mère atopique sont eux-mêmes atopiques)

2	ŒDEME DE QUINCKE
CLINIQUE	• Il s'agit d'une **urticaire profonde** ou **angio-œdème** • **Tuméfaction sous-cutanée ferme, blanchâtre** (ou rose), mal limitée, **non prurigineuse,** mais accompagnée d'une sensation de tension (+/- associée à de l'urticaire superficielle) • Sièges préférentiels : **paupières, lèvres, organes génitaux externes et muqueuse bucco-pharyngée** 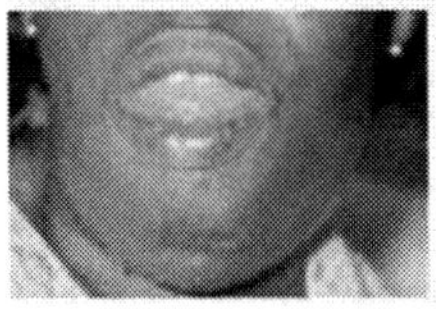 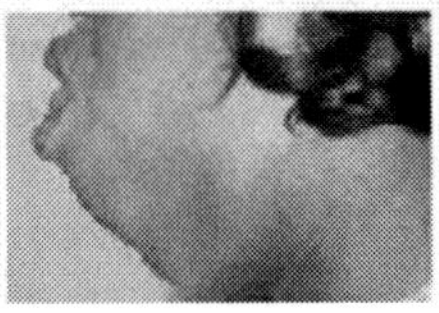 • Parfois annonciateur d'un **CHOC ANAPHYLACTIQUE** – Risque de l'atteinte bucco-pharyngée : dysphagie, dysphonie, **ASPHYXIE PAR ŒDEME GLOTTIQUE**

TRAITEMENT	Mesures systématiques	• Traitement **étiologique** • Traitement préventif : éviction du **FACTEUR DECLENCHANT**
	Pas de gêne respiratoire ni choc	• **Anti-H1** IV avec relais *per os* pendant 5 à 7 jours **Ex : polaramine 1 ampoule de 5 mg en IV puis lévocétirizine 1 cp de 5 mg le soir pendant 5 jours** • Surveillance (à domicile possible) 24 heures
	Gêne respiratoire sans choc	• **Urgence** médicale : appel du **SAMU**/transport médicalisé • Mise en condition : position **demi-assise, LIBERATION DES VOIES AERIENNES SUPERIEURES** • **ADRENALINE** IM ou IV à discuter en fonction de la symptomatologie respiratoire • **Anti-H1** IV : **polaramine 1 ampoule de 5mg en IV à renouveller éventuellement 30 minutes aprés** • **CORTICOIDES** IV : **méthylprednisolone 1 à 2 mg/kg.**
	Gêne respiratoire avec choc	• Traitement **identique** + administration OBLIGATOIRE d'adrénaline en cas de non-réponse au remplissage à la posologie de 0.1 mg par 0.1mg toutes les 2-3 minutes jusqu'à restauration d'une hémodynamique correcte. A renouveller si besoin, sous surveillance scopique. • Transfert en **réanimation** • Mise en condition : oxygénothérapie nasale voire intubation + ventilation si besoin • Poursuite du **remplissage,** expansion volémique par **macromolécules**

3	CHOC ANAPHYLACTIQUE	
PHYSIO-PATHOLOGIE	• **Libération brutale et importante** de médiateurs comme l'**HISTAMINE** par les **mastocytes** • **VASODILATATION** responsable d'un collapsus cardiovasculaire • **BRONCHOCONSTRICTION** • **Augmentation de la perméabilité capillaire** entraînant un œdème	
CLINIQUE	Terrain	• Début **brutal** dans les minutes **après l'introduction de l'allergène,** chez un **sujet déjà sensibilisé**
	Signes de choc	• **Hypotension** avec différentielle pincée, tachycardie ; polypnée • **Pâleur** cutanée et **marbrures** • Troubles de **conscience** • **Oligurie**
	Origine anaphylactique	• Cutané : **prurit, urticaire, œdème de Quincke** • **Digestif** (vomissements, diarrhée) • Pulmonaire : **dyspnée asthmatiforme**

ETIOLOGIES	• **Médicaments** (pénicillines, produits de contraste iodés, anesthésiques…) ou latex • **Piqûres d'hyménoptères** et morsures de serpents • **Aliments :** lait, œuf, arachide sont le plus souvent en cause chez l'enfant ; crustacés, céleri, fruits exotiques sont les plus fréquents chez l'adulte • Antigènes parasitaires, dans le cadre de complications d'une maladie parasitaire (échinococcose, par exemple)
TRAITEMENT	• **Urgence vitale** • A domicile : injection IM par **stylo auto-injecteur** (Anapen®) de 0.30 mg **d'adrénaline** puis contacter le SMUR **pour transport médicalisé urgent** • A l'arrivée du SMUR : – Pose d'une voie d'abord veineuse – **Expansion volémique** importante pour lutter contre la vasoplégie (cristalloïdes 500 cc en 15-20 min) – Si pas de kit d'injection d'adrénaline, ou si échec **: bolus d'adrénaline** (1 mg dans 1 mL à mélanger avec 9 mL de NaCl) et injecter 0.1 mg en IV toutes les 2-3 minutes jusqu'à obtenir une hémodynamique satisfaisante • Mesures associées : **corticothérapie** 1 mg/kg en IV lente, **anti-H1** (Polaramine® 2 ampoules en IV lente) • **OXYGENOTHERAPIE** nasale à fort débit, **VOIRE INTUBATION** (si absence d'amélioration) • Transfert en **REANIMATION** pour surveillance

CLASSIFICATION de RING ET MESSMER des réactions d'hypersensibilité immédiate Pour aller plus loin	**Grade**	**Symptomes**		**Traitement**
	1	**Signes cutanéo muqueux**	Erythème étendu Urticaire +/- angioedeme (AE)	Anti histaminique per os + corticoides per os si AE ou IV si atteinte laryngé
	2	**Atteinte multiviscérale modérée**	Signes cutanéomuqueux + hypoTA, tachycardie, toux, dyspnée, sibilants, signes digestives (diarrhées, nausées)	Corticoides per os/IV + anti histaminique IV Béta 2 mimétique en aérosol si signes respiratoires Adrénaline IM (0.15 mg) en pré hospitalier ou IV (0.01 mg/3 minutes)
	3	**Atteinte multiviscérale grave**	Collapsus cardiovasculaire, troubles du rythme cardiaque, bronchospasme, signes digestifs sévères	Corticoides + antiH1 Adrénaline IM (0.30mg/5 minutes) /IV (0.1mg/2 minutes) Remplissage massif Mutation en réanimation 24 heures avec transport médicalisé
	4		Arrét cardiaque	**-Idem précédent + traitement de l'ACR**

<table>
<tr><th>4</th><th><u>ŒIL</u>
CONJONCTIVITE ALLERGIQUE</th></tr>
<tr><td>SIGNES FONCTIONNELS</td><td>
<ul>
<li>Terrain atopique ou allergique connu</li>
<li>Notion d'une rhinite les jours précédents</li>
<li>Atteinte BILATERALE et SAISONNIERE</li>
<li>Symptomatologie :
<ul><li>PRURIT</li><li>CHEMOSIS (œdème conjonctival)</li></ul></li>
<li>Larmoiement clair</li>
</ul></td></tr>
<tr><td>SIGNES CLINIQUES</td><td>
<ul><li>Hyperhémie conjonctivale</li></ul>
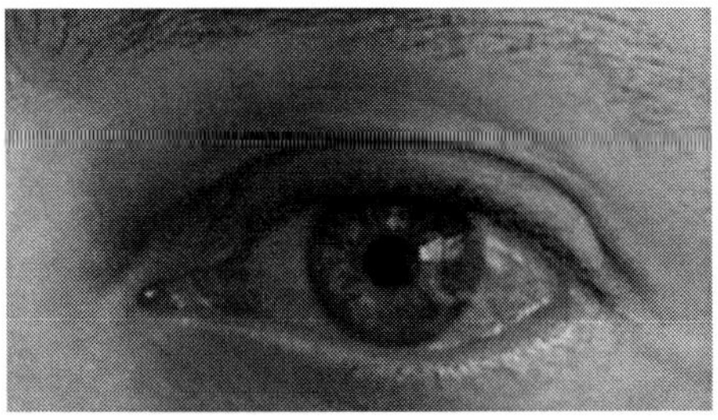
<ul>
<li>Œdème conjonctival</li>
<li>SECRETIONS</li>
<li>PAPILLES sur la conjonctive tarsale supérieure (petites élévations de la conjonctive, centrées par un vaisseau donnant un aspect grenu et bourgeonnant)</li>
</ul>
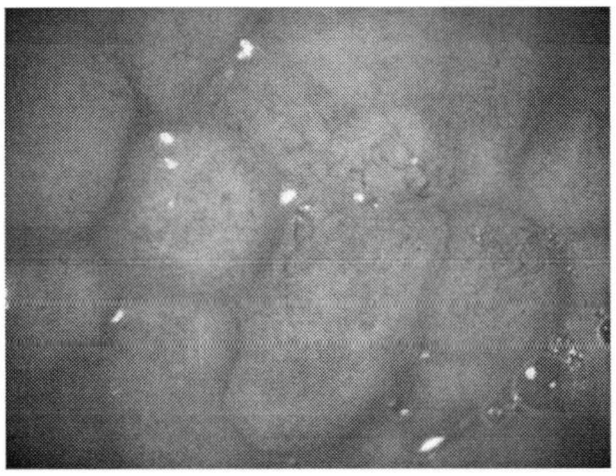
<ul>
<li>Cornée : test à la fluorescéine négatif</li>
<li>Chambre antérieure calme</li>
<li>Tension intraoculaire normale</li>
</ul>
– Un bilan allergique tentera de mettre en évidence l'allergène et le type d'hypersensibilité mis en jeu
</td></tr>
<tr><td>TRAITEMENT</td><td>
<ul>
<li>Traitement local :
<ul><li>Elimination des sécrétions avec une solution de lavage</li>
<li>COLLYRE ANTI-ALLERGIQUE :
<ul><li>Phase aiguë : collyre antihistaminique voire corticoïdes locaux dans les cas sévères</li>
<li>Traitement de fond : anti-dégranulants mastocytaires</li></ul></li></ul></li>
<li>Traitement général :
<ul><li>EVICTION de l'allergène</li><li>Désensibilisation</li></ul></li>
</ul></td></tr>
</table>

<table>
<tr><th>5</th><th colspan="2">TUBE DIGESTIF
VOMISSEMENTS, DIARRHEE, COLITE, RECTITE</th></tr>
<tr><td>MANIFESTATIONS CLINIQUES</td><td colspan="2">Les formes cliniques très variées peuvent se regrouper par tranches d'âges :
• NOURRISSON :
– VOMISSEMENTS
– DIARRHEES

• Enfant :
– Douleurs abdominales de courte durée
– Ballonnements
– Diarrhées
– Autres manifestations de type allergique fréquemment associées

• Adulte : manifestations variables à type :
– SYNDROME ORAL : prurit, œdème des lèvres et du palais
– Accélération du transit digestif provoquant diarrhées et nausées
– Douleurs abdominales vagues, diffuses
– MANIFESTATIONS GENERALES : fatigue et amaigrissement
– Colites encore dénommées urticaires coliques associées à des spasmes
– Rectites</td></tr>
<tr><td rowspan="2">CAS DE L'ALLERGIE AUX PROTEINES DE LAIT DE VACHE</td><td>PHYSIO-PATHOLOGIE</td><td>• Allergie de type I (anaphylactique) ou de type IV (à médiation cellulaire) dans la classification de Gell et Coombs
• Toutes les protéines du lait de vache (PLV) sont potentiellement allergisantes : la BETA-LACTOGLOBULINE (la plus fréquente), la caséine, l'alpha-lactalbumine, la lactoferrine et la sérum-albumine
• Rarement secondaire à une diarrhée sévère chez un nourrisson < 3 mois</td></tr>
<tr><td>CLINIQUE</td><td>Anamnèse :
• Notion d'atopie familiale
• ECZEMA
• REACTION A UNE 1ERE INGESTION DE LAIT
• Diarrhée sévère chez un nourrisson < 3 mois

La symptomatologie débute classiquement lors du sevrage au lait maternel :
• Manifestations aiguës (type I) : 20% des cas :
– VOMISSEMENTS
– DIARRHEE
– URTICAIRE ou éruption non spécifique
– Dyspnée parfois sifflante
• Manifestations chroniques (type IV) : 80% des cas :
– CASSURE DE LA COURBE DE POIDS
– DIARRHEE CHRONIQUE
– COLIQUES
– ANOREXIE
– Rectorragies par colite hémorragique</td></tr>
</table>

	PARACLINIQUE	• **EPREUVE D'EXCLUSION-REINTRODUCTION (après plus de 3 mois d'exclusion)** • Souvent **hyperéosinophilie** • Elévation des IgE spécifiques des PLV • Prick tests
	TRAITEMENT	• **EXCLUSION DES PLV, BŒUF, SOJA, HYDROLYSATS DE PLV** • **ACQUISITION DE LA TOLERANCE AUX PLV VERS 18 MOIS** • Souvent terrain allergique par la suite • Traitement à poursuivre pendant 12 à 15 mois avant l'**EPREUVE DE REINTRODUCTION QUI SERA FAITE EN HOPITAL DE JOUR**, à doses progressives, sous perfusion en prévision d'un choc éventuel lors de la réintroduction • Epreuve à répéter en cas d'échec, 6 à 12 mois plus tard

6	PEAU ANGIO-ŒDEME, URTICAIRE ECZEMA DE CONTACT, DERMATITE ATOPIQUE (Cf. chapitre concerné)
URTICAIRE	• **URTICAIRE SUPERFICIELLE :** – **Papules œdémateuses** confluentes (plaques) – **Erythémateuses** ou roses – A **limites nettes** – **Prurigineuses** – **Fugaces (moins de 24 heures)** – **Migratrices** (nombre, taille, topographie des papules variable) 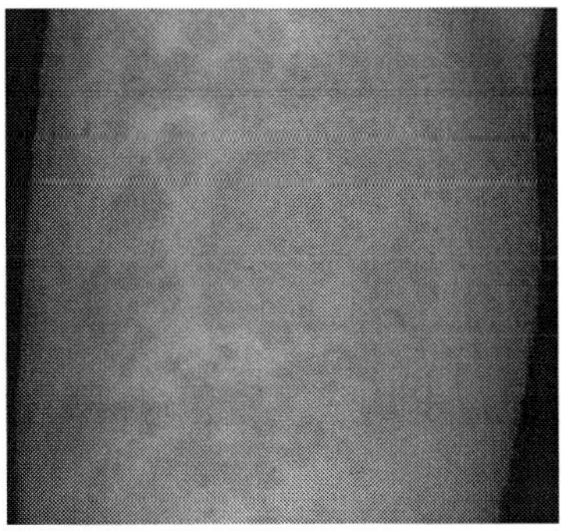 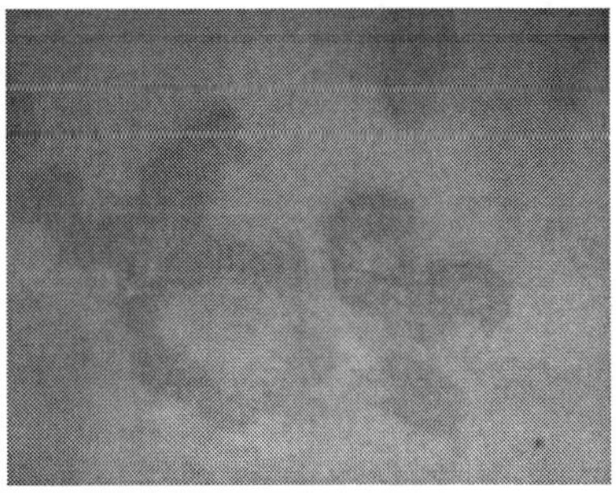

<table>
<tr>
<td>ANGIOEDEME</td>
<td>
<ul>
<li>URTICAIRE PROFONDE = ANGIO-OEDEME (ŒDEME DE QUINCKE) :
<ul>
<li>Tuméfaction sous-cutanée ferme, blanchâtre</li>
<li>Mal limitée</li>
<li>Non prurigineuse mais plutôt sensation de tension</li>
<li>Déformant</li>
</ul>
</li>
<li>Sièges préférentiels : paupières, lèvres, organes génitaux externes et muqueuse bucco-pharyngée (⇒ risque d'asphyxie par œdème glottique)</li>
</ul>
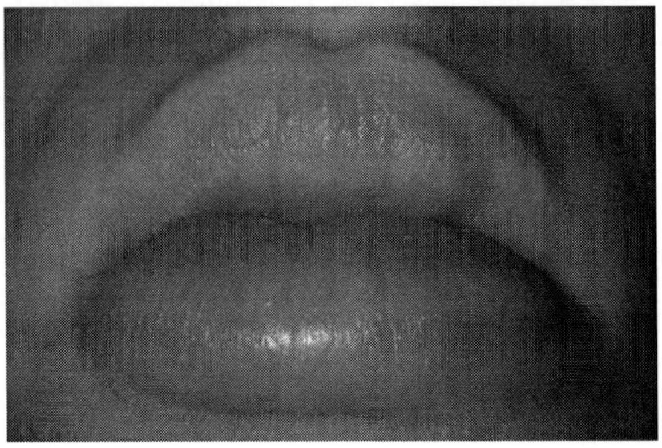
</td>
</tr>
<tr>
<td>ECZEMA DE CONTACT</td>
<td>
<u>Interrogatoire</u>

<u>Lésion cutanée d'eczéma aigu :</u>
<ul>
<li>Lésion élémentaire évoluant en 4 phases :
<ul>
<li>ERYTHEMATEUSE ± œdémateuse</li>
<li>VESICULEUSE</li>
<li>SUINTANTE</li>
<li>CROUTEUSE et desquamative</li>
</ul>
</li>
<li>Lésions très PRURIGINEUSES se regroupant en formant des nappes mal limitées à contours émiettés</li>
</ul>
<u>Argument en faveur d'une allergie de contact :</u>
<ul>
<li>TOPOGRAPHIE initiale : superposable à la zone de contact avec l'allergène (sauf en cas d'allergène manuporté ou aéroporté)</li>
<li>CHRONOLOGIE : délai d'apparition de 24 h à 4-5 jours après contact avec l'allergène</li>
<li>EVOLUTION : par POUSSEES au gré des contacts avec l'allergène</li>
</ul>
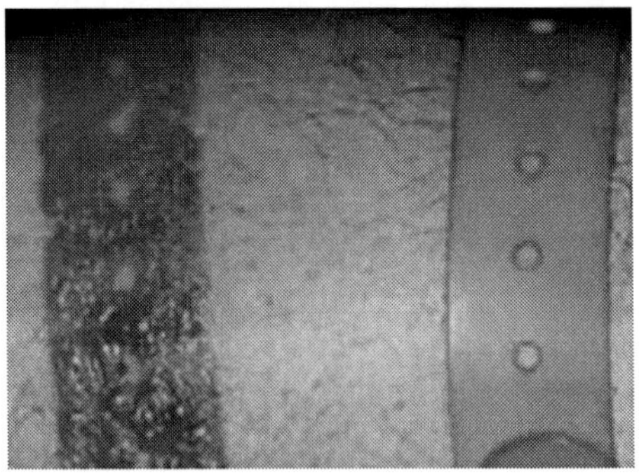
</td>
</tr>
</table>

<table>
<tr><td>DERMATITE ATOPIQUE</td><td colspan="4">• Diagnostic clinique (les examens complémentaires sont inutiles au diagnostic positif)
• Aspects cliniques variables en fonction de l'âge
• Le diagnostic de dermatite atopique est posé devant la présence de :

<u>3 CRITERES MAJEURS + 3 CRITERES MINEURS</u></td></tr>
<tr><td rowspan="15"></td><td rowspan="15">Critères diagnostiques</td><td rowspan="4">Critères majeurs</td><td>1</td><td>PRURIT</td></tr>
<tr><td>2</td><td>Aspect et distribution typiques :
• Atteinte du VISAGE ET DES CONVEXITES CHEZ LE NOURRISSON
• LICHENIFICATION DES PLIS CHEZ L'ADULTE</td></tr>
<tr><td>3</td><td>EVOLUTION CHRONIQUE ou RECIDIVANTE</td></tr>
<tr><td>4</td><td>HISTOIRE PERSONNELLE ou FAMILIALE D'ATOPIE :
• Dermatite atopique
• Asthme
• Rhinite allergique
• Conjonctivite allergique</td></tr>
<tr><td rowspan="10">Critères mineurs</td><td>1</td><td>Xérose/ichtyose/hyperstriation des paumes</td></tr>
<tr><td>2</td><td>Pâleur du visage/pigmentation péri-orbitaire</td></tr>
<tr><td>3</td><td>Double repli palpébral inférieur (Dennie-Morgan)</td></tr>
<tr><td>4</td><td>Pityriasis alba (eczématides achromiantes)</td></tr>
<tr><td>5</td><td>Kératose pilaire</td></tr>
<tr><td>6</td><td>Conjonctivite récurrente/cataracte/kératocône</td></tr>
<tr><td>7</td><td>Prurit à la transpiration/intolérance à la laine et aux solvants des lipides</td></tr>
<tr><td>8</td><td>Dermographisme blanc</td></tr>
<tr><td>9</td><td>Eosinophilie</td></tr>
<tr><td>10</td><td>Hyper-IgE</td></tr>
</table>

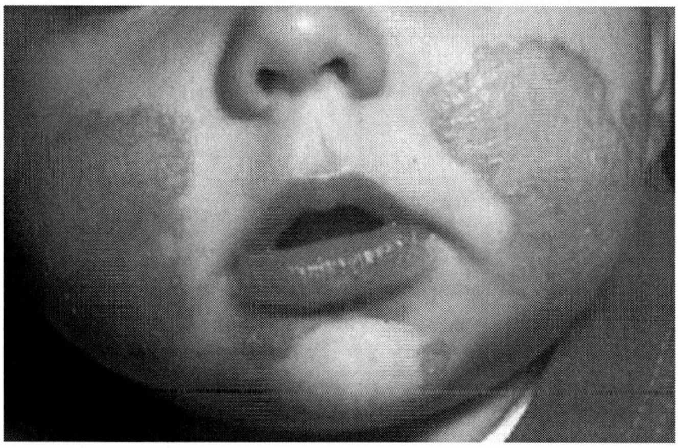

6	VOIES RESPIRATOIRES
MANIFESTATIONS ALLERGIQUES RESPIRATOIRES	• **Nez : rhinite, sinusite** • **Larynx : spasme laryngé** • **Bronche : asthme** • **Poumon : alvéolite allergique extrinsèque**
FACTEURS FAVORISANTS	• **Aspirine** et Anti-Inflammatoires Non Stéroïdiens **(AINS) :** Responsables du **SYNDROME DE FERNAND WIDAL :** CF INFRA • **Bronchoconstricteur** type bêtabloquants chez l'asthmatique • **Inhibiteurs de l'enzyme de conversion de l'angiotensine :** peuvent être responsables d'une toux et plus rarement, d'un bronchospasme ou d'un asthme • Le **tabagisme maternel** favorise le développement de l'asthme infantile • **Pollution** atmosphérique, mode de vie **urbain**...
RHINITE ALLERGIQUE	• **Triade clinique diagnostic :** éternuements en salves + rhinorrhée bilatérale claire acqueuse + obstruction nasale bilatérale • **Autre symptomes :** hyposmie, prurit nasal et palantin, céphalées, troubles du sommeil... • **Rhinoscopie :** muqueuse oedematiée, pale, décolorée et hypertrophique avec sécrétions claires et translucides • **Examens complémentaires :** inutiles en cas de diagnostic clinique typique, excepté bilan allergologique classique complet • **Traitements :** - Rhinite intermittente légère : antihistaminiques per os +/- décongestionnants nasaux - Rhinite intermittente sévère/rhinite persistante légère : idem forme légère + corticoides locaux - Rhinite persistante modérée à sévère : corticoides locaux +/- per os si obstruction nasale prédominante • **Eviction allergénique** (si retrouvé) dans tout les cas • **Discuter une immunothérapie spécifique** (désensibilisation) en cas d'invalidité importante dans la vie quotidienne
ASTHME	• **Question spécifique traité dans le livre de spécialité.**
ALVEOLITE	• **= Pneumopathies d'hypersensibilité ou alvéolites allergiques extrinsèques** • Caractérisé par l'atteinte inflammatoire pulmonaires des voies aériennes distales, des alvéoles et de l'interstitium avec présence d'anticorps sériques (ou **précipitines**) dirigés contre l'allergène causal • Plusieurs allergènes ont été identifiés : actinomycetes du foin (**poumon de fermier**), déjections d'oiseaux (**poumon des éleveurs d'oiseaux),** actinomycètes thermophiles (maladie des climatiseurs)... • Sans oublier les **pneumopathies médicamenteuses (METHOTREXATE)** • **Clinique :** identique à une PNP aigue infectieuse dans les heures qui suivent l'inhalation de l'allergène. • Il existe une **FORME CHRONIQUE**, réalisant un tableau de fibrose pulmonaire idiopathique à bas bruit. • Biologie : **HYPERLEUCOCYTOSE A PNN**, syndrome inflammatoire biologique modéré, bilan bactériologique négatif. **Précipitines contre l'antigène en cause** • **TRAITEMENT : éviction de l'allergène causal**, reclassement professionnel si besoin + prednisone per os en traitement d'attaque avec décroissance progressive • **Evolution :** risque de fibrose pulmonaire et de cœur pulmonaire chronique en l'absence de traitement précoce et d'éviction allergénique.

LE SYNDROME DE FERNAND WIDAL (OU SYNDROME DE WIDAL 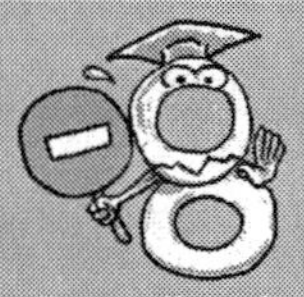 Pour aller plus loin	**Diagnostic clinique +++**	
	Triade diagnostique	– **Polypose naso-sinusienne** – **Asthme (sévère)** – **Intolérance à l'aspirine**
	Intolérance et non pas allergie !	**Tous les anti-inflammatoires sont alors contre-indiqués lorsque le diagnostic est porté** Symptomes (asthme) majorés à l'ingestion d'alcool Tous les tests cutanés et biologiques sont négatifs pour l'exploration d'une éventuelle allergie à l'aspirine ou aux AINS Le seul test diagnostic possible est un **test de provocation orale** (cf infra)
	Bilan complémentaire	Un **scanner des sinus** (et non une radio, inutile) sera demandé après échec d'un premier traitement pour éliminer les diagnostics différentiels (adénocarcinome sinusien, papillome inversé...)
	Physiopathologie	- Très peu connue - Anomalie du métabolisme de l'acide arachidonique très probable + autres mécanismes en voie d'exploration - Maladie inflammatoire chronique correspondant à une **sinusite chronique inflammatoire** avec apparition de polypes naso sinusiens, puis d'un asthme et d'un bronchospasme suite à l'ingestion d'AINS et/ou d'aspirine chez le sujet d'age mur (30-40 ans)
	Traitement	- **MESURES HYGIENO-DIETETIQUES** : lavage quotidien des fosses nasales, **ARRET DU TABAC**, traitement d'un éventuel RGO - **corticothérapie locale intra-nasale** - cure courte de **corticoides par voie générale** - **traitement chirurgical** (si échec du traitement médical) : évidement ethmoidonasal radical ou fonctionnel - **éviction des AINS/aspirine**

H PROCEDURES DIAGNOSTIQUES

1	DEMARCHE DIAGNOSTIQUE	
LA DEMARCHE DIAGNOSTIQUE EST CONSTITUEE DE PLUSIEURS ETAPES : • **SUSPICION D'ALLERGIE** • **DIAGNOSTIC DE MALADIE ATOPIQUE :** – **MANIFESTATIONS CLINIQUES ATOPIQUES** – **CONTEXTE ATOPIQUE** • **INTERROGATOIRE POUR IMPUTATION DE L'ALLERGENE** • **EXAMEN CLINIQUE COMPLET** • **EXAMENS COMPLEMENTAIRES :** – **ALLERGOLOGIQUES** – **NON ALLERGOLOGIQUES**		
DIAGNOSTIC DE MALADIE ATOPIQUE	**MANIFESTATIONS CLINIQUES ATOPIQUES**	• **SYSTEMIQUES :** – Œdème facial, **ŒDEME DE QUINCKE** – **CHOC ANAPHYLACTIQUE** • **LOCALISEES dans des organes cibles :** – **Œil : CONJONCTIVITE** allergique – **Tube digestif :** vomissements, diarrhée, colite, rectite, syndrome oral (prurit, œdème des lèvres et du palais) – **Peau :** angio-œdème, **URTICAIRE, ECZEMA DE CONTACT, DERMATITE ATOPIQUE** – **Nez : RHINITE,** sinusite – **Larynx :** spasme laryngé, souvent dans le contexte d'une manifestation systémique – **Bronche : ASTHME** – **Poumon :** alvéolite allergique extrinsèque
	CONTEXTE ATOPIQUE	Des **signes d'accompagnement** sont à rechercher à l'interrogatoire pour conforter le diagnostic : • **Prurit** • **Chronologie :** – **MALADIE CHRONIQUE EVOLUANT PAR POUSSEES** (favorisées par l'environnement et le stress) – **Débutant souvent dans la petite enfance** • Survenue des **SYMPTOMES :** – **QUELQUES MINUTES** (phase aiguë), plus rarement quelques heures (phase inflammatoire), **APRES L'EXPOSITION A L'ALLERGENE** – Non influencée par la quantité d'allergène (de faibles quantités suffisent) • **HISTOIRE PERSONNELLE ET FAMILIALE D'ATOPIE** (1/3 des enfants nés de mère atopique sont eux-mêmes atopiques)

INTERROGATOIRE **IMPUTABILITE DE L'ALLERGENE**	**Déroulement de l'interrogatoire :** • **Anamnèse familiale :** – Révèle un **TERRAIN ATOPIQUE** – Permet une prise en charge globale des membres atteints dans la famille • **IDENTIFICATION PRECISE DE TOUTES LES MANIFESTATIONS ALLERGIQUES** (actuelles et anciennes) : – **Type :** systémique ou atteinte d'organes – **Signes de gravité :** × Durée × Fréquence × Intensité × Manifestations systémiques (malaise, pâleur) × **Ordre chronologique** d'apparition et éventuellement de disparition × Evolution par **poussées** × **Retentissement** sur l'activité et l'humeur • **IDENTIFICATION DE L'ALLERGENE EN CAUSE :** **Contexte de survenue :** – **Intérieur** (atmosphère confinée, poussière, chauffage excessif, humidité, tapis, moquette) ou **extérieur** (pollution atmosphérique, pollens, soleil, UV, chaleur, efforts physiques) – **Vie privée, vie professionnelle** (rôle du médecin du travail), ou loisirs – Influence des **saisons** – **Notion d'exposition :** × Pneumallergènes : inhalés × Trophallergènes : ingérés × Allergènes transcutanés × Allergènes médicamenteux × Allergènes professionnels × Venins – **Chronologie :** × **Apparition des symptômes** quelques minutes (phase aiguë), ou quelques heures (phase inflammatoire), **après l'exposition à l'allergène** × Séquence : × Exposition = manifestation × Eviction = amélioration voire guérison × Réexposition = rechute en précisant l'unité d'action, de temps, de lieu... × Recherche d'**allergies croisées** **Etude d'un éventuel CAHIER DE BORD :** • Tenu par le patient concernant les domaines : alimentaire, environnemental, comportemental • Permettant de mettre en **relation les symptômes avec des causes potentiellement allergéniques ou favorisantes** (notamment lors des allergies alimentaires)
EXAMEN CLINIQUE COMPLET	**Examen clinique complet** recherchant : – Les **caractéristiques de la manifestation clinique atopique** – D'**autres manifestations cliniques atopiques** – D'**éventuelles COMPLICATIONS**

<table>
<tr><td rowspan="2">EXAMENS COMPLEMENTAIRES</td><td>ALLERGOLOGIQUES</td><td>
• Tests in vivo :
– PRICK TESTS (hypersensibilité immédiate)
– INTRADERMO-REACTIONS (hypersensibilité immédiate/retardés)
– PATCH TESTS ou TESTS EPICUTANES (hypersensibilité retardée)
– TESTS DE PROVOCATION : non systématique (dangereux)
– Tests de réintroduction médicamenteux ou alimentaires
• Test in vitro :
– HYPEREOSINOPHILIE
– IgE SERIQUES SPECIFIQUES :
– A un allergène
– Aux allergènes environnementaux les plus courants : tests multi-allergéniques (type Phadiatop)
</td></tr>
<tr><td>NON ALLERGOLOGIQUES</td><td>
• Variables selon les manifestations cliniques du sujet :
– Respiratoires : radio de thorax, EFR...
– Digestifs : examen des selles, coloscopie, fibroscopie...
– ORL : fibroscopie, scanner de la face
– ...
</td></tr>
</table>

<table>
<tr><th>2</th><th>TEST IN VIVO
PRICK TESTS</th></tr>
<tr><td>PRINCIPES GENERAUX</td><td>
• Ce sont les tests allergologiques les plus utilisés
• Ils testent en priorité l'HYPERSENSIBILITE IMMEDIATE
• Ils sont RESERVES AUX PATIENTS MONO OU PAUCI-SENSIBILISES CHEZ LESQUELS UNE EVICTION OU UNE DESENSIBILISATION EST ENVISAGEE
</td></tr>
<tr><td>CONTRE-INDICATIONS</td><td>
• Grossesse (relative)
• Nourrisson
• Dermatite atopique en poussée
• Infection cutanée
• ANTECEDENTS DE MANIFESTATIONS SYSTEMIQUES GRAVES
• Prise médicamenteuse risquant d'altérer le résultat ou de rendre le test dangereux :
– Antihistaminiques :
× Responsables de faux négatifs
× Doivent être arrêtés 3 jours avant le test
– Corticoïdes :
× Idem
× Arrêt dans la semaine précédant le test
– Immunosuppresseurs
– Psychotropes : certains diminuent la réaction cutanée
– BETABLOQUANTS : peuvent être à l'origine de réaction syndromique voire systémique. Diminue l'efficacité de l'adrénaline en cas de choc en bloquant les récepteurs béta adrénergiques. A arrêter 24 heures minimum avant les tests.
</td></tr>
</table>

<table>
<tr><td>METHODE</td><td>• ELIMINER TOUTE CONTRE-INDICATION au test
• Les prick tests testent diverses molécules :
– Les allergènes les plus fréquents dans la population de la région considérée
– Les allergènes spécifiques repérés par l'interrogatoire
• Une goutte de solution allergénique est appliquée sur la peau au niveau de la face antérieure de l'avant-bras
• Sa pénétration transcutanée est assurée :
– A l'aide d'une aiguille (plastique à bout mousse) standardisée
– Pénétrant le derme à travers la goutte
– Sans faire saigner
• La solution antigénique consiste en des préparations standardisées lyophilisées diluées au 1/20 ou 1/50
• On utilise en 1ère intention un mélange d'allergènes majeurs contenant des allergènes connus pour être fréquents dans la région. Puis, les allergènes spécifiques repérés par l'interrogatoire sont testés à leur tour

• L'interprétation se fait impérativement par rapport :
– A un TEMOIN NEGATIF (solvant)
– A un TEMOIN POSITIF (histamine)

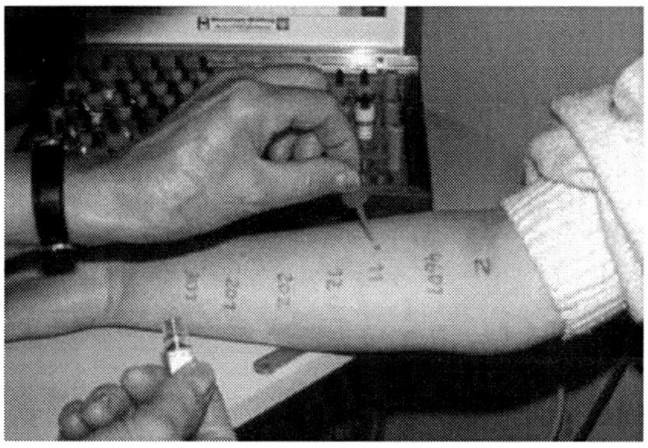

• On MESURE 15 MINUTES APRES L'INJECTION :
– La PAPULE d'une part et l'ERYTHEME adjacent d'autre part pour : L'allergène testé
– Le témoin négatif
– Le témoin positif
– En consignant le plus petit et le plus grand diamètre</td></tr>
<tr><td>RESULTATS</td><td>• Résultat positif :
– Défini par une PAPULE > 3 MM DE DIAMETRE UNIQUE OU MULTIPLE MESUREE 10 A 15 MINUTES APRES L'INJECTION
– Il est le TEMOIN D'UN TERRAIN ATOPIQUE
– Il NE SIGNIFIE PAS TOUJOURS QUE LE OU LES ALLERGENES SONT RESPONSABLES DES MANIFESTATIONS CLINIQUES : positivité chez 10 à 20% des sujets sans manifestations allergiques
– La pertinence d'un test positif (relation entre la positivité du test et les manifestations cliniques) doit toujours être soigneusement analysée</td></tr>
</table>

3	TEST *IN VIVO* INTRADERMO-REACTIONS
PRINCIPES GENERAUX	• Réservés à l'exploration des **accidents médicamenteux** par voie systémique (après négativité des prick tests) • Tendent à être délaissés au profit des prick tests car moins douloureux et sensibilité proche pour l'exploration de l'hypersensibilité immédiate • A réaliser **en milieu hospitalier** • Permettent de tester les différentes hypersensibilités : → **RETARDEE** (lecture à 24 ou 72 heures) → **IMMEDIATE** (lecture à 20 minutes avec une papule œdémateuse supérieure à 10 millimètres, entourée d'un érythème)

4	TEST *IN VIVO* PATCH TESTS/TESTS EPICUTANES
PRINCIPES GENERAUX	• Ils **TESTENT EN PRIORITE L'HYPERSENSIBILITE RETARDEE (lecture au minimum 2 jours après leur réalisation)** • Ils sont surtout utilisés dans l'**ECZEMA DE CONTACT** • Ces tests peuvent être pratiqués **à tout âge, y compris chez les nourrissons et les jeunes enfants** (la batterie standard sera alors adaptée à cette situation particulière)
METHODE	• Les **molécules testées** sont : – Une **batterie d'allergènes chimiques standardisés** – Des **allergènes spécifiques au patient suggéré par l'interrogatoire** (produits utilisés dans la vie domestique ou professionnelle) • Le test sera réalisé : – **A DISTANCE DES POUSSEES** – **APRES ARRET DES DERMOCORTICOIDES ET ANTI-H1** • Les allergènes sont : – Dilués dans la vaseline – Appliqués sur la **peau saine du dos** – Avec **mise sous occlusion** 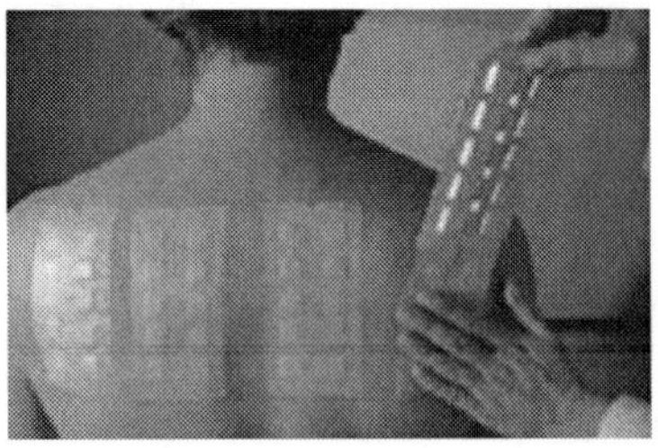 • La **lecture :** – Est réalisée **à 48 h et 72 h par un dermatologue** – Est à interpréter en fonction du contexte clinique • **Résultat :** il s'exprime en **croix :** – - pas de réaction – + érythème léger – ++ érythème et œdème/vésicule – +++ bulles • **LA NEGATIVITE D'UN TEST N'EXCLUT PAS TOTALEMENT LA RESPONSABILITE DE L'ALLERGENE**
PHOTO-PATCH TESTS	• Recherche une **PHOTO-ALLERGIE DE CONTACT :** allergie de contact déclenchée par une exposition solaire • Les allergènes sont **testés en 3 exemplaires :** – Un **témoin** – Un exemplaire **irradié par des UVA** – Un 3ème **irradié par des UVB**

5	TEST *IN VIVO* TESTS DE PROVOCATION
PRINCIPES GENERAUX	• Réalisés en **MILIEU HOSPITALIER SOUS SURVEILLANCE STRICTE** • Pratiqués par des **EQUIPES SPECIALISEES** • Ils **reproduisent *a minima* les symptômes en introduisant l'allergène par la voie naturellement sensibilisante** (respiratoire, digestive) • Le **CONSENTEMENT ECLAIRE DU PATIENT** est nécessaire • Il existe divers tests de provocation en fonction de la symptomatologie du patient : – **Oral** – **Nasal** (avec rhinomanométrie) – **Respiratoire : bronchique, alvéolaire** (rarement), – **Conjonctival**
TEST DE PROVOCATION ORALE	• But : démontrer que la sensibilisation est réellement à l'origine des symptômes observés • **Modalités :** – **TPO ouvert :** le **patient et l'investigateur savent** que l'aliment présumé responsable a été administré – **TPO en simple aveugle :** le **patient ne sait pas** si ce qui lui a été administré était l'aliment ou un placebo – **TPO en double aveugle : (TPODA) : ni le patient, ni l'investigateur ne connaissent** ce qui a été administré (aliment ou placebo) • La **sélection des aliments** à tester est guidée par : – L'histoire clinique – L'enquête alimentaire – Les résultats des tests cutanés et/ou du dosage des IgE sériques spécifiques
	• Ils sont surtout effectués avec des **aliments natifs** (aliments dissimulés dans un véhicule inerte) • La **dose choisie pour débuter le test dépend :** – Du type de manifestations **cliniques** – De la **gravité** des symptômes initiaux et – De l'**aliment** responsable – La progression des doses étant **interrompue dès l'apparition des 1er symptômes** • Ces tests sont **CONTRE-INDIQUES EN CAS DE REACTIONS ANAPHYLACTIQUES GRAVES**
TEST DE PROVOCATION POUR LES ALLERGENES MEDICAMENTEUX	• But : montrer que les symptômes observés sont en rapport avec la prise du médicament • Conditions de réalisation : – **Le plus souvent, il aura lieu en simple aveugle,** c'est-à-dire que **le patient ne sait pas** si ce qui lui est administré est le médicament ou un placebo. Parfois, le test de provocation est réalisé en ouvert, c'est-à-dire le patient et l'investigateur savent que le produit ingéré ou injecté est bien le médicament responsable – Il sera réalisé **A DISTANCE DE L'EPISODE AIGU** – **LORSQU'IL S'AGIT DE PATIENTS ASTHMATIQUES, LA FONCTION RESPIRATOIRE DOIT ETRE A LA LIMITE DE LA NORMALE** et, dans tous les cas, le patient ne doit présenter aucune pathologie aiguë intercurrente (infection…) – Le médicament et la voie d'administration initiale en cause sont utilisés

TEST DE PROVOCATION POUR LES ALLERGENES MEDICAMENTEUX	• Les **indications** : – Lorsque les tests cutanés ne sont pas possibles, c'est-à-dire que **le médicament n'est pas disponible sous la forme réactive adéquate** : anti-inflammatoires non- stéroïdiens, anesthésiques locaux, antibiotiques autres que les pénicillines (ce sont des dérivés métaboliques du médicament qui sont immunogènes) – Pour les pénicillines, lorsque les **tests cutanés sont négatifs et l'histoire clinique évocatrice** • Les **CONTRE-INDICATIONS** : – **CHOC ANAPHYLACTIQUE** ou réaction anaphylactique sévère mettant en jeu le pronostic vital – Patients présentant une **INSUFFISANCE CARDIAQUE, HEPATIQUE OU RENALE** – Lorsque le médicament responsable est peu utilisé et que des alternatives nombreuses sont possibles • Résultats : – C'est le test de sensibilité maximum – Pour les pénicillines, le test de provocation sera positif chez 6 à 17% de patients ayant des tests cutanés négatifs. Chez l'enfant, cette valeur peut atteindre 20% • Remarque : **des TESTS DE TOLERANCE peuvent être également réalisés**. Il s'agit d'introduire en toute sécurité un médicament différent de la molécule en cause, mais à action proche chez des patients suspects dont l'état clinique nécessite un traitement

6	TEST *IN VITRO*
PRINCIPES GENERAUX	Non réalisé de façon systématique, il **est indiqué en cas de :** • **CONTRE-INDICATION DE TESTS CUTANES :** – Lésions eczémateuses de l'avant-bras – **ANTECEDENT OU RISQUE DE CHOC** – Risque de déclenchement d'un asthme... • **Difficulté d'interprétation** des tests cutanés : traitement par des **corticoïdes** ou **antihistaminiques** • Pour **affirmer un diagnostic précis avant une désensibilisation ou une éviction**
NUMERATION FORMULE SANGUINE	• Elle montre une **HYPEREOSINOPHILIE**
IgE SERIQUES TOTALES = INUTILES dans la plupart des situations	• Elles ont **peu d'intérêt** en allergologie • Elles permettent éventuellement de **REPERER LES PATIENTS ATOPIQUES** : **taux excédant la limite supérieure de la normale** (les valeurs moyennes normales sont de **100-150 UI/mL chez l'adulte** et variable chez l'enfant en fonction de son âge) • Une **élévation des IgE totales sériques (non spécifiques) doit être INTERPRETER AVEC LA PLUS GRANDE PRUDENCE :** – **Faux positifs :** 20% des individus sans manifestation allergique ont un taux d'IgE > 150 UI/mL – **Faux négatifs :** 20% des individus allergiques ont un taux < 150 UI/L – Une élévation des IgE totales sériques s'observant dans d'**autres cadres pathologiques :** × **Parasitoses+++** × Sarcoïdose × Lymphomes × Certaines infections virales, champignons… × Maladies rares voire exceptionnelles : Déficit immunitaire (syndrome de Job-Buckley), myélome à IgE

IgE SERIQUES SPECIFIQUES A UN ALLERGENE	• La recherche du terrain atopique est **PLUS SENSIBLE ET PLUS SPECIFIQUE** en utilisant des **TESTS MULTI-ALLERGENIQUES DETECTANT LES IgE SPECIFIQUES AUX ALLERGENES ENVIRONNEMENTAUX les plus courants** (type Phadiatop) • Le test reste **A INTERPRETER AVEC PRUDENCE :** – Un test **positif ne fait pas un diagnostic d'allergie** – Un test **négatif n'élimine pas l'allergie chez le patient testé** (allergène réellement en cause chez le patient absent du mélange testé, en trop faible quantité…)
TESTS MULTI-ALLERGENIQUES	• Les allergènes pouvant être testés sont nombreux (plus de 500), mais doivent être limités par : – Leur remboursement – L'**orientation diagnostique : anamnèse et tests cutanés éventuellement** • **Indications :** – Lorsque les **tests cutanés sont contre-indiqués** – Lorsqu'une **évaluation plus quantitative** de la sensibilisation est nécessaire afin de guider le choix d'une immunothérapie spécifique • Dans un **1er TEMPS,** il est conseillé d'utiliser des **MELANGES :** – Des **pneumallergènes les plus fréquents** (pollens et poussières de maison, acariens, moisissures, levures, chats) – Et/ou des **trophallergènes les plus fréquents** (lait, œuf, arachide, soja, blé, poisson) • Dans un **2ème TEMPS, des TESTS PLUS SPECIFIQUES** vis-à-vis : – D'un **groupe d'allergènes** (protéines du lait de vache) – Ou **d'un allergène** (caséine ou bêta-lactoglobuline par exemple) • Les **résultats** sont donnés en unités et **en classes de positivité :** – Classe **0 :** faux négatifs possibles (dépend de l'allergène testé) surtout chez les nourrissons – Classe **I :** faux positifs possibles (plus de 20% des cas) indétectable – Classe **II :** compatible avec une sensibilisation sans manifestation pathologique (20%) – Classe **III : ALLERGIE TRES VRAISEMBLABLE A CET ALLERGENE (> 90%)** – Classe **IV : allergie très vraisemblable possiblement définitive (valeur pronostique des résultats quantitatifs du test)**

ITEM 182

I PRINCIPES DE TRAITEMENT

Les principes de traitement sont nombreux :
- **CAHIER DE BORD**
- **EVICTION DU OU DES ALLERGENES**
- **EDUCATION DU PATIENT**
- **CORTICOIDES**
- **ANTIHISTAMINIQUES**
- **TRAITEMENT SPECIFIQUE**
- **IMMUNOTHERAPIE**
- **SOUTIEN PSYCHOLOGIQUE**
- **SURVEILLANCE**

CAHIER DE BORD	• Tenu par le patient concernant les **domaines : alimentaire, environnemental, comportemental** • Permettant de **mettre en relation les symptômes avec des causes potentiellement allergéniques ou favorisantes** (notamment lors des allergies alimentaires) • Une **diététicienne** pouvant contribuer à analyser ce cahier pour : – Repérer des aliments ou additifs masqués – Identifier des déséquilibres alimentaires susceptibles de favoriser une histamino-libération
EVICTION DU OU DES ALLERGENES	• **EVICTION DE L'ALLERGENE EN CAUSE** • **Prophylaxie des expositions aux autres allergènes** • **CONTROLE DE L'ENVIRONNEMENT** pour le rendre moins sensibilisant : – **ACARIENS :** × Maintien à **température < 19-20°C** avec si possible des variations thermiques (baisse de la température la nuit) × Favoriser une **hydrométrie normale** (éviter l'humidité) × **Aération** de la chambre, de la literie à l'air et au soleil × **Aspiration** efficace au moins 1 fois par semaine × **Entretien de la literie** avec changement et lavage réguliers × Literie avec **housses anti-acariennes** × **Evictions des moquettes**, tapis, **anciennes literies** et oreillers ou coussins, avec des plumes × Traitement de la chambre par des **acaricides** 2 à 3 fois par an – **ANIMAUX domestiques :** × Se séparer d'un animal domestique si possible × Eviter la présence d'animaux (chats) dans les chambres d'enfant × Favoriser les zones réservées aux enfants et d'autres réservées aux animaux – **Pollens :** × **CALENDRIERS POLLINIQUES** × Limiter les accès à des espaces verts non entretenus – **Allergènes professionnels :** × Se référer au **TABLEAU DES MALADIES PROFESSIONNELLES** × Collaborer avec le médecin du travail pour un éventuel changement de poste
EDUCATION DU PATIENT	• **MESURES EDUCATIVES** comme toute maladie chronique • **FEUILLE DE CONSIGNES et REGLES HYGIENO-DIETETIQUES** • Mesure préventive pour les patients menacés de chocs anaphylactiques itératifs : **STYLO AUTO-INJECTABLE D'ADRENALINE** type **ANAHELP®** à conserver au réfrigérateur et à utiliser en cas de signe d'œdème de Quincke ou de choc anaphylactique

CORTICOIDES	• Principales **indications :** – **Asthme** – **Rhinite** allergique – **Conjonctivite** allergique – **Dermatite atopique** • **Voies d'administration :** – **Locale :** cutanée, en crèmes et pommades, principalement dans la **dermatite atopique** – **Nasale,** en gouttes et nébuliseurs pour la prise en charge de la **rhinite** allergique – **Spray** en cas de symptômes **bronchiques** – **Aérosols** dans l'**asthme** – **Intramusculaire ou intraveineuse,** dans le cadre d'urgences pour traiter les manifestations œdémateuses **(œdème facial, œdème de la glotte), urticariennes généralisées** et pour prévenir la phase secondaire de l'anaphylaxie • **Ce ne sont pas des médicaments du choc anaphylactique, où l'adrénaline est formellement indiquée**
ANTIHISTAMINIQUES	• Principales **indications :** – **Rhinite** – **Conjonctivite** – **Urticaire** – Phénomènes œdémateux allergiques • Voie d'administration : – ***Per os*** – **Voie parentérale :** phénomènes œdémateux et urticariens généralisés vus en urgence • Mode d'action : – Les **anti-récepteurs H1** de l'histamine sont actifs dans les pathologies à médiation histaminique – Action **immédiate** – Effets **vasoconstricteurs** et **antiprurigineux** • 2 types : – **Anti-H1 de 1ère génération** (dexchlorphéniramine, hydroxyzine, prométhazine) : effets secondaires anticholinergiques, antisérotoninergiques et sédatifs marqués – Anti-H1 de **2ème génération** (loratidine, cétirizine) : antagonistes sélectifs des récepteurs H1 à l'histamine, pas ou peu d'effets sédatifs ni d'effets anticholinergiques. Ils sont actuellement souvent préférés aux anti-H1 de 1ère génération du fait de leur meilleure tolérance
TRAITEMENTS SPECIFIQUES	• **Asthme :** – Anti-leucotriènes – Bronchodilatateurs (bêta-agonistes) – Cromones, qui agissent comme stabilisateurs de la membrane mastocytaire et anti-dégranulants • **Bronchospasme** des réactions anaphylactiques : – Bronchodilatateurs (bêta-agonistes) • **Allergie alimentaire :** – Cromones *per os* • **Rhinite** : – Anticholinergiques – Cromones locaux • **Conjonctivite :** – Anti-dégranulants

	• **Choc anaphylactique :** – L'épinéphrine = **ADRENALINE** – Alpha-bêta-agoniste d'action rapide – Par voie **intramusculaire ou intraveineuse** – Sous forme de seringue ou de stylo auto-injectable, utilisables dans les trousses d'urgence pour les patients menacés de chocs anaphylactiques itératifs
IMMUNOTHERAPIE	• **Définition :** – **INJECTION SOUS-CUTANEE, DE FAÇON REPETEE, DE FAIBLES DOSES D'ALLERGENES PURIFIES (OU administration SUBLINGUALE/ORALE)** – Proposée aux **PATIENTS AYANT DES SYMPTOMES INTENSES chez qui les traitements chroniques médicamenteux sont indispensables, ou lorsque l'éviction est impossible** – Dans le cadre de **MONO-SENSIBILISATION** (ou pauci-sensibilisation) • **Caractéristiques :** – L'immunothérapie est **SPECIFIQUE**, c'est-à-dire qu'elle n'est efficace que pour l'allergène qui sera utilisé – L'immunothérapie ne peut s'envisager **que lorsqu'un MECANISME ALLERGIQUE DE TYPE IgE A ETE PROUVE** (tests cutanés, IgE spécifiques) – **L'EVICTION DE L'ALLERGENE responsable, lorsqu'elle est possible, doit toujours être essayée** avant toute indication de désensibilisation – Lorsque l'indication d'une désensibilisation est portée pour un asthme allergique, il est **nécessaire que cet ASTHME AIT ETE STABILISE PREALABLEMENT par un traitement symptomatique approprié** – Pour entreprendre une désensibilisation, il faut **s'assurer que le malade sera COMPLIANT et en acceptera les contraintes**
	• **Indications :** – **VENIN D'HYMENOPTERE :** × Guêpes surtout, avec une efficacité remarquable L'induction de l'immunothérapie peut être réalisée, sous contrôle médical strict, en quelques heures, ne nécessitant pas d'hospitalisation (technique « rush ») – **ACARIENS**, chez des patients mono- ou pauci-sensibilisés – **POLLENS**, chez des patients mono- ou pauci-sensibilisés – **POILS D'ANIMAUX** (chats) : efficacité variable – **MOISISSURES :** efficacité variable • **Techniques et surveillance d'une désensibilisation :** – Désensibilisation classique réalisée au moyen d'**injections sous-cutanées d'allergènes,** avec des **DOSES PROGRESSIVEMENT CROISSANTES,** en général avec un **RYTHME HEBDOMADAIRE,** puis **bimensuel, puis mensuel** après l'obtention de la dose d'entretien – Les injections sont faites **SOUS UNE SURVEILLANCE médicale proche afin de pouvoir traiter immédiatement tout incident majeur en particulier le choc anaphylactique ou le bronchospasme.** – Désensibilisation accélérée possible en quelques jours, puis rappels mensuels de la dose d'entretien effectués sous contrôle médical constant en clinique ou en milieu hospitalier – Il existe des **CONTRE-INDICATIONS ABSOLUES : MALADIES SEVERES A MECANISME IMMUNOLOGIQUE, CANCERS, MALADES SOUS ß-BLOQUANTS** – La **durée d'une désensibilisation,** lorsqu'elle est efficace, est en général **au MINIMUM DE 3 ANS** – L'immunothérapie n'a pas de place actuellement dans le traitement des hypersensibilités retardées de contact

Pour aller plus loin **UN DIAGNOSTIC DIFFERENTIEL A CONNAITRE DE L'ALLERGIE :** **L'ANGIOEDEME BRADYKINIQUE ou ANGIOEDEME HEREDITAIRE**	**A ne pas confondre !**	**à Angioedeme histaminique = allergique (présence d'urticaire associée)** **à Angioedeme bradykinique = déficit en C1INH, pas de médiation par les IgE ou les mastocytes**
	Clinique	**Début dans l'enfance** (atténuation vers 50 ans) **Poussées récidivantes d'œdèmes sous-cutanés et muqueux sans urticaire superficielle** durant **au moins 24 heures** Déclenchées par des **facteurs traumatiques, psychiques, médicamenteux ou infectieux** Localisation : **membres, laryngé** (risque d'**ASPHYXIE**), **abdominale** (aspect d'**ABDOMEN PSEUDO-CHIRURGICAL avec** laparotomie blanche)
	Diagnostic	**Interrogatoire familial** **Baisse quantitatif de l'inhibiteur de la C1 estérase (type 1) ou baisse fonctionnel (qualitatif) < 50% normale (type 2)** ↓ CH50, C4 pendant les crises **Mutation détectée sur gène du C1 inh**
	Traitement	**Hospitalisation** **Perfusion IV de C1 inhibiteur lors des crises** Traitement prophylactique = éviter facteur déclenchant ± Exacyl®

SYNTHESE ET MOTS-CLES

SYNTHESE

- 3 notions essentielles : atopie/sensibilisation/allergie
- Confirmation de l'allergie : tests cutanés, notion/test d'exposition
- Prévention : éviction de l'allergène et éducation du patient
- Traitement symptomatique : corticoïdes, antihistaminiques
- Traitement spécifique : désensibilisation
- Maladies professionnelles ?

Conférences de consensus - Recommandations

ITEM 182

Année	Source	Titre
2003	SPLF	Asthme professionnel
2003	HAS	Urticaire chronique : prise en charge
2005	HAS	Indications du dosage des IgE spécifiques dans le diagnostic et le suivi des maladies allergiques
2005	HAS	Recommandations pour le suivi médical des patients asthmatiques adultes et adolescents

Sujets tombés à l'ECN

Année	Contenu
2004	Thrombopénie à l'héparine Diagnostic et prise en charge
2005	Asthme professionnel
2007	Asthme professionnel chez un adulte Recherche de manifestations d'atopie/mécanismes d'action des allergènes Prise en charge diagnostique et thérapeutique
2010	Intolérance au lait de vache chez un nourrisson Diagnostic et prise en charge

DEFICITS IMMUNITAIRES PATHOLOGIES AUTO-IMMUNES : ASPECTS EPIDEMIOLOGIQUES, DIAGNOSTIQUES ET PRINCIPES DE TRAITEMENT

Item 185 - UE 7

Chapitre 3

OBJECTIFS DE L'ECN

- Argumenter les principales situations cliniques et biologiques faisant suspecter un déficit immunitaire chez l'adulte et chez l'enfant
- Savoir diagnostiquer un déficit immunitaire commun variable.

MOTS-CLES

- **Déficit immunitaire primitif**
- **VIH**
- **Infections à répétitions**
- **DICV**
- **Maladies autoimmunes et néoplasiques associées**

Pour mieux comprendre

- Les déficits immunitaires (DI) caractérisent toutes les anomalies de l'immunité innée et acquise en pathologie humaine
- 2 types :
- Héréditaires : généralement de découverte précoce, mais peuvent aussi n'être dépistés qu'à l'âge adulte
- Secondaires (cf ci-dessous)
- Dépistage devant des infections à répétitions (variable en fonction du type d'immunité atteinte), ou des manifestations non infectieuses (dysrégulation du système immunitaire, anomalies de la réparation de l'ADN, cancers, complications des infections récurrentes)

ITEM 185

A INTRODUCTION

L'introduction des déficits immunitaires au sein du nouveau programme de l'ECN vise à vous sensibiliser d'une part aux déficits immunitaires secondaires, souvent induits par les chimiothérapies ou les thérapies ciblées qui sont de plus en plus utilisés, mais aussi de vous permettre de savoir évoquer un déficit immunitaire primitif devant des points d'appel chez l'enfant ou même l'adulte jeune.

Le déficit immunitaire commun variable (DICV) est le déficit immunitaire primitif le plus fréquent de l'adulte jeune, et nécessite de savoir le reconnaitre. Si la prise en charge est relativement symptomatique et peu codifié, le diagnostic est très facile, pour peu qu'on l'est évoqué.

ITEM 185

B DEFICITS IMMUNITAIRES PRIMITIFS (DIP)

EPIDEMIOLOGIE	• Fréquence estimée à 1/5000 (fréquence limite **des maladies orphelines : 1/2000)** • + de 130 DI décrits, avec les bases moléculaires identifiées • Age de découverte précoce (enfance), sauf le **déficit immunitaire commun variable (20-30 ans en général)** • **Environ 5000 personnes** en France sont concernées.

QUAND L'EVOQUER CHEZ L'ENFANT ?	• Infections **récidivantes** des voies respiratoires : > 8 otites/ans chez l'enfant de moins de 4 ans > 4 otites/ans chez l'enfant de plus de 4 ans > 2 pneumonies ou 2 sinusites/ans • Infections sévères à germes de type neisseria (méningocoque) • Infections récurrentes à pyogènes (cutanée, tissulaire, invasive) • Infections **récurrentes** avec le même type de pathogène • **Infections inhabituelles ou d'évolution inhabituelle** (candidose cutanée récidivantes, infection par un germe opportuniste…) • **Cassure de la courbe staturo-pondérale et/ou diarrhée persistante** • **Antécédents familiaux** de DIH.
QUAND L'EVOQUER CHEZ L'ADULTE ?	• Infections récidivantes : > 2 otites/ans > 2 sinusites aigues ou sinusites chroniques > 2 pneumopathies/an > 2 infections graves dans l'année • Infections nécessitant une antibiothérapie supérieure à 2 mois/an et/ou traitement IV. • Fièvre importante inexpliquée • Diarrhée chronique, perte de poids • Dilatation des bronches inexpliquées, bronchites itératives • Germes inhabituels : mycose cutanéo-muqueuse persistantes, infections virales répétées et/ou chroniques (HSV, VZV, verrues, aphtes, condylome, infections génitales…) • Terrain familial d'immunodéficience
INTERROGATOIRE	• ATCD familiaux d'infections récidivantes et/ou de déficit immunitaire connu • ATCD personnel d'infection dans l'enfance (sinusites, angines, otites… • Etude du **CARNET DE SANTE** personnel : répertorier les infections sévères, néonatales ou récurrentes • Recherche de signes en faveur d'une infection active • Recherche de signes associées en faveur d'une hémopathie et/ou d'une maladie auto-immune • Récupérer le **statut VACCINAL**. • Prise de sang antérieure, réponse à la vaccination de l'hépatite B (anticorps anti HBs)
Electrophorèse des protéines sériques **montrant un abaissement du taux des gamma-globulines (à droite) à 4.2 g/l dans le cadre d'un DICV de l'adulte.**	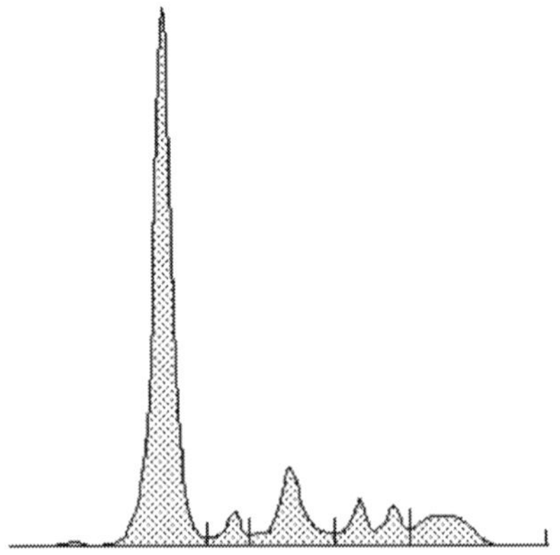

DIAGNOSTIC	• Dépend de l'étiologie primitive. • En termes de fréquence chez l'adulte : évoquer DICV ou déficit immunitaire secondaire • Chez l'enfant : avis spécialisé nécessaire le plus souvent pour bilan étiologique
BILAN DE DEPISTAGE	• **ELECTROPHORESE DES PROTEINES SERIQUES** avec dosage pondéral des immunoglobulines • **NFS** : recherche de lymphopénie/neutropénie et autres signes de cytopénies auto-immunes.
BILAN DEVANT UN DIP AVERE	• NFS : **lymphopénie** (déficit cellulaire), **neutropénie**, atteintes des autres lignées • **Radiographie du thorax et des sinus** • Frottis sanguin : recherche de **corps de Jolly** (asplénie ou hyposplénie) • EPS et dosage pondéral des Ig sériques : diagnostic des **déficits immunitaires humoraux (B) ou combinés (B et T),** rajouter dosage des sous-classes d'IgG si plus de 18 mois. • **IDR à la tuberculine :** explore la réponse immunitaire cellulaire T • **Phénotypage lymphocytaire** en cas de lymphopénie (sous population lymphocytaire) • Dosage du **complément** (CH50, C4, C3) • **Sérologies post vaccinales** : diphtérie, tétanos, polyomyélite, pneumocoque.. • **Tests fonctionnels :** test de prolifération lymphocytaire, étude de la fonction phagocytaire…
ETIOLOGIES	• <u>**Déficit cellulaire B :**</u> **déficit en anticorps (50%)**. Débute généralement vers l'âge de 6 mois, à la disparition des immunoglobulines G maternelles. Se caractérise essentiellement par des infections à pyogènes récidivantes touchant l'appareil respiratoire (ORL et pulmonaire), souvent associé à une hypoplasie des organes lymphoides (ganglions, amygdales). Evolution chez l'adulte vers des dilatations de bronches, emphysème et insuffisance respiratoire en cas de diagnostic tardif. Exemples : agammaglobulinémie de Bruton, plus tardivement **DICV**. • <u>**Déficit cellulaire T (10%) :**</u> **déficit immunitaire combiné sévère** (DICS) caractérisé par une diminution ou une absence de lymphocytes T **dès la naissance**, à l'origine d'infections opportunistes. Exemples : **syndrome de DiGeorge**, **syndrome de Wiskott-Aldrich**… • <u>**Déficits combinés T et B (20%)**</u> • <u>**Déficit des phagocytes**</u> <u>**et du complément**</u> • <u>**Déficit de l'immunité innée**</u> • <u>**…**</u>
TRAITEMENT	• **OBJECTIF** : apporter **une protection vis-à-vis des infections récidivantes**, en maintenant un taux d'IgG protecteur • En cas d'hypogammaglobulinémie : **perfusion d'immunoglobulines polyvalentes en IV toutes les 4 semaines ou toutes les semaines en SC** • **Greffe de moelle allogénique :** à réserver aux déficits immunitaires cellulaires T (Wiskott-Aldrich, Di George…) : permet une correction du déficit T, mais il persiste une déplétion B nécessitant une supplémentation par IgIV.

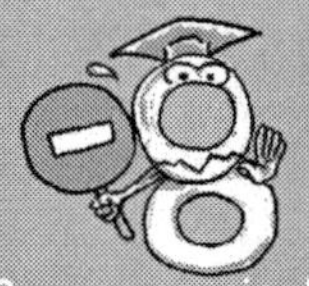

Pour en savoir plus

LE DEFICIT IMMUNITAIRE COMMUN VARIABLE

DICV	**Déficit immunitaire primitif apparaissant le plus souvent à l'age adulte (20 ans)**
Physiopathologie	**Regroupe** un groupe hétérogène de déficit caractérisé par un **déficit humoral**.
Diagnostic	**Deux critères diagnostics :** **- Critère clinique :** infections itératives, sévères, à des germes inhabituels - **Critère biologique** : **hypogammaglobulinémie** < 8 g/l sur l'EPS La présence d'un taux de gammaglobuline < 5g/l témoigne d'un DICV sévère. Eliminer une cause secondaire d'hypogammaglobulinémie : **DIAGNOSTIC D'EXCLUSION** (déficit secondaire, agammaglobulinémie, syndrome hyper IgM...) Eliminer un autre déficit immunitaire primitif (notamment une anomalie lymphocytaire T associée)
Complications	**1- INFECTIONS RECURRENTES :** bactéries (**pyogènes**) compliquées de dilatation des bronches, virales, protozoaires (infection digestive à GIARDIASE, campylobacter, yersinia…). 2- **LYMPHOPROLIFERATION** : polyadénopathies, splénomégalie, hyperplasie lymphocytaire intestinale 3- **ATTEINTE DIGESTIVE :** Malabsorption intestinale, infections (**GIARDIASE**), entéropathie exsudative, gastrique atrophique 4- **MALADIES AUTO-IMMUNES :** neuropathies, endocrinopathies et surtout **CYTOPENIES AUTO-IMMUNE** (anémie et thrombopénie auto-immune) 5- **NEOPLASIES** : augmentation de l'incidence des hémopathies et surtout des **LYMPHOMES** du MALT et LYMPHOMES DE HODGKIN.
Traitement	**Immunoglobulines par voie IV toutes les 3 à 4 semaines à doses substitutives** : 0.4g/kg. Uniquement si DICV prouvé avec infections itératives (plus de 2 infections opportunistes) Objectif : taux d'IgG résiduel > 5g/l ou d'Ig>8g/l **ANTIBIOTHERAPIE PROPHYLACTIQUE** par macrolides (azithromycine) ou Cotrimoxazole **ACICLOVIR** per os en prophylaxie secondaire si infections récidivantes à HSV -

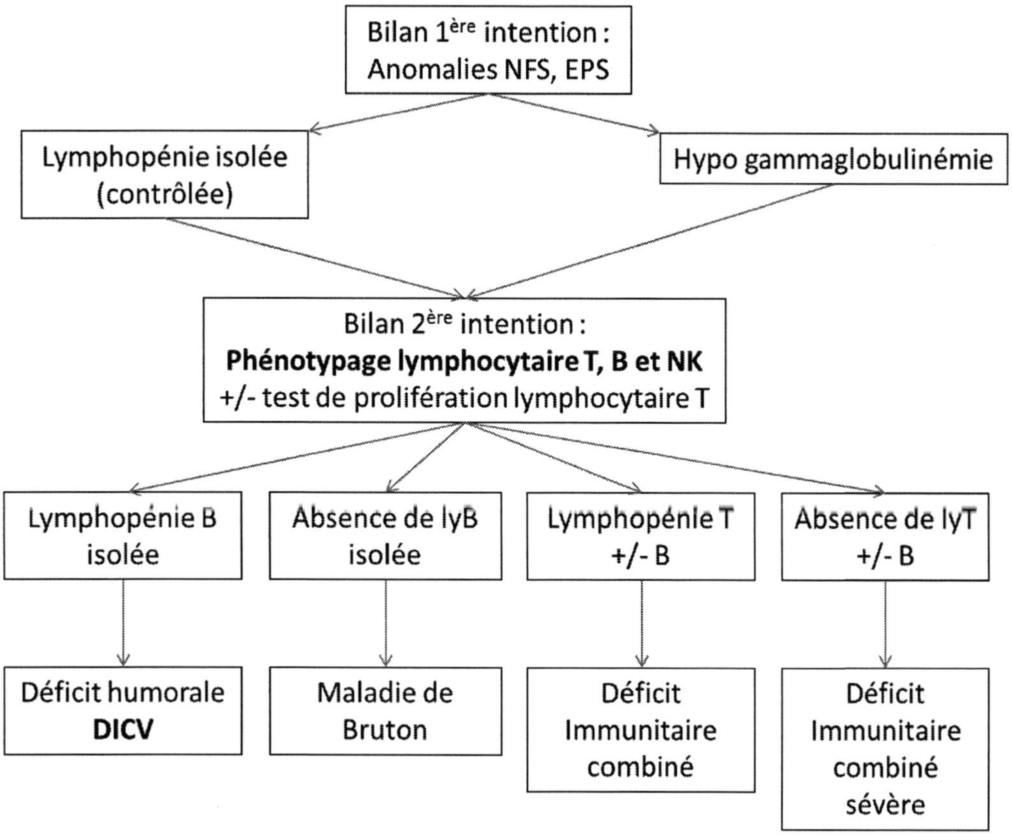

ITEM 185

C DEFICITS IMMUNITAIRES SECONDAIRES

ETIOLOGIES	• <u>**INFECTIONS RETROVIRALES (VIH/SIDA ou HLTV1)**</u> : lymphopénie CD4 compliqué d'infections opportunistes et/ou de tumeurs malignes • <u>**HEMOPATHIES MALIGNES**</u> : les hémopathies lymphoides sont responsables d'une **hypogammaglobulinémie et/ou de déficits fonctionnels des lymphocytes** T favorisant respectivement les infections bactériennes aux germes encapsulées et les infections opportunistes (zona, pneumocystose). Les leucémies aigues sont à l'origine de neutropénies, caractérisées par des infections bactériennes et fongiques. <u>**MYELOME MULTIPLE, WALLDENSTROM**</u> : donne des hypogammaglobulinémies secondaire à une prolifération monoclonale.

	• **IATROGENIE :** les corticoides ont une action immunomodulatrice multiple (diminution de la phagocytose, hypogammaglobulinémie, déficit fonctionnel des lymphocytes T) favorisant les infections bactériennes, fungiques et opportunistes. Les immunosuppresseurs conventionnels agissent **essentiellement sur les lymphocytes T (risque d'infections opportunistes)** • SYNDROME DE GOOD : **hypogammaglobulinémie + lymphopénie B profonde + déficit cellulaire secondaire à un thymome**. Début habituel vers l'âge de 50 ans, nécessitant une tomodensitométrie systématique devant cette association biologique. • **DEPERDITION d'IMMUNOGLOBULINES** : **syndrome néphrotique** à rechercher systématiquement, dénutrition protéino-énergétique, entéropathies exsudatives...
PRISE EN CHARGE	• **Prophylaxie anti infectieuse :** • **Cotrimoxazole** (prévention de la pneumocystose et de la toxoplasmose dans les déficits cellulaires) • **Valaciclovir** (prévention des infections à HSV et VZV) • **Oracilline** si splénectomie ou asplénisme fonctionnel, souvent associée à une substitution en immunoglobulines • **Vaccinations** : à réaliser dès que possible. Les vaccins vivants atténués sont cependant contre-indiqués en cas de déficit de l'immunité cellulaire et un déficit cellulaire ou humoral rend la réponse vaccinale aléatoire. • **Substitution en Ig IV ou SC :** surveillance par le dosage pondéral des IgG (cible > 5 à 8 g/l) • **Antibiothérapie curative** : documenter tout épisode infectieux pour un traitement ciblé. Traitement systématique des infections ORL et bronchopulmonaires pour éviter le risque de séquelles (dilatation des bronches) • **Allogreffe de cellules souches hématopoïétique**, thérapies géniques : pour les déficits sévères et compliqués • **Kinésithérapie respiratoire :** indispensable pour éviter les surinfections bronchiques et les dilatations des bronches • **Mesures psycho sociales :** prestation adultes handicapés, soutien psychologique...

ITEM 185

D CONSEQUENCES INFECTIEUSES

Fonction de l'AGE	• Pour les déficits immunitaires de type B, le nourrisson (avant 6 mois) est protégé par les immunoglobulines maternelles. • Pour les déficits T, pas de protection maternelle
Règles de bases	• Les immunoglobulines et les plasmocytes assurent une défense immunitaire contre les germes extracellulaires et en particulier encapsulée • Les lymphocytes T (immunité cellulaire) permet la défense contre les bactéries intracellulaires et contre la plupart des viroses. • Les macrophages (immunité innée) permettent la phagocytose des germes intracellulaires • Le complément joue un role majeur dans la bactéricidie de l'immunité innée

TYPE DE DEFICIT IMMUNITAIRE	**DEFICITS B**	• INFECTIONS DES VOIES RESPIRATOIRES • **Germes pyogènes, extracellulaires, entérovirus, giardia**
	DEFICIT T	• VOIES RESPIRATOIRES, DIGESTIVES, ATTEINTES DISSEMINEES • Micro-organismes intracellulaires (listeria, toxoplasmose, virus, mycobactéries, champignons) • Germes opportunistes (candida, pneumocystis, cryptosporidia, ...) • **Un modèle de déficit T CD4 acquis : L'INFECTION PAR LE VIH.**
	DEFICIT PHAGOCYTOSE	• PEAU, VOIE RESPIRATOIRE, ATTEINTES DISSEMINEES • Bactéries atypiques (staphylocoque, serratia), mycobactéries, champignons, protozoaires.
	DEFICIT EN COMPLEMENT	• Idem déficit lymphocytaire B, mais surtout NEISSERIA • **TOUTE INFECTION INVASIVE A NEISSERIA sans autres facteurs de risque DOIT FAIRE RECHERCHER UNE ANOMALIE DU COMPLEMENT** (déficit du complexe d'attaque membranaire)
	NEUTROPENIE	• Bactéries extracellulaire (entérobactéries, staphylocoque, streptocoque) • Mycoses (candida, aspergillus) • **PROCHE DES DEFICITS DE LA PHAGOCYTOSE** (role des PNN dans l'immunité innée)
	ASPLENISME	• Favorise les infections à **germes ENCAPSULES** +++ • Streptocoque, staphylocoque, pneumocoque...

SYNTHESE ET MOTS-CLES

SYNTHESE

- Déficit immunitaire primitif : DICV par argument de fréquence
- Importance de l'électrophorese des protéines sériques et de la sérologie VIH systématique devant une suspicion de déficit immunitaire de l'adulte
- Traitement : immunoglobulines polyvalentes substitutives.

Conférences de consensus - Recommandations

ITEM 185

Année	Source	Titre
2006	Commission Européenne	European Primary Immunodeficiencies Consensus Conference

Sujets tombés à l'ECN

ITEM 185

Année	Contenu
	Nouvel item de l'ECN : encore jamais tombé !

Notes personnelles

FIEVRE PROLONGEE

Chapitre 4

OBJECTIFS DE L'ECN

- **Connaitre les principales causes de fièvre prolongée et savoir développer l'enquête étiologique.**

MOTS-CLES

- **Température > 38.2°C**
- **Plus de 3 semaines**
- **Endocardite oslérienne**
- **BAT**
- **Bilan orientée**

Pour mieux comprendre

- L'hyperthermie est liée à une dysrégulation de l'hypothalamus, qu'elle soit innée ou provoquée (essentiellement sous l'action des cytokines pro-inflammatoires, de type TNF, IL-1 ou -6.
- Il s'agit d'une réponse physiologique de l'organisme en réponse à une agression qui permet de lutter contre une infection évolutive active. Dans certains cas, une activation non controlée du système immunitaire aboutit à une dysrégulation et donc à l'apparition d'une fièvre.
- La réponse aux anti-pyrétiques et très importante pour orienter vers une étiologie : le paracétamol permet de lutter contre la fièvre alors qu'une hyperthermie d'origine centrale ne répondra pas à ce traitement (hyperthermie maligne, par atteinte du système nerveux central)

ITEM 186

A INTRODUCTION

La fièvre prolongée est un motif fréquent de consultation en médecine interne, et nécessite bien souvent des explorations paracliniques multiples. Avant de parler de fièvre prolongée, il faut donc bien vérifier que les examens de première intention à réaliser devant toute fièvre aigue ont bien été réalisé (bilan minimal : radiographie pulmonaire, hémocultures, ECBU et bilan biologique minimal…)

Ensuite, l'examen clinique est très important et apporte souvent des informations orientant vers la pratique des examens complémentaires.

Le nombre d'étiologies multiples pouvant être retrouvées sur ce point d'appel implique un rationnel de prescription des examens complémentaires, ainsi qu'une hiérarchisation pour permettre une « prescription en cascade ».

B DEFINITIONS

Fièvre	• Hyperthermie supérieure à 37.5 le matin et 37.8 le soir	
Fièvre aigue	• Température inférieure à 3 semaines	
Fièvre prolongée	• Température supérieure à 3 semaines	
Fièvre prolongée inexpliquée	• Après des recherches étiologiques ambulatoires et/ou hospitaliers, la fièvre reste inexpliquée.	
Critères de diagnostic	**Petersdorf (1961)**	• Fièvre supérieure à 38.2°C • Persistant pendant plus de 3 semaines • Et restant inexpliquée après 8 jours d'hospitalisation
	Durack et Street (1991)	• Fièvre supérieure à 38.2°C • Persistant pendant plus de 3 semaines • Et restant indéterminée après investigations appropriées : soit 3 jours d'hospitalisation, soit 3j en consultations externes.

ITEM 186

C ETIOLOGIES

INFECTIONS 40%	• Abcès intra-abdominaux ou toutes autres infections profondes (foie, os, cerveau, cœur, articulation…) • Endocardite • **Tuberculose** • **Drépanocytose** • **Déficit immunitaire** • Infection à CMV, VIH, EBV, brucelle, bartonelle, coxielle, leptospire…
MALADIES SYSTEMIQUES et MALADIES INFLAMMATOIRES (15%)	• Maladie de Horton chez le sujet agé • LES, PR, Still chez le sujet jeune • Maladie de l'enfant : Kawasaki • Maladies inflammatoires digestives • Vascularites primitives • Autres… (cf chapitre spécifique)
CANCERS ET HEMOPATHIES (20%)	• Lymphomes essentiellement de type Hodgkin ou non hodgkinien • Leucémie • Cancers solides
THERMOPATHOMIMIE ou FIEVRES FACTICES	• Maladie psychiatrique • Ou simple anomalie du thermomètre…
MEDICAMENTEUSE	• **TOUT LES TRAITEMENTS PEUVENT ETRE A L'ORIGINE D'UNE HYPERTHERMIE D'HYPERSENSIBILITE** • En particulier : béta-lactamines, macrolides et autres antibiotiques, AINS, aspirine, AVK, allopurinol…
Indéterminée	• Représenterait 10% à 20% des étiologies en fonction des séries… • Après un bilan exhaustif et hospitalier
AUTRES	• Sarcoidose • Maladies auto-inflammatoires (FMF) • Déshydratation • MTEV (Thrombophlébite) • Hyperthyroidie • …

FIEVRE PERSISTANTE SOUS ANTIBIOTIQUES	
Défaut d'observance des traitements	• Penser à interroger les patients et l'entourage • Dosage des antibiotiques si disponibles • Dosage des marqueurs biologiques des antibiotiques • Préférer l'IV au per os chez certains patients....
Antibiothérapie non adaptée	• Vérifier l'antibiogramme ! • Erreur de spectre • Adaptation systématique aux résultats microbiologiques
Voie non adaptée	• Erreur de diffusion • Verifier la pk/pd de l'antibiothérapie en fonction du site • Vérifier les cathéters, les capacités d'absorption digestive du patient
Posologie insuffisante	• Vérifier la CMI du germe • Vérifier le risque d'interactions médicamenteuses avec les autres traitement du patient
Lié au foyer infectieux	• Existence d'un foyer secondaire : TDM TAP • Foyer profond (abcès) ou zones non accessibles (os, cérébral...) • Point d'entrée non traité
Complications	• Nouvelle infection liée aux soins...
Fièvre non infectieuse	• **MTEV :** phlébite post alitement prolongé... • **ALLERGIE A L'ANTIBIOTIQUE** • **Fièvre d'autres étiologies : fièvre paranéoplasique, ou fièvre inflammatoire !**

ITEM 186

D PRISE EN CHARGE DIAGNOSTIQUE

Critères de gravité à rechercher	• Terrain : tare chronique sous jacente • Etiologie : endocardite ? péritonite ? syndrome méningé ?... • Retentissement de la fièvre • Déshydratation (tachycardie, hypoTA, soif, pli cutanée, langue... • Troubles neurologiques : désorientation, troubles de la conscience, agitation... • Convulsions, délire • Sepsis associé : sepsis sévère +/- choc septique
Interrogatoire	• **Age** • ATCD médico-chirurgico-familiaux : statut vaccinal, carnet de santé, tares • TTT : ATB ? fièvre sensible aux anti-pyrétiques usuels ? • Toxiques : OH/Tabac • Profession • Mode de début : aigue/prolongée • Mode évolutif, allure de la courbe thermique • **Signes associés :** frissons, sueurs, hyperthermie • **Rapports sexuels à risque** • Séjour à l'étranger • Notion de contage • Collectivité • Contact avec des animaux • Facteur déclenchant ? • Signes fonctionnels associés : douleurs, signes digestifs, urinaires, organiques...

Examen physique	• **RECHERCHE DE SIGNES DE GRAVITE** • **RECHERCHE D'UNE PORTE D'ENTREE** • **ORGANE PAR ORGANE DE LA TETE AUX PIEDS** • **C**onstantes hémodynamiques : TA, FC, FR, saturation, poids et courbe de poids • Etat général : AEG ?
Examens paracliniques	• **NFS-plaquettes** • **CRP +/- VS** • **Hémocultures répétées** • **EPS, dosage pondéral des Ig** • **BU + ECBU** • Sérologies virales : VIH, CMV, EBV... • Sérologies bactériennes : TPHA/VDRL, brucelle, typhoide, IDR tuberculine et radiographie pulmonaire... • TSH • **BAT** • **FAN, FR et anti-CCP, ANCA** • **MYELOGRAMME** • **En l'absence d'orientation étiologique :** ETT +/- ETO, EI, panoramique dentaire, TDM sinus +/- TDM TAP
Traitement(s) d'épreuve	• **A discuter au cas par cas, en fonction des éléments orientants et des résultats des examens** • Traitement antibiotique • Traitement anti-tuberculeux • Traitement corticoide • Traitement anti parasitaire d'épreuve (en cas d'hyperéosinophilie)

ITEM 186

E DONNEES DE L'HEMOGRAMME

POLYNUCLEOSE NEUTROPHILE	• **Infections bactériennes** • Maladies de système • Cancers • Nécrose tissulaire • ...
LEUCOPENIE	• **MNI** • **Fièvre typhoide** • **Tuberculose** • Paludisme • Maladie de Hodgkin • LES
Sd MONONUCLEOSIQUE	• **CMV, EBV, VIH** • Toxoplasmose • Hépatites virales • Rubéole • Fièvre typhoide, brucellose, rickettsie, TPHA VDRL • Fièvre médicamenteuse

EOSINOPHILIE	• **Parasitose** (à explorer en fonction du contexte de voyage, autochtone ou tropicale) • **Maladie de système : PAN, granulomateuse éosinophilique avec poly angéite (ex-Churg et Strauss)** • Maladie de Hodgkin • Traitement +++
PANCYTOPENIE	• **LES** • Envahissement médullaire • Infection médullaire : leishmaniose, tuberculose
HYPERLYMPHOCYTOSE	• **Hémopathies lymphoides** • Infections virales : oreillons, rubéole, rougeole…

SYNTHESE ET MOTS-CLES

- Tuberculose : cause numéro 1
- Endocardite infectieuse à éliminer de principe systématiquement
- Vérifier toujours la sérologie VIH
- Fièvre médicamenteuse : Y PENSER
- Attention aux fièvres factices

Conférences de consensus - Recommandations

ITEM 186

Année	Source	Titre
		Pas de conférence de consensus

Sujets tombés à l'ECN

ITEM 186

Année	Contenu
-	Cet item n'est pas encore tombé aux ECN : NOUVEL ITEM

Notes personnelles

FIEVRE CHEZ L'IMMUNODEPRIME

Chapitre 5

OBJECTIFS DE L'ECN

- Connaitre les situations d'urgence et les grands principes de la prise en charge.
- Connaitre les principes de la prise en charge en cas de fièvre aiguë chez un patient neutropénique.
- Connaitre les principes de prévention des infections chez les immunodéprimés.

MOTS-CLES

- **Agranulocytose : PNN < 0.5G/l**
- **Antiobiothérapie urgente**
- **Différents types d'immunodépression**
- **Explorations systématiques**

Pour mieux comprendre

- Le patient immunodéprimé n'a plus la possibilité de se défendre contre les infections classiques ou opportunistes
- Le tableau est masqué par l'absence de signes inflammatoires (PNN) ou par l'absence de réponses humorales (sérologies infectieuses faussement négatives)
- Le tableau s'aggrave très rapidement et devient rapidement une urgence thérapeutique majeure du fait de la baisse des défenses immunitaires
- On retrouve fréquemment une flambée des signes infectieux lors de la restauration d'une immunité normale, sans pour autant que le sepsis s'aggrave.

ITEM 187

A INTRODUCTION

Toute fièvre aigue chez l'immunodéprimé est une **URGENCE diagnostique mais surtout THERAPEUTIQUE** jusqu'à preuve du contraire. La gravité, l'évolution sont potentiellement plus importantes, et concerne des agents infectieux souvent inhabituels voire OPPORTUNISTES.

Il faut savoir distinguer les différentes formes d'immunodépression (humorale, cellulaire, neutropénie…) ainsi que les situations d'urgence (sepsis sévère, atteinte grave d'organes…).

B DIFFERENTES SITUATIONS D'IMMUNODEPRESSION

NEUTROPENIE		• Pathologies hématologiques (leucémies) • Chimiothérapies • Radiothérapie
ANOMALIE DE L'IMMUNITE INNEE		• Corticothérapie • Chimiothérapie • Radiothérapie • Granulomatose septique familiale
HYPO GAMMA GLOBULINEMIE		• Congénitale : DICV, déficits sélectifs en IgA… • Acquise : myélome, Walldenstrom, LLC, LNH, chimiothérapie, syndrome néphrotique
ASPLENIE		• Post chirurgicale • Fonctionnelle : drépanocytose, lupus, PR, amylose
DEFICIT CELLULAIRE	**Acquis**	• VIH • Corticothérapie prolongée • Immunosuppresseurs • Post-transplantation (moelle osseuse, organe solide) • Lymphome de Hodgkin
	Inné	• Cf chapitre concerné • DIP

C GERMES EN CAUSE

Neutropénie	• BGN (origine digestive propre du patient) • Augmentation de l'incidence des infections à cocci gram positif (sur cathéter) • Risque accru d'infections fongiques
Déficit de l'immunité cellulaire	• Bactéries intracellulaires • Herpes virus, CMV • Toxoplasma gondii, pneumocystis jiroveci • Candida sp, cryptococcus neoformans
Déficit de l'immunité humorale	• Bactéries encapsulées • Entérovirus

D NEUTROPENIE FEBRILE

Définitions	• Neutropénie : taux de PNN < 1.5 G/l • Agranulocytose : taux de PNN < 0.5 G/l • **FEBRILE : URGENCE +++** • **Isolement protecteur** en cas d'agranulocytose

Examen clinique	• **Etiologie du déficit immunitaire** : traitement, ATCD, cancer ? • **Recherche de signes de localisation** • **Recherche d'une porte d'entrée :** en sachant que chez l'agranulocytaire, les signes inflammatoires manquent souvent car pas d'inflammation liée à l'afflux des PNN absents ! • **Recherche de signes de gravité** • **La fièvre est souvent le seul symptome, isolée.** D'où l'intérêt de réaliser un bilan paraclinique rigoureux et systématique.
Bilan étiologique	• **Si possible avant antibiothérapie, mais ne doivent pas retarder sa mise en place** • **HEMOCULTURES : plus de 2 séries, aérobies, anaérobies sur PAC et périphérie en même temps** • ECBU • Coprocultures • Radio thoracique F+P • **Prélèvements bactériologiques en fonction des points d'appel :** prélèvements pharyngés, cathéters ...
ANTIBIOTHERAPIE	• **Si neutropénie de faible durée prévisible (<7j) :** céphalosporines large spectre (Ceftriaxone par exemple) voire traitement ambulatoire par B-lactamine large spectre (augmentin) + fluoroquinole en l'absence de signes de gravité • **Si neutropénie prolongée :** prise en compte du pyocyanique (pipéracilline/tazobactam, carbapenemes ou ceftazidime) • **Ajout systématique d'un aminoside en cas de signes de sepsis sévère** • Utilisation d'un **glycopeptide** (vancomycine) en cas de cathéter ou de gestes invasifs à risque de développer une infection invasive à staphylocoque. • **En cas de persistance de la fièvre malgré antibiothérapie,** envisager une origine fongique (antigène aspergillaire, rajouter de l'amphotéricine B ou caspofungine)
Durée du traitement	• **Dans tous les cas, à maintenir toute la durée de la neutropénie** • A prolonger selon le site ou l'agent infectieux (pyo) • Si infection fongique, traitement prolongé après sortie d'aplasie

E DEFICIT DE L'IMMUNITE HUMORALE

Définitions	• Baisse du **taux de gammaglobulines < 8g/l** • **Déficit constitutionnel ou acquis** • **Risque d'infections des voies aériennes (encapsulées, pneumocoque, haemophilus)** • **Splénectomies**
Examen clinique	• **Etiologie du déficit immunitaire** : traitement, ATCD, cancer ? • **Recherche de signes de localisation** • **Recherche d'une porte d'entrée** • **Recherche de signes de gravité**
Bilan étiologique	• **Si possible avant antibiothérapie, mais ne doivent pas retarder sa mise en place** • **HEMOCULTURES : plus de 2 séries, aérobies, anaérobies sur PAC et périphérie en même temps** • ECBU • Coprocultures • Radio thoracique F+P
ANTIBIOTHERAPIE	• **Antibiothérapie de première intention,** ciblant le PNEUMOCOQUE • **Pénicilline A +++** • Ou plus large spectre : ceftriaxone, cefotaxime
Mesures associées	• **Prévention des épisodes infectieux si besoin par IMMUNOGLOBULINES POLYVALENTES** • **PREVENTION VACCINALE : pneumocoque, haemophilus, méningocoque** • **Prévention antibiotique 5 ans minimum après la splénectomie par pénicilline V.**
A PART : le COMPLEMENT	• **Role avec les immunoglobulines pour la phagocytose et la destruction des antigènes** • A suspecter en cas de méningite à méningocoque et/ou infections à pyogènes récidivants • Intérêt d'une enquête familiale (déficit génétique)

F DEFICIT DE L'IMMUNITE CELLULAIRE

Transplantation d'organes	• **Infections liées au greffon :** CMV, VIH, HTLV1, HBV, HCV : statut sérologique du donneur et du receveur dépistés avant la greffe • **CUMUL DU RISQUE INFECTIEUX : immunodépression iatrogène, greffe de moelle osseuse...** • Essentiellement infections bactériennes et fongiques (**aspergillus**) • Les infections opportunistes sont généralement prévenues par une prophylaxie primaire par Cotrimoxazole : pneumocystis, toxoplasmose • **ATTENTION AUX FIEVRES NON INFECTIEUSES** : **réaction du greffon versus hote +++**, fièvre aux antibiotiques...

VIH	• **Dépend de la charge virale et surtout du TAUX DE LYMPHOCYTES CD4** • **TUBERCULOSE +++** • **Si CD4 > 500/mm3 :** infections communautaires habituelles • **Si CD4 < 200/mm3 : pathologies opportunistes**
IATROGENE (corticothérapie, immunosuppresseurs)	• **Déficits immunitaires mixtes :** phagocytose, atteinte cellulaire +/- humorale • **Bactéries pyogènes, bactériémies à staphylocoque** • La symptomatologie infectieuse est souvent ATTENUEE PAR LES TRAITEMENTS
Patients sous BIOTHERAPIES	• **Anticorps monoclonaux :** risque accru d'infections, et notamment de réactivation tuberculeuse • **Infections bactériennes, virales extensives (HSV, VZV), cryptococcose, toxoplasmose** • **LEMP, lymphome fébrile**
Autres pathologies	• **DIABETE :** perturbe le chimiotactisme, la bactéricidie des PNN, avec infections à germes de type staphylocoque, candida, et pieds diabétiques à germes pyogènes cutanés : pyocyanique, staphylocoque • **ALCOOLISME ET CIRRHOSE :** altération du chimiotactisme. PNP à pneumocoque, ILA (E. Coli et autres entérobactéries...) • **INSUFFISANCE RENALE CHRONIQUE :** infections à staphylocoque doré (cathéther, fistule, dialyse...)

ITEM 187

G PROPHYLAXIE

Infections virales	• Aciclovir (post-greffe) • **Vaccinations anti-VZV** à discuter en pré-greffe • **Valaciclovir** : prophylaxie si contage VZV • **Pas de prophylaxie systématique pour CMV.** Traitement curatif possible par Ganciclovir IV ou Valganciclovir (per os)
Infections bactériennes	• **TUBERCULOSE** : recherche systématique avant traitement et bithérapie en cas de tuberculose latente : INH + RIF pendant 2 mois • Prévention par RHD des infections liées aux soins
Infections parasitaires	• **Cotrimoxazole** chez les greffés et les patients VIH+ et taux de CD4<200/mm3 • Prévention de la toxoplasmose et pneumocystose • **Ivermectine** si risque d'anguillulose +++
Infections fongiques	• **FLUCONAZOLE :** prévention de la candidose systémique en cas de greffe • **POSACONAZOLE : prophylaxie des infections fongiques invasives à aspergillus.** Greffe de moelle ou chimiothérapie.

H PRINCIPES DE PRISE EN CHARGE

URGENCE VITALE	• Urgence diagnostique et thérapeutique • **H en urgence, en réanimation si sepsis sévère ou choc septique**
CONDITIONNEMENT	• **ISOLEMENT PROTECTEUR : hygiène stricte, chambre seule**, masque/gants/surblouse/surchaussures • **Arr**êt des médicaments non vitaux • Rechercher une porte d'entrée infectieuse • Rechercher des signes de gravité
TRAITEMENT ETIOLOGIQUE	• **Antibiothérapie large spectre probabiliste, en urgence sans attendre les résultats bactériologiques** • C3G + aminosides si signes de sepsis sévères • + vancomycine si suspicionde porte d'entrée cutanée / voie veineuse centrale / fièvre persistante à 48 heures d'une antibiothérapie bien conduite • + antifongique (voriconazole) si fièvre persistante à 72 heures (aspergillose invasive)
TRAITEMENT ASSOCIE	• **Traitement symptomatique : antalgique/antipyrétique** • Traitement d'un sepsis sévère : remplissage, ... • **Traitement de l'agranulocytose** : discuter facteurs de croissance de la lignée granulocytaire (G-CSF)

SYNTHESE ET MOTS-CLES

SYNTHESE

- Fréquence croissante
- Causes multiples, variables en fonction de l'immunodépression
- Evolution foudroyante possible : URGENCE
- Traitement anti-infectieux puissant et rapide +++

Conférences de consensus - Recommandations

ITEM 187

Année	Source	Titre
2007	HAS	Recommandation AFSSAPS pour le dépistage des tuberculoses latentes

Sujets tombés à l'ECN

ITEM 187

Année	Contenu
-	Cet item n'est pas encore tombé aux ECN

Chapitre 6

PATHOLOGIES AUTO-IMMUNES : Aspects épidémiologiques, diagnostiques et principes de traitement

Item 188 - UE 7

OBJECTIFS DE L'ECN

- Expliquer l'épidémiologie, les facteurs favorisants et l'évolution des principales pathologies auto-immunes d'organes et systémiques.
- Interpréter les anomalies biologiques les plus fréquentes observées au cours des pathologies auto-immunes.
- Argumenter les principes du traitement et de la surveillance au long cours d'une maladie auto-immune.

MOTS-CLES

- **ACAN/anticorps anti-tissus**
- **ANCA**
- **Maladies systémiques/pathologies d'organes**
- **Corticothérapie et mesures associées**

Pour mieux comprendre

- Les pathologies auto-immunes sont liées à la reconnaissance des antigènes du soi par le système immunitaire du patient. La physiopathologie complète est encore méconnue.
- Le dosage des auto-anticorps suivant les différentes techniques (ACAN, ANCA...) est le reflet de cette auto-immunité.
- L'antigène identifié oriente vers la pathologie spécifique.
- Les traitements de référence restent les corticoïdes et les différents traitements immunosuppresseurs pour réduire la réaction immunitaire contre les antigènes cibles.

ITEM 188

A INTRODUCTION

- Les maladies auto-immunes sont des maladies dans lesquelles les lésions observées sont dues à la mise en jeu d'une réaction immunitaire vis-à-vis des constituants du soi. Cependant, la présence d'auto-anticorps, généralement à taux faible et non pathogènes, est un phénomène normal chez un sujet sain.
- Les maladies auto-immunes (MAI) ne peuvent donc être définies que sur un ensemble de critères cliniques et biologiques, parmi lesquels le titre des auto-anticorps est fondamental. Ces maladies peuvent être schématiquement divisées en maladies auto-immunes spécifiques d'organes ou de tissus (thyroïdites auto-immunes, myasthénie, pemphigus...) et maladies systémiques.
- La prévalence globale des MAI fait de ce groupe de maladies un problème de Santé Publique, au même titre que les maladies cardiovasculaires et cancéreuses, et une meilleure compréhension (loin d'être encore parfaite...) de leur physiopathologie a permis des progrès considérables dans la thérapeutique des plus graves d'entre elles.

B GENERALITES

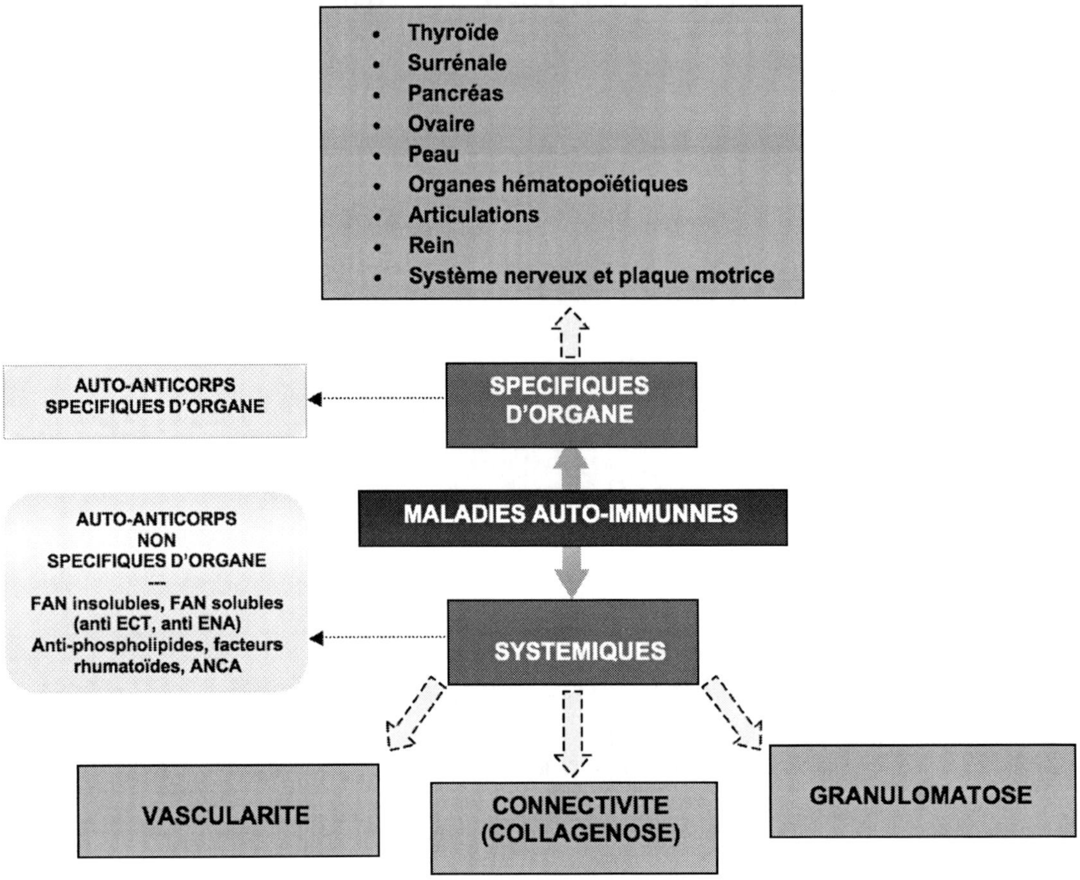

ITEM 188

C DEFINITION ET PHYSIOPATHOLOGIE

DEFINITION	• **Ensemble de pathologies :** – Se produisant par une **REACTION IMMUNITAIRE :** × **INAPPROPRIEE** × **DIRIGEE CONTRE LES ANTIGENES DU SOI** – Pouvant être de **2 TYPES :** × **SPECIFIQUE D'ORGANE** × **SYSTEMIQUE :** → **VASCULARITE** → **CONNECTIVITE** • **Physiopathologie :** – A l'**état physiologique,** les **mécanismes de tolérance immunitaire contrôlent le niveau d'activation des lymphocytes T et B périphériques vis-à-vis des auto-antigènes exprimés par les tissus de l'organisme** – Lors de **maladies auto-immunes**, il existe : × Une **RUPTURE DE CES MECANISMES DE TOLERANCE** × La **PRESENCE D'AUTO-ANTICORPS**

PHYSIO-PATHOLOGIE	ETAT PHYSIOLOGIQUE : TOLERANCE AU SOI	**Définition :** • Etat de **non réponse immunitaire à un antigène spécifique du soi** • Phénomène actif, induit par un contact préalable avec l'antigène • Implique les **lymphocytes T** et, à un moindre degré, les lymphocytes B **Principes :** • **TOLERANCE DES LYMPHOCYTES T ($1^{\text{ère}}$ PHASE) :** – Période : **lors de la maturation** des lymphocytes T – Lieu : **thymus** – Moyen : **SUPPRESSION DE LA MAJORITE, CLONES AUTO-REACTIFS T ET B = DELETION CLONALE** • **MECANISMES ADDITIONNELS DES LYMPHOCYTES T ($2^{\text{ème}}$ PHASE) :** – Période : **après la maturation** des lymphocytes T – But : **CONTROLE DES CLONES AUTO-REACTIFS NON SUPPRIMES APRES LA $1^{\text{ère}}$ PHASE** **Types de mécanismes :** × **IGNORANCE :** indifférence des lymphocytes T × **ANERGIE :** état de non réponse spécifique induit dans un lymphocyte T × **CONTROLE : contrôle des clones T auto-réactifs** par des lymphocytes T suppresseurs • **MECANISMES POUR LES LYMPHOCYTES B :** – **DELETION CLONALE** ($1^{\text{ère}}$ phase) – **ANERGIE** ($2^{\text{ème}}$ phase)
	ETAT PATHOLOGIQUE : AUTO-IMMUNITE	**Définition :** • Etat se produisant par : – **UNE REACTION IMMUNITAIRE INAPPROPRIEE** – **DIRIGEE CONTRE LES ANTIGENES DU SOI** – D'origine **MULTIFACTORIELLE** (cf. ci-après les facteurs favorisants) **Mécanismes :** • **MIMETISMES MOLECULAIRES entre antigènes :** – Un antigène exogène peut présenter des similitudes de structure avec un antigène du soi – Les lymphocytes T auxiliaires tolérants ne sont pas activés – La réaction immunitaire initialement dirigée contre l'antigène exogène agit contre les antigènes du soi • **DEFAUT DE CONTROLE des lymphocytes T suppresseurs** • **HYPERACTIVITE des lymphocytes T ou/et B** • **EXPRESSION ANORMALE DES MOLECULES HLA DE CLASSE II à la surface de cellules** **AUTO-ANTICORPS :** • **Principaux marqueurs immunologiques des maladies auto-immunes** • Question non élucidée : cause ou conséquence de la maladie auto-immune ?
	ETAT PATHOLOGIQUE : AUTO-IMMUNITE	• **Rôle :** – **ACTIVANT LE SYSTEME DU COMPLEMENT** (anémie hémolytique auto-immune) – **MODIFIANT LE SIGNAL TRANSMIS** par un récepteur cellulaire (purpura thrombopénique idiopathique) – **OPSONISANT** la cellule ou la structure portant l'auto-antigène (Basedow) – Formant **DURABLEMENT DES COMPLEXES IMMUNS CIRCULANTS : atteinte systémique** (lupus érythémateux systémique) Formant ***IN SITU*** **DES COMPLEXES IMMUNS : atteinte d'organe**

D EPIDEMIOLOGIE

GENERALITES	• L'épidémiologie des maladies auto-immunes : – Est **difficile à déterminer** avec précision avec les biais de sélection liés au regroupement des patients dans les grands centres – Représente un **problème de santé publique :** × Prévalence globale de 5 à 10% × **3ème cause de morbidité dans les pays développés** – Note un **sex-ratio en faveur des femmes**
PREVALENCE	• **Prévalence globale de 5 à 10% en augmentation :** – **Meilleure efficacité diagnostique** – **Augmentation de la durée de vie des populations** – **Diminution de la mortalité des maladies auto-immunes les plus sévères** • Exemples de prévalences (pour 100.000 habitants) : – Diabète de type : 1.200 à 400 – Thyroïdite : 1.000 – Maladie de Basedow : 200-1.000 – Polyarthrite rhumatoïde : 800 – Vitiligo : 400 – Lupus : 100 – Sd de Gougerot-Sjögren : 100 – Maladie cœliaque : 100 – Sclérose en plaques : 50
SEX-RATIO	• Les **maladies auto-immunes sont plus fréquentes chez les femmes** • 2 **hypothèses** peuvent être envisagées : – **Gènes de sensibilité ou de protection liés à l'X vis-à-vis des maladies auto-immunes** – **Imprégnation hormonale** • Exemples de sex-ratio (F/H) : – Sclérose en plaques : 10 – Lupus érythémateux disséminé : 10 – Maladie de Basedow : 4 à 5 – Polyarthrite rhumatoïde : 3 – Diabète de type 1 : 1 – Spondylarthrite ankylosante : 0,3

E FACTEURS FAVORISANTS

SEXE	• Plus fréquentes chez les **FEMMES**
MEDICAMENTS	• Des **médicaments ou des toxiques médicamenteux** peuvent induire chez certains sujets des maladies auto-immunes spécifiques d'organes ou des maladies systémiques • Les **mécanismes diffèrent selon le type de médicaments** (réactivité croisée avec un auto-antigène, modification d'un auto-antigène) • **Seule une faible proportion des sujets exposés est atteinte** avec peut-être une prédisposition génétique • Exemples de produits incriminés : – Anémie hémolytique : alpha-méthyldopa,

	procaïnamide, chlorpropamide – Thrombopénie : carbamazépine, sels d'or, héparine – Thyroïdite : lithium, anticonvulsivants, interféron alpha – Pemphigus : médicaments avec un groupement thiol (pénicillamine) – Myasthénie : D-pénicillamine – Hépatite : halothane, IMAO, dihydralazine – Lupus : D-pénicillamine
GENETIQUE	• Les études cliniques de concordance entre jumeaux ont mis en évidence des **GENES DE SUSCEPTIBILITE dans la plupart des maladies auto-immunes (molécules HLA) :** • Exemples de concordances : – Polyarthrite rhumatoïde : Dw4/DR4 – Syndrome de Sjögren : Dw3 – Lupus : DR3/DR2/DQ3 – Myasthénie : B8/DR3 – Sclérose en plaques : DR2 – Diabète insulinodépendant : DR4/DR3/DR2/BfF-1 – Maladie de Basedow : B8/DR3 – Thyroïdite de De Quervain : B35
TOXIQUES	• Facteur favorisant **non démontré de façon consensuelle** • Exemples de concordances : – L'exposition à la **silice** est parfois retrouvée chez les patients présentant une **sclérodermie (syndrome d'Erasmus : sclérodermie + exposition à la silice)** – Les sujets en contact avec du chlorure de vinyle peuvent développer un syndrome de Raynaud avec sclérose cutanée
FACTEURS HORMONAUX	• Facteur favorisant **non démontré de façon consensuelle** • Les **hormones sexuelles** ont un rôle important dans l'apparition de maladies auto-immunes • Exemples de concordances : – Survenue des maladies auto-immunes préférentiellement chez les **femmes en période d'activité génitale** – Rôles parfois **aggravants de la grossesse et de la contraception hormonale** – La grossesse et les traitements inducteurs de l'ovulation peuvent aggraver un lupus érythémateux systémique (grossesse ou *post-partum* immédiat)
RAYONNEMENT UV	• La **photosensibilité cutanée** fait partie des critères diagnostiques du **lupus**, les radiations UV sont susceptibles de déclencher des poussées de la maladie en particulier cutanées • Favorise l'apoptose des cellules épithéliales et l'exposition des facteurs nucléaires à l'immunité du soi
AGENTS INFECTIEUX	• Facteur favorisant **non démontré de façon consensuelle** • Certains agents infectieux pourraient déclencher l'apparition de manifestations auto-immunes • Exemples : – **Virus d'Epstein-Barr** dans la **polyarthrite rhumatoïde et la sclérose en plaques** – Atteinte **cardiaque post-streptococcique (RAA)** – **Kératites auto-immunes** au cours d'infections **herpétiques**
FACTEUR PSYCHOLOGIQUE	• Facteur favorisant **non démontré de façon consensuelle** • Facteur **psychologique ou stress**

F CLASSIFICATION DES MALADIES AUTO-IMMUNES

CLASSIFICATION GENERALE		
MALADIES AUTO-IMMUNES SPECIFIQUES D'ORGANE	AUTO-ANTICORPS SPECIFIQUE D'ORGANE	• **Thyroïde** • **Surrénale** • **Pancréas** • **Ovaire** • **Peau** • **Organes hématopoïétiques** • **Articulations** • **Rein** • **Système nerveux et plaque motrice**
MALADIES AUTO-IMMUNES ou SYSTEMIQUES	AUTO-ANTICORPS NON SPECIFIQUE D'ORGANE FAN insolubles, FAN solubles (anti-ECT, anti-ENA) Antiphospholipides, facteurs rhumatoïdes, ANCA	• **VASCULARITE** – Inflammation de la paroi des vaisseaux – Primitive ou secondaire • **CONNECTIVITE (COLLAGENOSE)** – Anciennement dénommée collagénose • **GRANULOMATOSE (sarcoidose** en tête de file)

1	MALADIES AUTO-IMMUNES SPECIFIQUES D'ORGANE
THYROIDE	• **Thyroïdite de Hashimoto** • **Maladie de Basedow**
SURRENALE	• **Maladie d'Addison**
PANCREAS	• **Diabète type 1**
OVAIRE	• **Ménopause précoce**
PEAU	• **Pemphigus** • **Pemphigoïde** • **Psoriasis/Vitiligo**
ORGANES HEMATOPOIETIQUES	• **Anémie hémolytique auto-immune (AHAI)** • **Neutropénie auto-immune** • **Thrombopénie** • **Hémophilie acquise**
ARTICULATIONS	• **Polyarthrite rhumatoïde**
REIN	• **Syndrome de Goodpasture** • **Tubulonéphrite interstitielle**
SYSTEME NERVEUX ET PLAQUE MOTRICE	• **Syndrome de Guillain-Barré** • **Neuropathies multifocales** • **Myasthénie** • **Syndrome de Miller-Fisher** • **Syndrome neuro-paranéoplasique**

<table>
<tr><th>2</th><th colspan="2">MALADIES AUTO-IMMUNES SYSTEMIQUES</th></tr>
<tr><td rowspan="2">VASCULARITE (classification de Chapel Hill, 1994, modifiée en 2012) Item 189</td><td>PRIMITIVE</td><td>• GROS vaisseaux (aorte et grosses branches) :
– Artérite à cellules géantes (ex-maladie de Horton)
– Takayashu
• Vaisseaux de MOYEN calibre, artères viscérales (rénales, coronaires, digestives) :
– Périartérite noueuse - PAN (+/- lié au VHB)
– Maladie de Kawasaki
• Vaisseaux de PETIT calibre (vaisseaux intraparenchymateux) :
– Vascularites nécrosantes associées aux ANCA :
× Polyangéite microscopique
× Granulomatose avec polyangéite (ex-maladie de Wegener)
× Granulomatose éosinophilique avec polyangéite GEPA, ex-maladie de Churg et Strauss
– Vascularite à Ac anti-mb basale :
× Sd de Goodpasture
– Purpura rhumathoïde (ou vascularite à IgA)
– Cryoglobulinémie mixte essentielle
– Vascularite cutanée leucocytoclasique
• Vaisseaux de TOUT calibre :
– Maladie de Behçet
– Thrombo-angéite de Buerger
– Sd de Cogan</td></tr>
<tr><td>SECONDAIRE</td><td>• Hypersensibilité médicamenteuse :
– Angéite de Zeek (pénicillines, sels d'or, sulfamides, AINS…)
• Infections :
– Méningocoque, endocardite d'Osler
– Virale : hépatites B, C, VIH, CMV…
– Mycoses, parasitoses, syphilis, Lyme, pyogènes…
• Paranéoplasiques</td></tr>
<tr><td>CONNECTIVITE (COLLAGENOSE) Traitée dans les chapitres correspondants</td><td colspan="2">• Syndrome de Gougerot-Sjögren
• Sclérodermie systémique
• PR
• Syndrome de Sharp
• Polychondrite atrophiante
• Lupus érythémateux systémique
• Dermatomyosite/polymyosite/myosite à inclusion
• …</td></tr>
<tr><td>GRANULOMATOSE</td><td colspan="2">• Sarcoïdose</td></tr>
</table>

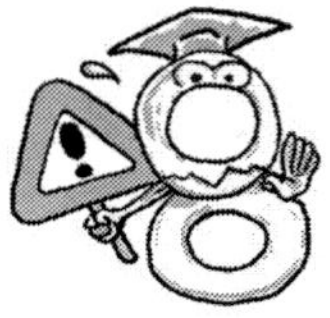

TABLEAU RECAPITULATIF DES MALADIES AUTO-IMMUNES

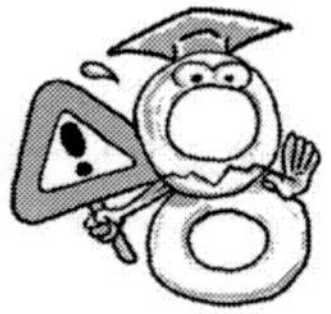

TYPE PATHOLOGIES AUTO-IMMUNES	MALADIES AUTO-IMMUNES SPECIFIQUES D'ORGANE	MALADIES AUTO-IMMUNES SYSTEMIQUES			
		VASCULARITE (Inflammation de la paroi des vaisseaux)		CONNECTIVITE (anciennement dénommée collagénose)	GRANULOMATOSE
		PRIMITIVE	SECONDAIRE		
LISTE PATHOLOGIES AUTO-IMMUNES	THYROIDE • Thyroïdite de Hashimoto • Maladie de Basedow SURRENALE • Maladie d'Addison PANCREAS • Diabète type 1 OVAIRE • Ménopause précoce PEAU • Pemphigus • Pemphigoïde • Psoriasis/Vitiligo ORGANES HEMATOPOIETIQUES • AHAI • Neutropénie auto-immune • Thrombopénie ARTICULATION • Polyarthrite rhumatoïde REIN • Syndrome de Goodpasture • Tubulonéphrite interstitielle	GROS VAISSEAUX (AORTE ET GROSSES BRANCHES) • GCA (Horton) • Takayashu VAISSEAUX DE MOYEN CALIBRE, ARTERES VISCERALES (RENALES, CORONAIRES, DIGESTIVES) • PAN • Maladie de Kawasaki VAISSEAUX DE PETIT CALIBRE (VAISSEAUX INTRA-PARENCHYMATEUX) • Vascularites nécrosantes associées aux ANCA – Polyangéite microscopique – GPA (Maladie de Wegener) – GEPA (Maladie de Churg et Strauss) • Vascularite à Ac anti-mb basale : – Sd de Goodpasture • Purpura rhumathoïde • Cryoglobulinémie mixte essentielle • Vascularite cutanée leucocytoclasique	HYPERSENSIBILITE MEDICAMENTEUSE +++ • Angéite de Zeek (pénicillines, sels d'or, sulfamides, AINS…) INFECTIONS • Méningocoque, endocardite d'Osler • Virale : hépatites B, C, VIH, CMV… • Mycoses, parasitoses, syphilis, Lyme, pyogènes… CRYOGLOBULINEMIES (VHC) PARANEOPLASIQUES	SD DE GOUGEROT-SJOGREN SCLERODERMIE SYSTEMIQUE PR SD DE SHARP POLYCHONDRITE ATROPHIANTE LUPUS ERYTHEMATEUX SYSTEMIQUE DERMATOMYOSITE/POLYMYOSITE/MYOSITE A INCLUSION	SARCOIDOSE

	SYSTEME NERVEUX ET PLAQUE MOTRICE • Syndrome de Guillain-Barré • Neuropathies multifocales • Myasthénie • Syndrome de Miller-Fisher • Syndrome neuro-paranéoplasique	VAISSEAUX DE TOUT CALIBRE • Maladie de Behçet • Thrombo-angéite de Buerger • Sd de Cogan			
AUTO-ANTICORPS	**AUTO-ANTICORPS SPECIFIQUE D'ORGANE**	**AUTO-ANTICORPS NON SPECIFIQUE D'ORGANE** **ACAN avec FAN, Antiphospholipides, facteurs rhumatoïdes, ANCA**			

G ANOMALIES BIOLOGIQUES LORS DES MALADIES AUTO-IMMUNNES

TYPES D'ANOMALIES BIOLOGIQUES		
AUTO-ANTICORPS	MALADIES AUTO-IMMUNES SPECIFIQUES D'ORGANE	**AUTO-ANTICORPS SPECIFIQUE D'ORGANE**
	MALADIES AUTO-IMMUNES SYSTEMIQUES	**AUTO-ANTICORPS NON SPECIFIQUE D'ORGANE :** • **Anticorps anti nucléaires, facteurs anti nucléaires, avec recherche d'anti ENA (antigène nucléaire soluble)** • **Antiphospholipides** • **Facteurs rhumatoïdes** • **ANCA**
AUTRES ANOMALIES BIOLOGIQUES	• **Syndrome inflammatoire** • **Anomalies des immunoglobulines** • **Cryoglobuline** • **Anomalies du complément** • **Anomalies spécifiques de certaines maladies auto-immunes (cf. par pathologies)**	

1	AUTO-ANTICORPS NON SPECIFIQUE D'ORGANE AC ANTIPHOSPHOLIPIDES FACTEURS RHUMATOIDES ANCA	
AC ANTI-PHOSPHOLIPIDES	• **3 types** explorés en pratique clinique courante : • **Anti-β2-glycoprotéine** • ACL = **Anticardiolipines** (isotypes IgG ou IgM) • ACC = **Anticoagulants circulants** (tests fonctionnels d'hémostase, Rosner)	• **SAPL** si associé avec des signes cliniques
FACTEURS RHUMATOIDES	• Le **test au latex** et la **réaction de Waaler-Rose** sont des tests « historiques » et tendent à être remplacés par d'autres techniques (néphélométrie ou ELISA) • Il s'agit d'anticorps (le plus souvent des IgM) dirigés **contre le fragment constant des IgG** • Il ne s'agit pas de marqueurs très spécifiques de la PR car ils sont détectés dans de nombreuses autres circonstances cliniques **(notamment 5-15% de sujets sains ont des FR)** • **Rôle pronostique** du taux de FR à la prise en charge initiale de la PR	• **PR** (sensibilité : 70-80%/ spécificité : 80%) • Beaucoup de maladies auto-immunes peuvent donner des FR **(LES, sclérodermie, Gougerot-Sjögren...)**, de même que les maladies infectieuses **(VHC, VIH, endocardite infectieuse, MNI, leishmaniose...)**

ANCA (ANTI-NEUTROPHILS CYTOPLASMIC ANTIBODY)	• Regroupe l'ensemble des anticorps dirigés contre des antigènes situés dans le cytoplasme des polynucléaires neutrophiles • Dépistage : détection des ANCA **par immunofluorescence indirecte (IFI)** sur une couche de PNN. Le résultat est rendu en dilution de sérum du patient nécessaire pour que la fluorescence disparaisse. Ainsi, plus la dilution est importante, plus le taux d'ANCA est important • 2 aspects de fluorescence : **périnucléaire** (pANCA), ou **cytoplasmique** (cANCA) • Si l'IFI est positive, il est nécessaire de confirmer la positivité par un dosage (ELISA/immunoblot) quantitatif. • Bien souvent, les cANCA correspondent à des **anticorps anti-protéinase III ;** en revanche, les pANCA peuvent désigner des **anticorps anti-myéloperoxydase,** ou avoir d'autres cibles antigéniques non recherchées en pratique clinique courante	**EN RESUME, pour l'ECN :** **- cANCA = anticorps anti-protéinase III = granulomatose de Wegener (Se = 70-80%, Spé = 90-95%)** **- pANCA = anticorps anti-myéloperoxydase = polyangéite microscopique (Se = 60-70%), Churg et Strauss (Se = 30-40%), glomérulonéphrite sclérosante pauci-immune**

2	AUTO-ANTICORPS NON SPECIFIQUE D'ORGANE --- FAN (Facteurs Antinucléaires) = AAN ou ACAN (Anticorps Antinucléaires)
DEFINITION	• **Dénomination :** – **FAN (facteurs antinucléaires)** – Ou **AAN/ACAN (anticorps antinucléaires)** • Caractéristiques : – **Dépistage sensible des maladies auto-immunes** – **Spécificité variable :** × Les **anti-ADN natifs et les anti-Sm sont très spécifiques du LES** – Pathogénie : × Certains AAN peuvent être directement pathogènes : les SSA pouvant entraîner un bloc auriculo-ventriculaire fœtal
EPIDEMIOLOGIE	La prévalence des FAN est la suivante : • **LES** > 90% • **SGS** : 40-70% • PR : 30-70% • Sclérodermie : 50-96% • DM et PM : 15-30% • Connectivites mixtes : 100%

**MODALITES PRATIQUES
-
RESULTATS**
	• Réalisé sur des cellules cancéreuses issues d'hépatocytes (HEp2) par IFI
	• Titre défini par l'inverse de la dernière dilution testée positive
	• **Plus la dilution est élevée, plus le diagnostic est probable**
	• **Le SEUIL DIAGNOSTIQUE DES FAN GENERALEMENT RETENU EST 1/160ème** (avec 5% de faux positifs à ce titre)
	• **Précautions :**
	  – **LA MISE EN EVIDENCE D'ACAN N'EST PAS SYNONYME DE MALADIE AUTO-IMMUNE**
	  – **LEUR ABSENCE N'ELIMINE PAS FORMELLEMENT UN PROCESSUS AUTO-IMMUN**
	• L'aspect de la fluorescence par IFI oriente vers le type d'anticorps :
	→ une fluorescence **homogène** diffuse +/- avec rehaussement périphérique oriente vers les anticorps anti-ADN natifs du LES
	→ aspect **moucheté** : anti-ENA (SSa, SSb, RNP, Sm…)
	→ **nucléolaire** : anti-PmScl, anti-Polymérase I… *évocateur d'une sclérodermie*
	• **L'IFI est une méthode de dépistage :** la positivité des FAN (soit une dilution supérieure à 1/160) impose la recherche des spécificités par d'autres techniques (ELISA, RIA, immunoblot…)
	• La recherche de spécificité (cf. tableau) est indispensable pour affirmer la présence de l'anticorps

BUTS	• **CONFIRMER UN DIAGNOSTIC** de maladie auto-immune
	• **ORIENTER L'ETIOLOGIE** de la maladie systémique
	• **SUIVRE L'EVOLUTION :**
	  – **Activité** de maladie
	  – **Efficacité du traitement**
	  – Par exemple : anti-DNA dans le LES, ANCA dans les vascularites systémiques

FAUX POSITIFS	Les **pathologies pouvant être associées à la présence d'AAN sans auto-immunité** pathologique sont : • **Infections chroniques** (hépatites virales, VIH, endocardite d'Osler) • **Mononucléose infectieuse** • **Tumeur** solide • **Hémopathie** lymphoïde • **Médicaments** (bêtabloquants, quinine, procaïnamide, méthyldopa, infliximab, inocycline…) • **Grossesse** • **Sujet âgé** (la fréquence des AAN augmente avec l'âge) • **…**
SYMPTO-MATOLOGIE DEVANT FAIRE RECHERCHER DES FAN	• **Polyarthrite** • **Eruption cutanée** évocatrice de LES • Pleuro-péricardite • **Cytopénies auto-immunes** (PTI, AHAI) • **Syndrome thrombotique** inexpliqué évocateur de SAPL • Syndrome **neurologique** central ou périphérique inexpliqué • **Myosite** inflammatoire • Exploration d'une PID • Syndrome de **Raynaud** avec signes d'alarme • **Sclérose cutanée** • **Syndrome néphrotique**/insuffisance rénale • MAT • SAM

	Solubilité dans l'eau	Aspect	Type	Maladies associées
TYPE DE FAN	FAN INSOLUBLES	Périphérique	Anti-DNA natif	LES
		Homogène	Anti-histone	LES (lupus induit)
			Anti-substance P ribosome	LES (neuro-lupus)
	FAN SOLUBLES = anti-ECT (Extraits Cellulaires Thymiques) = anti-ENA (Extractable Nuclear Antigens)	Moucheté	Anti-Sm	LES
			Anti-SSA = Anti-Ro	SGS, LES
			Anti-SSB = Anti-La	SGS, LES
			Anti-U1-SnRNP	Connectivites mixtes (lupus/sclérodermie) = syndrome de Sharp LES Sclérodermie
			Anti-Jo1 Anti-Mi1 et Anti-Mi2	Polymyosite (PM) Dermatomyosite (DM)
		Nucléolaire ou centromérique	Anti-Scl70 (= anti-topo-isomérase I)	Sclérodermie diffuse
			Anti-centromères	Sclérodermie limitée (syndrome CREST)
FAN ASSOCIES AUX CONNECTIVITES	POLYARTHRITE RHUMATOIDE	• **FR** • **Anti-CCP** (anti-peptides citrullinés)		
	LUPUS ERYTHEMATEUX SYSTEMIQUE	• **FAN** • **Anti-DNA natifs :** – Spécifiques – 3 techniques : × IFI = utilisée pour le diagnostic (peu de FN) × Test radio-immunologique de Farr = pour le diagnostic (peu de FN) × Méthode ELISA = utilisée pour le suivi (peu de FP) • **Anti-Sm** • **Anti-substance P** ribosomes (neuro-lupus) • **Anti-histone** (lupus induit)		
	SYNDROME DE GOUGEROT-SJOGREN	• **Anti-SSA** • **Anti-SSB**		
	SCLERODERMIE	• **Anti-centromères** (CREST) • **Anti-Scl70** • **Anti-RNA polymérase**		
	DERMATOMYOSITE	• **Anti-synthétases** dont Anti-JO1		
	Connectivites mixtes	• **Anti-RNP** • **Anti-KU**		

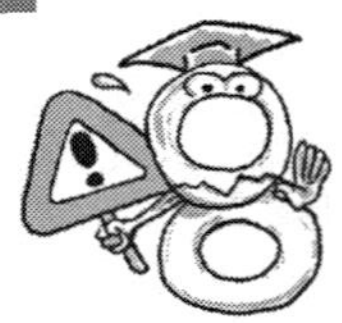

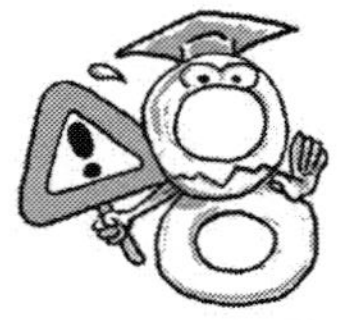

ORGANE	PATHOLOGIE	ANTICORPS SPECIFIQUES D'ORGANE	
THYROIDE	**Thyroïdite de Hashimoto**	Anti-récepteur de TSH, anti-thyroglobuline (TG), anti-thyroperoxydase (TPO)	
	Myxœdème primaire	Anti-TPO	
	Maladie de Basedow	Anti-récepteur de TSH	
SURRENALE	**Maladie d'Addison**	Anti-21 hydroxylase	
PANCREAS	**Diabète type 1**	Anti-GAD, anti-insuline, anti-îlots de Langerhans	
OVAIRE	**Ménopause précoce**	Anti-tissu ovarien	
PEAU	**Pemphigus**	Anti-substance intercellulaire (anti-desmogléine 3)	
	Pemphigoïde	Anti-membrane basale cutanée (anti-BP 180)	
ORGANES HEMATOPOIETIQUES	**AHAI**	Test de Coombs direct	
	Neutropénie auto-immune	Anti-PNN (non utilisé en pratique clinique courante)	
	Thrombopénie	PTI → anti-plaquettes	TIH → anti-PF4
	Hémophilie acquise	Ac dirigé contre le facteur VIII	
ARTICULATIONS	**Polyarthrite rhumatoïde**	Facteur rhumatoïde, anti-peptides citrullinés (CCP)	
REIN	**Syndrome de Goodpasture**	Anti-membrane basale glomérulaire	
	Tubulonéphrite interstitielle	Anti-membrane basale tubulaire	
SYSTEME NERVEUX	**Syndrome de Guillain-Barré**	Anti-gangliosides (GM1 et GD1b)	
	Neuropathies multifocales	Anti-myelin associated glycoprotein (MAG)	
PLAQUE MOTRICE	**Myasthénie**	Anti-récepteur de l'acétylcholine (ARAC)	
	Syndrome de Miller-Fisher	Anti-GQ1b	
	Syndrome neuro-paranéoplasique	Anti-Hu et anticorps anti onco-neuronaux	
TUBE DIGESTIF	**Anémie de Biermer**	Anti-cellules pariétales gastriques, anti-facteur intrinsèque	
FOIE	**Hépatites auto-immunes**	Anti-actine, anti-SLA, anti-Liver Kidney Microsome 1 (LKM1), anti-Liver Cytosol 1 (LC1)	
	Cirrhose biliaire primitive	Anti-mitochondrie de type M2	
	Maladie cœliaque	Anti-gliadine (IgA > IgG), anti-endomysium (IgA), **anti-transglutaminase** (IgA)	
	Maladie de Crohn	Anti-saccharomyces (ASCA)	
	Rectocolite hémorragique	Anti-polynucléaires neutrophiles atypiques (xANCA)	

4	AUTRES ANOMALIES BIOLOGIQUES
SYNDROME INFLAMMATOIRE	• Les anomalies biologiques au cours des maladies auto-immunes sont très variables en fonction du type de pathologie • Celles-ci sont décrites en début d'ouvrage
ANOMALIES DES IMMUNOGLOBULINES	• **HYPERGAMMAGLOBULINEMIES POLYCLONALES :** – Touchant **tous les isotypes (IgG, IgM, IgA) :** × Elles accompagnent presque toutes les **situations inflammatoires aiguës ou chroniques** – Touchant **tous les isotypes, surtout, pour les IgG** : × **Lupus** systémique × Syndrome de **Sjögren** × Activation importante des lymphocytes B dans ces 2 pathologies – Touchant **tous les isotypes, surtout, pour les IgM :** × **Cirrhose biliaire primitive** • **HYPERGAMMAGLOBULINEMIES MONOCLONALES :** – Doivent faire rechercher un **syndrome lymphoprolifératif, myélome (IgG), Walldenstrom (IgM)...** – Qui peut par ailleurs se compliquer de manifestations auto-immunes
CRYOGLOBULINES	• **Définition :** – **IMMUNOGLOBULINES SERIQUES PRECIPITANT AU FROID MAIS SE REDISSOLVANT AU CHAUD** – Il en existe de 3 types : × **TYPE I : MONOCLONAL** × **TYPE II : MIXTE AVEC COMPOSANT MONOCLONAL** × **TYPE III : MIXTE POLYCLONAL** • **Méthode de prélèvement :** – **Prélèvement et acheminement de l'échantillon** avec une température la plus proche de **37°C** – **Recherche des cryoglobulines** à intervalle régulier, **à 4°C,** jusqu'à 7 jours – Les **taux de précipitation** sont très **variables** (0.01 à 50 g/L) et **sans parallélisme entre le taux et la clinique** • **Complications :** – Les cryoglobulinémies peuvent se compliquer de manifestations de **VASCULARITE PAR DEPOTS DE COMPLEXES IMMUNS** • **Pathologies :** – **Maladies auto-immunes** (type III) – Pathologies infectieuses **: hépatite C** (types II et III) – **Hémopathies malignes** (avec presque toujours un composant monoclonal) – ...(cf. un peu plus loin)
ANOMALIES DU COMPLEMENT	• **HYPERCOMPLEMENTEMIE (hausse du C3, C4, CH50) :** – Signes **aspécifiques** relevant de l'inflammation – Due aux nombreuses fractions du complément se comportant comme des protéines de la phase aiguë – Pouvant s'observer dans la plupart des maladies systémiques, comme dans la plupart des maladies infectieuses • **HYPOCOMPLEMENTEMIE :** – **Déficits congénitaux :** × Déficits en **C2 ou en C4 : lupus** systémique × Déficit en **C1 inhibiteur : angioedeme héréditaire** × Déficit de **voie alterne/complexe d'attaque membranaire : méningites répétées à *Neisseiria meningitidis*** – **Déficits acquis :** × Par consommation des différents composants × Existent dans le **lupus**, les **vascularites en poussées**, les **cryoglobulinémies**

H PATHOLOGIES AUTO-IMMUNNES LES PLUS FREQUENTES

Q 116
- Pemphigus, pemphigoïde
- PAN (VHB)
- Maladie de Kawasaki
- Takayashu
- Maladie de Wegener
- Maladie de Churg et Strauss
- Cryoglobulinémie (VHC)
- Maladie de Behçet
- Sd de Gougerot-Sjögren
- Sclérodermie systémique
- Vascularite leuccytoclasique

- **Q 117** : Lupus
- **Q 117** : Syndrome des APL
- **Q 118** : RCH Crohn
- **Q 119** : Horton
- **Q 121** : PR
- **Q 122** : Syndrome de Guillain-Barré
- **Q 123** : Psoriasis
- **Q 124** : Sarcoïdose

Présent
DANS CE LIVRE

Comment apprendre les pathologies auto-immunes à l'ECN ?

A consulter
DANS LES AUTRES LIVRES
DE SPECIALITES

MATIERES ECN	PATHOLOGIES
ENDOCRINOLOGIE	• Thyroïdite de Hashimoto • Maladie de Basedow • Maladie d'Addison • Diabète type 1
HEMATOLOGIE	• Anémie hémolytique auto-immune • Neutropénie auto-immune • Thrombopénie auto-immune • Hémophilie acquise
NEPHROLOGIE	• Syndrome de Goodpasture • Tubulonéphrite interstitielle
NEUROLOGIE	• Myasthénie
PEDIATRIE	• Purpura rhumatoïde

1		PEMPHIGUS, PEMPHIGOIDE
PEMPHIGUS	PHYSIO-PATHOLOGIE EPIDEMIOLOGIE	• Age **> 40 ans** • Dus à des **anticorps circulants** (90%) : – Dirigés **contre la « substance intercellulaire » des kératinocytes de l'épiderme** – Nommés : **anti-substance intercellulaire** (anti-desmogléine 3)
	CLINIQUE	• Forme type : le **PEMPHIGUS VULGAIRE :** – **Débute** souvent par des **EROSIONS MUQUEUSES isolées, surtout buccales** – Des **BULLES** apparaissent ensuite **EN PEAU SAINE, FLASQUES,** se rompant facilement en laissant des **EROSIONS POST-BULLEUSES**  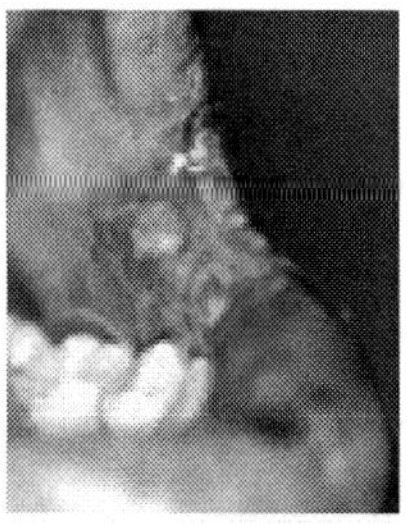 – Il existe un **SIGNE DE NIKOLSKY** – La topographie est ubiquitaire, avec une prédilection pour le **cuir chevelu, le visage, les grands plis, les extrémités** – Il n'y a **PAS DE PRURIT** – Altération fréquente de l'état général • Autres formes cliniques (rares) : – Le pemphigus superficiel (ou séborrhéique) – Le pemphigus végétant
	DIAGNOSTIC DE CERTITUDE = EXAMEN COMPLEMENTAIRE	• **CYTODIAGNOSTIC DE TZANCK** (résultat immédiat) : cellules acantholytiques • **Histologie** standard : **BULLE INTRA-EPIDERMIQUE** contenant des **cellules acantholytiques** • **Immunofluorescence directe** (biopsie de peau en zone mixte bulleuse/saine) **:** dépôt d'immunoglobulines (IgG) et de complément (C3) au niveau des espaces intercellulaires de l'épiderme • **Immunofluorescence indirecte :** retrouve dans 90% des cas des **ANTICORPS ANTI-SUBSTANCE INTERCELLULAIRES** de l'épiderme, dont le **TAUX EST CORRELE A LA SEVERITE et A L'EXTENSION DU PEMPHIGUS** et qui représentent donc un bon marqueur de l'évolution et de l'efficacité des thérapeutiques
	EVOLUTION	• **Chronique** avec **poussées évolutives** • **Mortalité dans les formes graves** comportant de **larges décollements cutanés,** liée : – Aux complications **infectieuses** (impétiginisation, herpès) – Aux **pertes hydro-électrolytiques et protidiques, ou iatrogènes** (corticothérapie + immunosuppresseurs)
	ETIOLOGIQUES	• La **majorité** des pemphigus sont **primitifs** • Pemphigus **médicamenteux :** – Médicaments porteurs d'un groupement thiol : D-pénicillamine (Trolovol®), captopril (Lopril®), sels d'or (Allochrysine®) • Pemphigus **paranéoplasique :** – Association à lymphomes non hodgkiniens, LLC, thymomes, tumeur de Castleman
	TRAITEMENT	• **CORTICOTHERAPIE GENERALE** en 1ère intention • Dans les **formes graves ou** en cas de **corticorésistance**, on associe un traitement **immunosuppresseur par azathioprine (Imurel®)**

PEMPHIGOIDE BULLEUSE		
	PHYSIO PATHOLOGIE EPIDEMIOLOGIE	• Age **> 60 ans** • Due à des **anticorps circulants :** – Nommés : **anti-membrane basale cutanée** – Dirigés contre la membrane basale de l'épiderme
	CLINIQUE	• **DEBUT souvent TROMPEUR : prurit** isolé, lésions **urticariennes** et/ou **eczématiformes** • **Lésions POLYMORPHES à la phase d'état :** – Apparition sur les **placards urticariens et eczématiformes** de **BULLES TENDUES,** souvent **GROUPEES,** de 0,5 à 5 cm de diamètre, **SANS SIGNE DE NIKOLSKY** 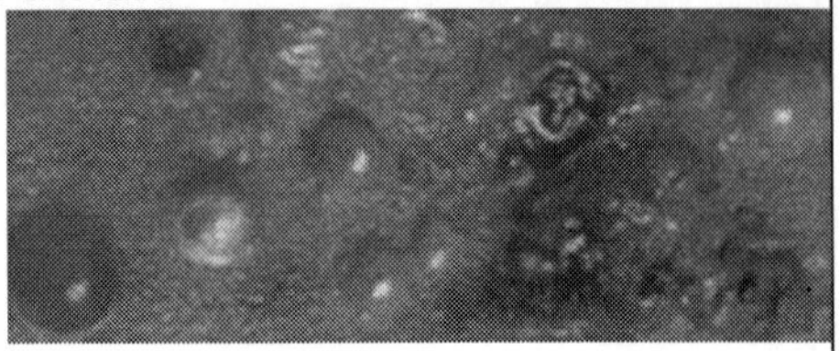 – Topographie généralisée, mais prédilection pour la **racine des membres** et le **tronc** – Prurit constant et intense – Pas d'atteinte muqueuse
	LE DIAGNOSTIC DE CERTITUDE REPOSE SUR LES EXAMENS COMPLE-MENTAIRES	• NFS : **hyperéosinophilie** fréquente • **Cytodiagnostic de Tzanck :** éosinophiles, **PAS de cellules acantholytiques** • **Histologie** standard : **BULLE SOUS-EPIDERMIQUE,** riche en polynucléaires éosinophiles, et infiltrat inflammatoire du derme contenant des éosinophiles • **Immunofluorescence directe :** dépôt linéaire d'IgG et de C3 à la **JONCTION DERMO-EPIDERMIQUE** • **Immunofluorescence indirecte :** – **ANTICORPS CIRCULANTS ANTI-MEMBRANE BASALE** dans **70%** des cas – Contrairement au pemphigus, leur **taux** n'est pas corrélé à l'étendue de la maladie et n'a **PAS de valeur pronostique**
	EVOLUTION	• **Chronique** par **poussées** • **Mortalité liée au terrain** notamment par décompensation de tares et complications de la corticothérapie
	TRAITEMENT	• Le traitement de référence est **la CORTICOTHERAPIE LOCALE forte** (classe I), mais une **corticothérapie générale** peut être nécessaire dans les formes étendues et/ou sévères • Dans les **formes graves ou** en cas de **corticorésistance,** on associe un traitement **immunosuppresseur par azathioprine (Imurel®)**

	PEMPHIGUS	PEMPHIGOIDE BULLEUSE
CARACTERISTIQUES	La plus **SEVERE**	La plus **FREQUENTE**
TERRAIN	Sujet d'âge **MOYEN**	Sujet **AGE**
BULLES	• **Flasques** • **En peau saine** • **NIKOLSKY +**	• **Tendues** • **Erythème** • **NIKOLSKY -**
ATTEINTE MUQUEUSE	**Parfois révélatrice**	**0**
SIGNES ASSOCIES	• **Douleurs** • **AEG**	• **Prurit**
AUTO-ANTICORPS	• **Anti-substance intercellulaire (anti-desmogléine 3)**	• **Anti-membrane basale cutanée (anti-BP 180)**

2	PERIARTERITE NOUEUSE (PAN) et POLYANGEITE MICROSCOPIQUE (PAM)
DEFINITION	• **VASCULARITE NECROSANTE SYSTEMIQUE** évoluant par **POUSSEES** • **Il s'agit de 2 pathologies, initialement associées du fait de leur caractère anatomopathologique, mais que l'on différencie dans la classification des vascularites selon Chapel Hill :** – **PAN (ex-PAN MACROSCOPIQUE) :** × Touchant les **artères de moyen calibre** × Association aux **VIRUS : VHB essentiellement** – **PAM (ex-PAN MICROSCOPIQUE) :** × Touchant des **vaisseaux de petit calibre** × Association à un marqueur spécifique : **anticorps anti-cytoplasme des polynucléaires de type périnucléaire (pANCA)**
CLINIQUE	<u>**PERIARTERITE NOUEUSE :**</u> • Signes **GENERAUX : altération de l'état général, fièvre** • Manifestations **neurologiques (60%) :** – Neuropathie périphérique, souvent précoce, parfois inaugurale à type de **MULTINEVRITE SENSITIVOMOTRICE D'INSTALLATION RAPIDE,** touchant préférentiellement les branches du sciatique (SPE : sciatique poplitée externe) – Atteinte du système nerveux central dans les formes graves • Manifestations **cutanées** (50%) : – **NODULES DERMO-HYPODERMIQUES (érythèmes noueux) SUR LES TRAJETS ARTERIELS DES MEMBRES** → caractéristique de la maladie, – **Purpura vasculaire** infiltré 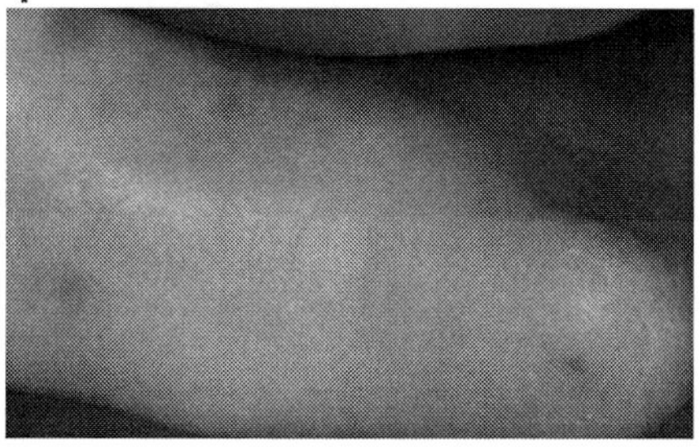 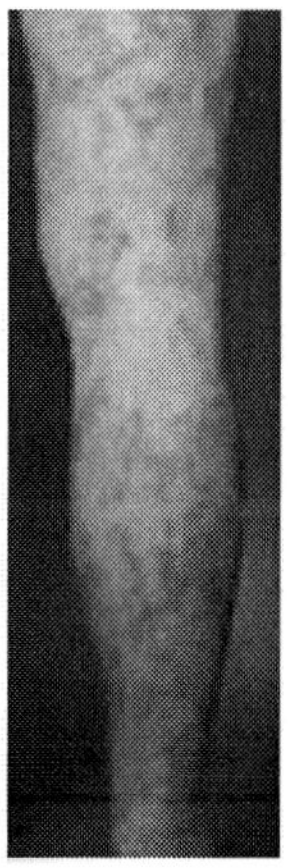 – Autres signes de vascularite : *livedo* réticulé, ulcérations nécrotiques • Atteintes **articulaires et musculaires** (50-100%) : – Myalgies intenses avec amyotrophie rapide – Arthralgies ou arthrites des grosses articulations • Manifestations **cardiaques** (30%) : – **HYPERTENSION ARTERIELLE** – Insuffisance cardiaque, troubles du rythme et de la conduction en rapport avec une atteinte myocardique (elle-même due à l'HTA et/ou à une atteinte spécifique des coronaires), atteinte péricardique • Manifestations **DIGESTIVES (50%) :** – **DOULEURS ABDOMINALES** fréquentes – Complications **GRAVES : PERFORATIONS OU HEMORRAGIES DIGESTIVES** • **PAS DE MANIFESTATIONS PULMONAIRES :** la présence au cours d'une PAN d'un asthme sévère ou d'infiltrats parenchymateux doit faire **envisager la possibilité d'une maladie de Churg et Strauss**

CLINIQUE	• Manifestations **RENALES** (60%) de 2 types : – **NEPHROPATHIE VASCULAIRE** spécifique de la PAN se manifestant par une **HTA sévère** et une **insuffisance rénale aiguë oligo-anurique : micro-anévrismes et sténoses vasculaires, infarctus rénaux, nécrose corticale** – **Néphropathie glomérulaire :** glomérulonéphrite proliférative épithéliale à croissants évoluant vers l'insuffisance rénale (manifestations glomérulaires discutées) • Autres atteintes plus rares : orchite, atteintes oculaires (sclérites, uvéites) **PAN CUTANEE PURE** • Signes **cutanés exclusivement** • **Pas d'atteinte systémique** • **Pas d'association aux virus** • **Bon pronostic** mais rechute fréquente, nécessitant une surveillance au long cours pour affirmer son caractère uniquement cutané • Forme très particulière de PAN ne nécessitant **pas habituellement de traitements** **POLYANGEITE MICROSCOPIQUE :** • **Plus sévère** que la PAN • Atteintes **rénales : glomérulonéphrite rapidement évolutive** • Atteintes **pulmonaires : hémorragies intra-alvéolaires** • Positivité des **ANTICORPS ANTI-CYTOPLASME DES POLYNUCLEAIRES DE TYPE PERI-NUCLEAIRE (pANCA),** dont la cible antigénique est la myéloperoxydase
EXAMENS COMPLEMENTAIRES	**Biologique (PAN) :** • Syndrome inflammatoire (cf. chapitre concerné) • Créatininémie (atteinte rénale) • Hyperéosinophilie rare • **ANCA négatif** (positif si PAM) • **FAN négatif** • **Sérologie VHB (et PCR si Ag HbS+)** **Imagerie :** • **Si suspicion d'atteinte rénale/digestive : angio-IRM pour rechercher des micro-anévrismes** **Diagnostic de certitude histologique :** • Etudié sur : – La biopsie neuro-musculaire, guidée par la clinique et l'EMG, – La **PONCTION-BIOPSIE RENALE, APRES CONTROLE ANGIOGRAPHIQUE** – La biopsie cutanée d'une **lésion nodulaire** • Aspect caractéristique : – **Panartérite** (atteinte de toute la paroi artérielle) – Des artères de petit et moyen calibre – Nécrosante – Granulomateuse – Segmentaire – Avec présence de lésions d'âge différent (témoins des poussées successives)

FACTEURS PRONOSTIQUES	**FACTEURS PEJORATIFS : FIVE FACTOR SCORE (FFS)** • **Score composite de 5 critères** • **4 facteurs péjoratifs : Age > 65 ans, atteinte cardiaque, atteinte rénale (Créatininémie > 150 micromol/L ou protéinurie > 1 g/24 h), atteinte digestive svère.** • **1 facteur protecteur (-1 point) : l'atteinte ORL** • On additionne tout les points (1 point par facteur péjoratif présent) + 1 point en cas d'absence d'atteinte ORL, ce qui donne un score sur 5
TRAITEMENT	• **Dépend du score FFS :** • Si FFS = 0 : **corticothérapie** à 1 mg/kg/j (+/- 3 jours de bolus) puis décroissance pour une durée de traitement de 1 an, les immunosuppresseurs étant alors à réserver en cas de rechute, de corticorésistance ou de corticodépendance • Si FFS > ou = 1 : **corticothérapie + immunosuppresseur** (le plus utilisé étant le **cyclophosphamide,** ENDOXAN®) 6 injection selon un protocole de type J1 J15 J28 J50 J71 J92, puis relai par un autre immunosuppresseur (azathioprine) • **Cas particulier : PAN liée au VHB** : corticothérapie **courte** pendant 2 semaines, échanges plasmatiques et traitement antiviral par interféron **pour éviter la flambée de la réplication virale**

3	MALADIE DE KAWASAKI	
DEFINITION	• **SYNDROME ADENO-CUTANEO MUQUEUX** • **VASCULARITE FEBRILE MULTISYSTEMIQUE** • **ETIOLOGIE INCONNUE** • Touche essentiellement **L'ENFANT JEUNE,** mais il existe une entité de l'adulte « maladie de Kawasaki de l'adulte », beaucoup plus rare • **Pronostic : cardiovasculaire** par **ANEVRISME DES CORONAIRES**	
CLINIQUE	**5 DES 6 CRITERES MAJEURS SONT DEMANDES POUR AFFIRMER CE DIAGNOSTIC**	
	SIGNES MAJEURS	• **FIEVRE :** – **Rénitente, inexpliquée** – Durée supérieure à 5 jours, > 38°C – Ne répond pas aux antibiotiques – **Signe constant** • **CONJONCTIVITE :** – Elle survient la **1ère semaine** – La conjonctivite bulbaire est plus importante que la conjonctivite palpébrale – Il n'existe pas d'ulcération de la cornée, ce qui la différencie du syndrome de Stevens-Johnson • **EXANTHEME POLYMORPHE :** – Il peut prendre **divers aspects : scarlatiforme, multiforme, maculeux, papuleux** – Il n'est **JAMAIS VESICULEUX, NI BULLEUX** – Il varie en caractère selon les endroits du corps – Il accompagne généralement la fièvre • **ENANTHEME :** – **Lèvres sèches, rouges, avec une évolution vers la fissuration** – **Langue framboisée** – Erythème diffus de la muqueuse oropharyngée

	5 DES 6 CRITERES MAJEURS SONT DEMANDES POUR AFFIRMER CE DIAGNOSTIC	
CLINIQUE	**SIGNES MAJEURS**	• **Lésions des extrémités :** – **Erythème de la paume des mains et de la plante des pieds** de façon diffuse – Œdème induré des mains et des pieds, douloureux – **Desquamation** du bout des doigts, durant 1 à 2 semaines • **Adénopathies :** – Dans la moitié des cas – Surtout cervicales, parfois unilatérales – Disparaissent après l'épisode fébrile
	SIGNES MINEURS	• Infection **ORL** • **Arthrite :** – Petites et grosses articulations – Liquide épais, d'aspect purulent contenant de nombreux leucocytes et sans germe • Troubles **digestifs** (douleurs, diarrhée sévère et vomissements) et parfois ictère • Atteinte **neurologique** avec méningite aseptique, uvéite • Atteinte **CARDIAQUE :** – Dans 25% des cas – Type **: PERICARDITE, MYOCARDIOPATHIE TRANSITOIRE AVEC INSUFFISANCE CARDIAQUE ET ARYTHMIE, ANEVRISMES CORONAIRES OU D'AUTRES ARTERES DE SURVENUE PARFOIS PRECOCE, INFARCTUS DU MYOCARDE** – A la phase initiale, les enfants doivent être **hospitalisés** – La surveillance cardiaque est **échographique**
BIOLOGIE	• Absence de signes biologiques spécifiques • **Hyperleucocytose à neutrophiles** • Augmentation de la **VS et de la CRP** • Elévation des **plaquettes** au bout de 1 semaine et pouvant le rester 3 mois • **LE SYNDROME DE KAWASAKI PEUT PRATIQUEMENT ETRE EXCLU SI LE TAUX DES PLAQUETTES ET LA VS SONT NORMAUX APRES 1 SEMAINE.**	
TRAITEMENT	• Le traitement doit être instauré le plus **précocement** possible • Efficacité en quelques heures sur la fièvre (apyrexie **en moins de 36 heures**) pour les gammaglobulines • Traitement médicamenteux : – **GAMMAGLOBULINES IV :** le schéma de perfusion est variable, mais la dose recommandée est de 1 g/kg/j durant 2 jours ou 2 g/kg en 1 fois – **ASPIRINE :** 60 à 100 mg/kg/jour jusqu'à la disparition de la fièvre ou au maximum à J14 (action anti-inflammatoire) puis de 5 à 10 mg/kg/jour (action anti-agrégante) jusqu'à la normalisation des plaquettes et du syndrome inflammatoire – **TRAITEMENT D'UNE THROMBOSE CORONAIRE OU D'UNE INSUFFISANCE CARDIAQUE** • Surveillance : – Les patients doivent être **HOSPITALISES** pour recevoir leurs gammaglobulines et être surveillés au moins jusqu'à la chute de la fièvre, en particulier à la recherche d'une complication cardiaque – Les **ANOMALIES CORONAIRES sont surtout détectées 3 à 4 semaines après le début**	

EVOLUTION ET CONDUITE A TENIR	• **Immédiate :** – Elle est **triphasique** : × **Phase aiguë fébrile** qui dure 8 à 15 jours en l'absence de traitement × **Phase subaiguë** entre 2 et 3 semaines, marquée par la thrombocytose et la desquamation. Il y a risque d'arthrite et d'atteinte cardiaque × **Convalescence précoce, 3 A 4 SEMAINES, RISQUE DE MORT BRUTALE PAR THROMBOSE CORONAIRE** • **A long terme :** – **Absence d'anomalie des coronaires : arrêt des salicylés au-delà de 3 mois** – **Anévrismes des coronaires de petite taille ou transitoires :** × Maintien de l'**aspirine** à la dose de 3 à 5 mg/kg 1 fois par jour jusqu'à disparition de l'anévrisme et peut-être toujours × **Surveillance cardiaque annuelle** – **Anévrisme géant supérieur à 8 mm :** × Traitement indéfini par l'**aspirine** à la dose de 3 à 5 mg/kg 1 fois par jour × **Surveillance cardiaque rigoureuse**
COMPLICATIONS CARDIAQUES	• **Le risque de cette maladie est essentiellement lié à une atteinte cardiaque** • Cette atteinte peut apparaître tôt **APRES LE DEBUT DE LA MALADIE OU DES ANNEES PLUS TARD** • 20% des malades non traités développent un anévrisme des coronaires entre 7 jours et 6 semaines après le début • Ce **RISQUE EST ABAISSE** à 3% **SI LES GAMMAGLOBULINES SONT DONNEES DANS LES 10 JOURS,** mais il est un peu plus élevé chez l'enfant de moins de 1an • **LES PATIENTS AVEC UN ANEVRISME DES CORONAIRES SONT A RISQUE D'INFARCTUS DU MYOCARDE, DE MORT BRUTALE ET D'ISCHEMIE MYOCARDIQUE PENDANT AU MOINS 5 ANS** • 2/3 des anévrismes présents à 8 semaines ont régressé au bout de 1 an. Les patients à anévrisme géant sont à haut risque de développer une sténose avec ischémie myocardique • Les rechutes sont rares

4	TAKAYASU
DEFINITION	• Incidence : 1 à 2 cas par million et par an • Contexte : – **JEUNE FEMME** – **ENTRE 20 ET 35 ANS** – **D'origine ASIATIQUE** • Présentation clinique : – **CLAUDICATION DES MEMBRES SUPERIEURS = MALADIE DE LA FEMME SANS POULS** – **ARTERIOGRAPHIE, ANGIOSCANNER, ANGIO-IRM = ALTERNANCE STENOSE-DILATATION**

EXAMEN CLINIQUE	**Signes généraux :** • **DEBUT PAR UNE PHASE DE SYMPTOMES NON SPECIFIQUES :** – **Fièvre, arthralgies** – **Asthénie, amaigrissement** – Uvéite ou épisclérite – **Rash cutané,** érythème noueux, *pyoderma gangrenosum* • Contexte de syndrome inflammatoire **Signes vasculaires :** • **ARTERIOPATHIE INFLAMMATOIRE AVEC STENOSES, OCCLUSIONS ET ANEVRISMES ARTERIELS** – **Atteinte de la crosse aortique et de ses branches :** × **ABOLITION DU POULS :** « maladie de la femme sans pouls » × **PHENOMENES ISCHEMIQUES CEREBRAUX OU DES MAINS** – **Atteinte CORONAIRE** parfois prédominante – Insuffisance aortique possible d'emblée – Atteintes de l'aorte abdominale et des artères rénales, responsables notamment d'une **HYPERTENSION RENO-VASCULAIRE** – L'atteinte des artères pulmonaires peut donner une hypertension artérielle pulmonaire, des hémoptysies, ou être asymptomatique – Signes oculaires rétiniens chez la moitié des patients • **INSUFFISANCE CARDIAQUE, tardive, peut être d'origine valvulaire, coronarienne ou hypertensive**
EXAMENS COMPLE-MENTAIRES	**Biologie :** • Le **syndrome inflammatoire** biologique est de moins en moins prononcé au fur et à mesure de l'évolution de la maladie • La biologie ne contribue que très peu au diagnostic **Imagerie :** • L'imagerie artérielle est un élément essentiel du diagnostic de maladie de Takayasu • **L'ECHODOPPLER, L'ARTERIOGRAPHIE, L'ANGIOSCANNER, L'ANGIO-IRM** se complètent • **LES IMAGES SONT MULTIPLES, ETAGEES, AVEC DES ASPECTS DE COARCTATION, DES IMAGES « EN QUEUE DE RADIS », STENOSES, OCCLUSIONS, ANEVRISMES** **Anatomopathologie :** • Lorsqu'elle est pratiquée, notamment dans le cadre d'une tentative de traitement chirurgical, l'anatomopathologie n'est pas toujours spécifique • Les aspects prononcés d'artérite inflammatoire se chevauchent avec ceux d'autres affections, notamment une maladie de Horton
DIAGNOSTIC DIFFERENTIEL	**Toutes les autres causes d'aortite :** • **Infectieuses :** syphilis, tuberculose, salmonellose • **Inflammatoires :** maladie de Horton, lupus, polyarthrite rhumatoïde, maladie de Behçet • **Autres :** athérosclérose, dysplasies fibro-musculaires, maladie de Chester-Erdheim
TRAITEMENT	**Médical :** • **CORTICOTHERAPIE** 1 mg/kg/j • Formes rebelles ou corticodépendantes : **IMMUNOSUPPRESSEURS** • Traitement **symptomatique** • Traitement des **complications** **Chirurgical :** • Type : **DESOBSTRUCTIONS, PROTHESES VASCULAIRES, GREFFES VEINEUSES, ENDARTERIECTOMIES**

<table>
<tr><th>5</th><th>MALADIE DE WEGENER
= GRANULOMATOSE AVEC POLYANGEITE (GPA)</th></tr>
<tr><td>DEFINITION</td><td>Caractéristiques :
• Atteinte de la PETITE CIRCULATION PULMONAIRE : à la différence de la PAN
• Atteinte naso-sinusienne : à la différence du Churg et Strauss
• Histologie : granulome nécrosant et ulcérant, à cellules géantes, extravasculaire</td></tr>
<tr><td>TRIADE CLINIQUE CARACTERISTIQUE</td><td>• Atteinte PULMONAIRE :
– INFILTRATS MULTIPLES BILATERAUX EVOLUANT VERS L'EXCAVATION
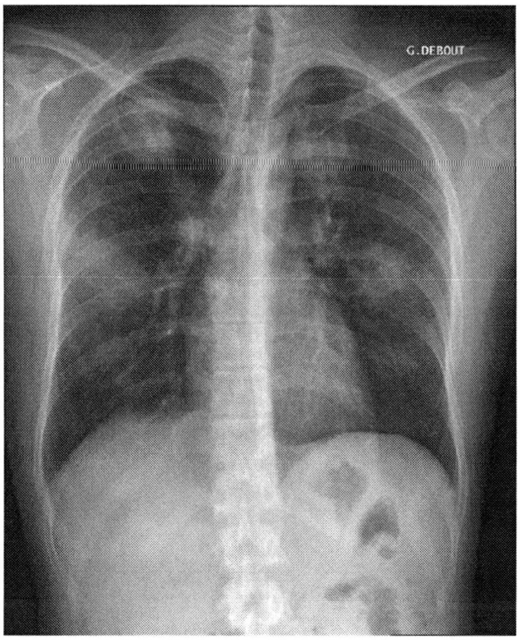

• Atteinte ORL :
– Nasale : RHINITE chronique souvent surinfectée, ulcérations nasales, nécrose des os propres du nez
– Sinusienne : de la SINUSITE banale à la sinusite extensive avec nécrose osseuse
• Atteinte RENALE :
– Le plus souvent GLOMERULONEPHRITE PROLIFERATIVE EXTRA-CAPILLLAIRE A CROISSANTS
– Evolution vers l'insuffisance rénale terminale</td></tr>
<tr><td>EXAMENS COMPLEMENTAIRES</td><td>• Présence d'ANTICORPS ANTI-CYTOPLASME DES POLYNUCLEAIRES
• DE TYPE CYTOPLASMIQUE = cANCA
• Dont la cible antigénique est la protéinase 3
• Marqueur sensible (80%) et spécifique (90%) de la maladie de Wegener</td></tr>
<tr><td>TRAITEMENT</td><td>• Cyclophosphamide (ENDOXAN®)
• Corticothérapie forte dose
• Bithérapie systématique</td></tr>
<tr><td>FORMES PARTICULIERES</td><td>• Il existe des formes localisées de maladie de Wegener
• Atteinte ORL isolée mais aspect anatomopathologique typique
• Les ANCA ont une sensibilité beaucoup moindre dans ce cas (50-60%)
• Le traitement reposera alors sur le cotrimoxazole (Bactrim®), la corticothérapie sera réservée en 2ème intention</td></tr>
</table>

6	MALADIE DE CHURG ET STRAUSS
DEFINITION	Caractéristiques : • Atteinte des **VEINULES :** à la **différence de la PAN** (ne touche que des artères) • Atteinte de la **PETITE CIRCULATION PULMONAIRE :** à la **différence de la PAN** (seulement la grande circulation) • **Histologie :** – **Infiltrat riche en éosinophiles** – **Granulome à cellules géantes péri et extravasculaires**
CLINIQUE	• Signes de **VASCULARITE :** – Altération marquée de l'**état général** – Signes **cutanés** – **Arthralgies et myalgies** – **Multinévrite** – Manifestations **cardiaques** – Manifestations rénales plus rares (glomérulonéphrite rapidement progressive) – Douleurs **abdominales** avec risque d'hémorragies digestives ou de perforations • Atteinte des **VOIES AERIENNES :** – **Asthme tardif de l'adulte :** souvent sévère et cortico-requérant – **Infiltrats pulmonaires à éosinophiles** – **Epanchements pleuraux**
EXAMENS COMPLEMENTAIRES	• **Hyperéosinophilie** constante et souvent importante • Associée à un syndrome inflammatoire • Anticorps : – Présence d'**ANTICORPS ANTI-CYTOPLASME DES POLYNUCLEAIRES** – **DE TYPE = pANCA** – Dont la cible antigénique est la MPO
QUAND Y PENSER ?	• Asthme +/- rhinite allergique • Hyperéosinophilie et infiltration tissulaire • Stade vascularitique **: contexte d'asthme ancien corticorésistant avec apparition de multinévrite bilatérale et asymétrique, prédominant sur le nerf sciatique poplité externe (SPE), d'une hyperéosinophilie importante (> 10% de la formule) et d'une importante altération de l'état général, se compliquant d'un syndrome pneumo-rénal (hémorragie intra-alvéolaire avec GNRP)**
TRAITEMENT	• Relativement proche de la polyangéite microscopique • Dépend du score FFS : – Si FFS = 0 : **corticothérapie** à 1 mg/kg/j (+/- 3 jours de bolus) puis décroissance pour une durée de traitement de 1 an, les immunosuppresseurs étant alors à réserver en cas de rechute, de corticorésistance ou de corticodépendance – Si FFS > ou = 1 : **corticothérapie + immunosuppresseur** (le plus utilisé étant le **cyclophosphamide,** ENDOXAN®) 1 fois par mois pendant 6 mois, puis relai par un autre immunosuppresseur (azathioprine) • Echange plasmatique : uniquement si formes graves de glomérulonéphrites extra-capillaires avec créatininémie supérieure à 500 µmol/L

VASCULARITE ANCA +	Polyangéite microscopique	Granulomatose de Wegener (GPA)	Churg-Strauss (GEPA)
Symptômes extra-rénaux	Purpura vasculaire (membres inf) *livedo* nodules sous-cut/ arthralgies Multinévrite (SPE/SPI…)		
	Souvent aucun « GNRP isolée » +/- Hémorragie intra-alvéolaire +/- Douleur abdo	**ORL** (rhinite croûteuse, sinusite, otite, sténose sous- glottique) **Hémorragie intra-alvéolaire**	**Asthme tardif et sévère Eosinophilie sanguine et tissulaire** +/- Atteinte cardiaque (péricardite/atteinte myocardique)
Granulome (biospie ORL, bronchique, cutanée, rénale)	**NON**	**OUI**	
ANCA	**p-ANCA anti-MPO**	**c-ANCA anti-PR3**	**p-ANCA anti-MPO**

7	CRYOGLOBULINEMIE (VHC)
DEFINITION	• **Définition :** – **IMMUNOGLOBULINES SERIQUES PRECIPITANT AU FROID MAIS SE REDISSOLVANT AU CHAUD** – Il en existe de 3 types : × **TYPE I : MONOCLONAL** × **TYPE II : MIXTE AVEC COMPOSANT MONOCLONAL** × **TYPE III : MIXTE POLYCLONAL** • **Complications :** – Les cryoglobulinémies peuvent se compliquer de manifestations de **VASCULARITE PAR DEPOTS DE COMPLEXES IMMUNS** – Anatomopathologie : atteinte des vaisseaux de petits calibres, infiltrat lymphocytaire périvasculaire • **Résultats :** – Les **cryo mixtes asymptomatiques** sont fréquentes au décours d'une stimulation antigénique (infections virales…) et **transitoire, à taux minime < 0.1 g/L et souvent sans signification pathologique** – **Risque d'émergence d'un LMNH B avéré** (cryo type II → clone B) : LBGC, lymphome du manteau
ETIOLOGIES	• **VHC** – **Principale cause des cryo (50-80%)** – **Type : CRYO DE TYPE 2** le plus souvent – **Cryo retrouvée chez 50% des** VHC **répliquants** (la cryo est le + souvent asymptomatique) – Le **traitement** repose, en fonction de la gravité, sur l'association d'un **TRAITEMENT ANTIVIRAL C** et d'un traitement **IMMUNOSUPPRESSEUR** • **Syndromes lymphoprolifératifs** = LNH, Waldenström, myélomes • **Maladies auto-immunes** = SGS, LES, PR • **Infections** = endocardites, Lyme, syphilis… • Autres virus = VIH, VHB • Gammapathies monoclonales, maladie de Gaucher • Non déterminées = dites cryo « essentielles »

TYPE	1	**CRYO MONOCLONALE** --- Souvent IgM monoclonale Apparition rapide et symptomatique **Taux souvent élevés (1 à 30 g/L)**	• **HEMATOLOGIQUE +++** • IgM : BOM : – Maladie de Waldenström – LLC – LMNH • IgG ou IgA : myélogramme : – Myélome – LMNH – MGUS
	2	**CRYO MIXTE AVEC COMPOSANT MONOCLONAL** --- Souvent **IgM (kappa) monoclonale IgG polyclonale** **Taux faibles souvent ≈ 1 g/L**	• VHC • MW/Lymphomes • MAI, SGS, LES • Autres virus : VIH, VHB • Idiopathique • Maladie de Gaucher
	3	**CRYO MIXTE POLYCLONALE** ---- Souvent IgM polyclonale IgG polyclonale **Taux souvent bas (0.01 à 1 g/L)**	• **MAI :** SGS, LES, PR… • **Infections :** – Bactériennes : endocardite d'Osler, Lyme, syphilis, fièvre Q… – Virales : EBV, CMV, VIH… – Parasitaires : toxo, palu, bilharzioses… – Fungiques • **SLP :** LLC, lymphomes • **SMP :** polyglobulie, splénomégalie myéloïde • Idiopathiques : cryo mixtes symptomatiques
EXAMEN CLINIQUE	• **SIGNES GENERAUX : fièvre, asthénie** • **ARTICULATIONS :** – **Arthralgies d'origine auto-immune** – **Arthropathie micro-cristalline** par précipité cristallin avec signes systémiques • **FOIE : hépatopathies chroniques** orientant vers l'étiologie virale C • **Œdèmes** fréquents • **PEAU :** – Syndrome de **Raynaud** secondaire – ***Livedo,* urticaire** – Manifestations ischémiques = par précipitation intravasculaire (cryo type I ou II) : nécrose digitale – Vascularite leucocytoclasique = purpura vasculaire déclive (membre inf > sup > tronc) respect de la face • **REIN : syndrome néphritique par glomérulonéphrite membrano-proliférative de type 1** (protéinurie, hématurie, HTA, insuffisance rénale, membrane en double contour en anapath) • **NERF : neuropathie périphérique mixte sensitive** et motrice, plus souvent qu'une mononévrite multiple		

<table>
<tr><td rowspan="2">EXAMENS COMPLE-MENTAIRES</td><td>CONDITIONS DE PRELEVEMENT</td><td>• Prélèvement et acheminement de l'échantillon avec une température la plus proche de 37°C
• Recherche des cryoglobulines à intervalle régulier, à 4°C, jusqu'à 7 jours
• Les taux de précipitation sont très variables (0.01 à 50 g/L) et sans parallélisme entre le taux et la clinique
• Mesure quantitative et qualitative pour quantifier et typer la cryo</td></tr>
<tr><td>EXAMENS BIOLOGIQUES</td><td>• Hyperviscosité responsable d'anomalies fluctuantes : hyperprotidémie, fausses hyperleucocytose et thrombocytose…
• Ig monoclonale ou polyclonale selon le type de cryo
• « Complexes immuns circulants » = types 2 et 3 = « cryo mixtes »
• Baisse du complément C4 alors que C3 et CH50 sont normaux (la remontée du C4 sera alors un des 1ers signes de contrôle de la maladie)
• Facteur rhumatoïde + (sans anti-CCP), les ACAN sont négatifs (sauf si MAI associée)
• Sérologie VHC +/- PCR et génotypage si sérologie +</td></tr>
<tr><td>TRAITEMENT</td><td colspan="2">• PREVENTIF :
– Protection contre le froid
– Hydratation
• TRAITEMENT DE LA CRYO = TRAITEMENT ETIOLOGIQUE :
– Traitement VHC (peg - INF + ribavirine)
– Traitement lymphoprolifération (polychimiothérapie)
– Traitement maladie auto-immune = corticoïdes +/- cyclophosphamide (Endoxan®)
• TRAITEMENT DANS LE CAS DU VHC :
– Formes modérées :
× Traitement VHC (Peg - INF + ribavirine)
– Formes sévères :
× Ritux 4 perfusions 375 mg/m²
× + Traitement VHC (Peg - INF + ribavirine)
– Formes « catastrophiques » :
× Echanges plasmatiques
× Ritux 4 perfusions 375 mg/m²
× EDX</td></tr>
</table>

<table>
<tr><th>8</th><th>MALADIE DE BEHÇET</th></tr>
<tr><td>DEFINITION</td><td>• Contexte :
– SUJET JEUNE
– d'origine MEDITERRANEENNE (ex-route de la soie)
– PREDISPOSITION GENETIQUE (role du HLA B51+++)
• Vascularite multisystémique d'origine inconnue
• Caractérisée par des poussées inflammatoires aiguës récurrentes
• Atteinte des vaisseaux (artères et veines) de tout calibre
• Risques :
– MENINGO-ENCEPHALITE
– THROMBOPHLEBITE (PERIPHERIQUE OU CENTRALE)
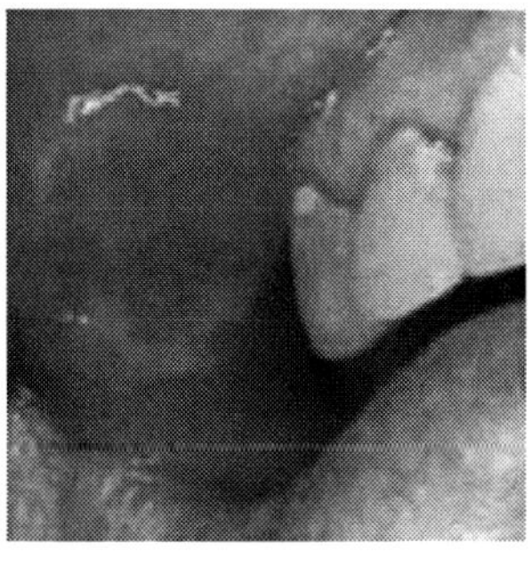</td></tr>
</table>

	DIAGNOSTIC CRITERE MAJEUR (APHTOSE BUCCALE) + 2 MINEURS	
CLINIQUE	**CRITERE MAJEUR**	• **APHTOSE BUCCALE RECIDIVANTE** (> 3 poussées/an)
	CRITERES MINEURS	• **APHTOSES GENITALES** récidivante (ou leurs cicatrices cliniques) • **ATTEINTE OCULAIRE : UVEITE** antérieure ou postérieure, hyalite, vascularite rétinienne • **MANIFESTATIONS CUTANEES : érythème noueux, pseudo-folliculite,** lésions papulo-pustuleuses, nodules acnéiformes • IDR à l'eau positive (pseudo-pustule) = Pathergy-test • **HLA B51 :** présent chez 60% des patients présentant une maladie de Behcet (sensibilité) mais aussi chez 7% de la population générale (manque de spécificité)
	AUTRES SIGNES CLINIQUES	• **ARTICULAIRES :** – **Oligo-arthrite** des grosses articulations, non érosive – **Sacro-iléite** • **NEUROLOGIQUE (NEURO-BEHÇET) :** – **Méningo-encéphalite aseptique lymphocytaire** – Myélite transverse, encéphalite – **Thrombophlébite cérébrale** (céphalées, HTIC, IRM avec séquences de flux) • **VASCULAIRES :** – **Thrombose veineuse** superficielle ou profonde, atteinte ilio-cave et du tronc porte – Atteinte artérielle : **thromboses et anévrismes** de l'aorte ou des artères pulmonaires, artères fémorales • **CARDIAQUE :** – Péricardites récidivantes – IDM – Fibrose endomyocardique • **DIGESTIF :** ulcérations digestives, avec risque exceptionnel de perforations digestives • **Epidydimite et orchite**
DIAGNOSTIC DIFFERENTIEL	**Aphtose récidivante et maladie de système :** • **Connectivites (LES, SAPL)** • **Sarcoïdose** • **MICI** • **SEP** • **Maladie périodique**	
TRAITEMENT	• Symptomatique, bains de bouche (Ulcar® + aspirine…) • **COLCHICINE** (1 à 2 mg/jour) quasi-systématique, sauf contre-indication ou mauvaise tolérance hématologique et/ou digestive. • **ANTICOAGULANTS : aspirine ou AVK à discuter en cas de vascularite sévère ou de phénomènes thrombotiques** • **CORTICOTHERAPIE systémique** si atteinte viscérale (oculaire, neurologique…) • **IMMUNOSUPPRESSEURS** dans les formes graves, ou en cas d'uvéite postérieure (Imurel® ou MTX) • **BIOTHERAPIES :** efficacité des antiTNF alpha, en traitement de deuxième ligne ou si formes sévères d'emblée.	

9	SYNDROME DE GOUGEROT-SJOGREN

DEFINITION	• **EXOCRINOPATHIE AUTO-IMMUNE**
	• Connectivite **fréquente**
	• **Sex-ratio :** prédominance féminine
	• Etiologies :
	  – **PRIMAIRE**
	  – **SECONDAIRE (= associé à une autre maladie auto-immune) :**
	    × **POLYARTHRITE RHUMATOIDE**
	    × **LUPUS ERYTHEMATEUX DISSEMINE**
	    × **SCLERODERMIE**
	    × **Connectivite mixte** (syndrome de Sharp)
	    × Cirrhose biliaire primitive
	    × Polymyosite
	    × Vascularites
	    × Thyroïdite auto-immune
	    × Hépatite chronique active
	    × Cryoglobulinémie mixte

CLINIQUE	**SYNDROME SEC :**
	• **OPHTALMOLOGIQUE = xérophtalmie : kérato-conjonctivite sèche** explorée par :
	  – **Test de Schirmer :** bandelettes, pathologique si < 5 mm humecté en 5 minutes
	  – **Breack up time :** temps de rupture du film lacrymal après instillation de collyre à la fluorescéine, pathologique si < 10 sec
	  – **Vert de Lissamine :** colorant peu utilisé
	• **BUCCAL = XEROSTOMIE :**
	  – **Tuméfaction des glandes salivaires**
	  – **Langue dépapillée ou fissurée**
	  – **Syndrome de MIKULICZ :** atteinte des **parotides,** des **sous-maxillaires** et des glandes **lacrymales**
	• **Génital**
	• **Cutané**
	• **Voies aériennes** = xérorhinie : toux sèche, trachéites récidivantes
	
	SYMPTOMES EXTRA-GLANDULAIRES :
	• **Altération de l'état général importante** : surtout asthénie intense, peu sensible aux traitements
	• **ARTHRALGIES : non destructrices et sensibles aux AINS contrairement à la polyarthrite rhumatoïde**
	• **Phénomène de RAYNAUD : CRYOGLOBULINE associée à rechercher**
	• **Vascularite** cutanée : purpura « hypergammaglobulinémique de Waldenström »
	• **ADENOPATHIES et SPLENOMEGALIE : attention à la TRANSFORMATION LYMPHOIDE**
	• Atteinte **pulmonaire :**
	  – Pneumonie lymphocytaire interstitielle : syndrome restrictif d'aggravation rapide, infiltrat bilatéral prédominant aux bases, alvéolite lymphocytaire, en général cortico-sensible
	  – Fibrose pulmonaire interstitielle diffuse : images réticulo-nodulaires, alvéolite à PNN, peu cortico-sensible
	• Atteinte **neurologique :**
	  – SNP : polyneuropathie axonale symétrique sensitivomotrice ou sensitive pure (tableau de Denny-Brown), mononévrite multiple
	  – SNC (rare)
	• **Néphropathie** : acidose tubulaire distale, hypokaliémie et néphrocalcinose

EXAMENS COMPLEMENTAIRES	**Biologie :** • Hypergammapolyclonale. • Attention : si pic **monoclonal associé, évoquer une hémopathie associée** +++ • CRP normale (VS élevée si hypergamma)

	• **ANTICORPS SPECIFIQUES MAIS INCONSTANTS :** – **ANTI-SSA = SOUVENT ASSOCIE AU LUPUS, RISQUE DE BAV CONGENITAL** – **ANTI-SSB = ASSEZ SPECIFIQUE DU SGS PRIMITIF** • Cryoglobulinémie à rechercher **Biopsie des glandes salivaires accessoires :** • **Classification de CHISHOLM** où seuls les **stades III et IV sont spécifiques** • Quantification de l'infiltration lymphoplasmocytaire au sein de la glande • Stades : – 0 : absence – I : léger – II : moyen (< 1 foyer/4 mm²) – III : 1 foyer/4 mm² – IV : > 1 foyer/mm²
TRAITEMENT	• **Syndrome sec :** – Oculaire : **larmes artificielles** – Buccal : × **Substituts salivaires,** salive artificielle (Artisial®), bonbons acidulés × **Hydratation** par boissons fréquentes – Vaginal : gel lubrificateur • **Manifestations extra-glandulaires :** – Atteinte **articulaire** ➔ Hydroxychloroquine (**Plaquenil®**) – Atteinte **VASCULAIRE** ou **VISCERALE :** vascularite, pneumopathie interstitielle, néphropathie symptomatique, myélite : × **CORTICOTHERAPIE** × **CYCLOPHOSPHAMIDE** en cas d'atteinte viscérale grave : pulmonaire, neurologique type myélite
COMPLICATIONS	La complication majeure est le **LYMPHOME DE LA ZONE MARGINALE :** • Correspondant à une **transformation lymphoïde maligne** • Clinique : – **Hypertrophie salivaire** – **ADENOPATHIES** – **SPLENOMEGALIE** importante • Biologique : – **Baisse brutale de l'hypergammaglobulinémie polyclonale** et apparition d'un pic monoclonal dans la zone des gammaglobulines – **Cryoglobuline de type II** – Elévation de la **bêta-2-microglobuline**
DIAGNOSTICS DIFFERENTIELS	**HYPOSIALIES :** • **MEDICAMENTS ET TOXIQUES (80%) :** notamment les anticholinergiques, benzodiazépines, neuroleptiques, antidépresseurs, antihistaminiques H1, diurétiques, anti-émétiques, antiparkinsoniens, anti-vertigineux, antihypertenseurs centraux (clonidine), β-bloquants (métoprolol), inhibiteurs calciques (diltiazem) • **Radiothérapie** cervico-faciale • **Pathologies systémiques : LES, PR, sclérodermie, sarcoïdose, amylose** • **Infections :** VIH, hépatite C • Pathologies générales : **HTA, diabète** • Neurologiques : tumeurs cérébrales, maladie d'Alzheimer, neuropathie ganglionnaire • Physiologiques : personne âgée, nourrisson, états anxio-dépressifs sévères, déshydratation, ménopause • Tabac, stupéfiants **PATHOLOGIES MUQUEUSES (CAVITE BUCCALE) :** • **Déficit en vitamines** A, B2, B3, B12, fer (syndrome de Plummer-Vinson), calcium • **Lichen plan buccal, stomatites, mycoses** buccales • Toxidermies

10	SCLERODERMIE SYSTEMIQUE		
GENERALITES	• **Epidémiologie :** – 9.000 à 12.000 patients en France ont une sclérodermie systémique – Etiologie non connue – Facteurs de risque : × Exposition à **la silice :** syndrome **Erasmus = sclérodermie + silicose** × Exposition à certains **solvants** • **Terrain : femme** de **30-60 ans** • **Physiopathologie :** infiltrats lymphocytaires CD8+ avec synthèse de cytokines (IL4, TGFβ, CTGF) entraînant une majoration de synthèse de collagène par les fibroblastes		
CLINIQUE	CUTANEE ARTICULAIRE	• **SYNDROME DE RAYNAUD** quasi constant (souvent le 1er symptôme de la maladie) avec « signes d'alarmes » : **Ischémie/nécroses/ulcérations digitales** **Atteinte du pouce +++** Sexe masculin, atteinte estivale (inhabituelle) 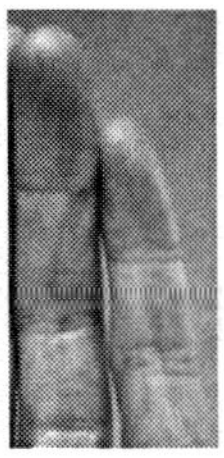 • **PEAU : évolution inéluctable en 3 phases :** – **ŒDEMATEUSE, peau saucissonnée** – **INFILTREE, peau dure et tendue** 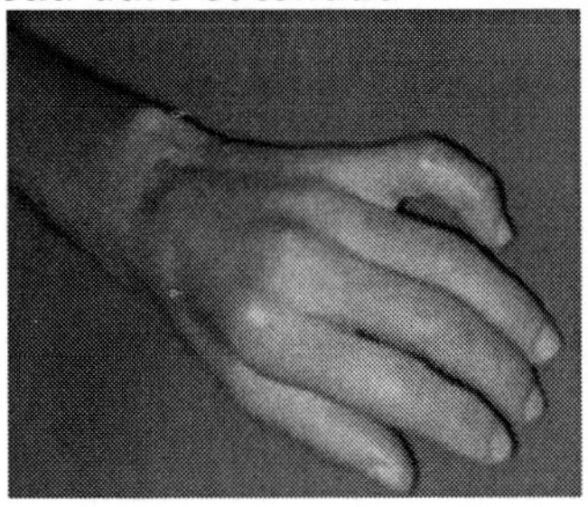 – **SCLEREUSE, fibrose et rétraction (limitation ouverture de bouche)** • Télangiectasies (mains, visage, lèvre, langue) • **POLYARTHRALGIES** et myalgies (sans myosite)	
	VISCERALE	PULMONAIRE	• **PNEUMOPATHIES INTERSTITIELLES DIFFUSES** et fibroses (bases pulmonaires) • EFR : baisse de DLCO liée à une anomalie de la diffusion des gaz • HTAP asymptomatique mais d'évolution spontanée fatale nécessitant une surveillance attentive par écho cardiaque annuelle
		RENALE	• **NEPHROPATHIE VASCULAIRE :** crise rénale suraiguë sclérodermique : MAT et HTA maligne • **Toute poussée hypertensive chez un patient présentant une sclérodermie est évocateur d'une crise rénale sclérodermique** • Role précipitant et favorisant de la corticothérapie à posologie importante
		DIGESTIVE	• Œsophage : œsophagite, EBO typique • Dilatation de l'œsophage visible à la tomodensitométrie thoracique • Incontinence anale
		CARDIAQUE	• Cardiomyopathie sclérodermique (secondaire à la micro-angiopathie) • Péricardite
		VESICO-GENITALE	• Dysynergie vésico-sphinctérienne

TYPE DE SCLERODERMIE	SCLERODERMIES SYSTEMIQUES	
	SCLERODERMIE LIMITEE	**SCLERODERMIE DIFFUSE**
TERRITOIRES ATTEINTS	**EXTREMITES DES MEMBRES**	**TRONC**
CRITERES DIAGNOSTIQUES	**FORME LOCALISEE OU CUTANEE LIMITEE** • Phénomène de **Raynaud** documenté objectivement • **Infiltration cutanée** distale en aval des coudes et des genoux **+** • Soit anomalie à la **capillaroscopie** (dilatation capillaire et/ou zone avasculaire) • Soit présence d'**auto-anticorps** spécifiques de la sclérodermie **CREST SYNDROME** • **CALCINOSE SOUS-CUTANEE** des mains • **RAYNAUD** • **ESOPHAGUS :** diminution du péristaltisme et du tonus du sphincter inférieur, symptomatologie de dysphagie par RGO • **SCLERODACTYLIE :** infiltration scléreuse des doigts • **TELANGIECTASIES :** paumes, visages, lèvre inférieure	**DIAGNOSTIC = 1 CRITERE MAJEUR OU 2 MINEURS** **Critère majeur :** **Sclérodermie proximale** • Peau scléro-atrophique : modification sclérodermique avec une peau tendue, épaissie, indurée, ne prenant pas le godet • Atteinte : – Mains : « doigts boudinés » – Face (limitation ouverture de bouche)/cou/partie proximale des membres supérieurs ou inférieurs **Critères mineurs :** • **Sclérodactylie** • **Raynaud compliqué de troubles trophiques : cicatrice déprimée** d'un doigt ou ulcération de l'extrémité d'un doigt • **PID** évoluant vers la fibrose pulmonaire **des bases**
COMPLICATIONS	**HTAP +++**	• Fibrose pulmonaire • Microangiopathies thrombotiques (SHU, PTT) • Pronostic grave
ANTICORPS	**Anti-centromère = CREST**	• **Anti-topo-isomérase 1 = anti-scl70 +++** • Anti-ARN polymérase III (prévalence accrue d'atteinte rénale) • Anti-récepteur du PDGF • …
EXAMENS COMPLE-MENTAIRES	• **CAPILLAROSCOPIE péri-unguéale : MEGACAPILLAIRE TYPIQUE** et précoce • **Biologie :** – Iono sang, créatinine – **PROTEINURIE DES 24 H** – ACAN avec recherche de spécificités de la sclérodermie • **Examens morphologiques :** – **RADIOS MAINS** (calcifications sous-cutanées) – **EFR annuelles** (baisse de la CPT et de la DLCO) – **TDM THORAX coupes fines** – **Echographie cardiaque annuelle** (cardiomyopathie sclérodermique secondaire à la micro-angiopathie, dépistage de HTAP) – Manométrie digestive œsophagienne + FOGD (si atteinte digestive) • **Examen de 2ème intention (pour une éventuelle HTAP) :** – L'HTAP survient dans 20% des cas, plus fréquemment dans les formes limitées (CREST) – Bilan réalisé en cas de suspicion à l'échographie cardiaque – Examen diagnostique de certitude : cathétérisme droit	

TRAITEMENT	• **Traitements spécifiques :** – **Corticoïdes** à faibles doses (10-15 mg/j) en cas de douleurs articulaires/PID – **ENDOXAN®** dans la PID – Intensification thérapeutique + autogreffe de CSP en cours d'évaluation • **Traitements symptomatiques :** – **IEC** en cas de crise rénale – **Prostacycline (ILOMEDINE®)** atteinte vasculaire périphérique (Raynaud sévère) – **Traitement de l'HTAP** = × Oxygène OLD + traitement anticoagulant × Aérosol de prostacyclines × Traitement vasodilatateur = bosentan, inhibiteur de phosphodiestérase type 5 (sildénafil) – Peau : traitement symptomatique, possibilité d'utiliser la **pénicillamine TROLOVOL®** – RGO = **IPP** – HTA = **IEC** – HTAP = **prostacycline BOSENTAN** – Atteinte pulmonaire : **corticothérapie/cyclophosphamide** • **PEC multidisciplinaire +++ (kiné/ergo/psychothérapie)** • **Maladie professionnelle si exposition à la silice** Remarque : traitements peu efficaces, aucun n'a permis de prolonger la survie

Multiples calcifications sous cutanées de l'extrémité des doigts

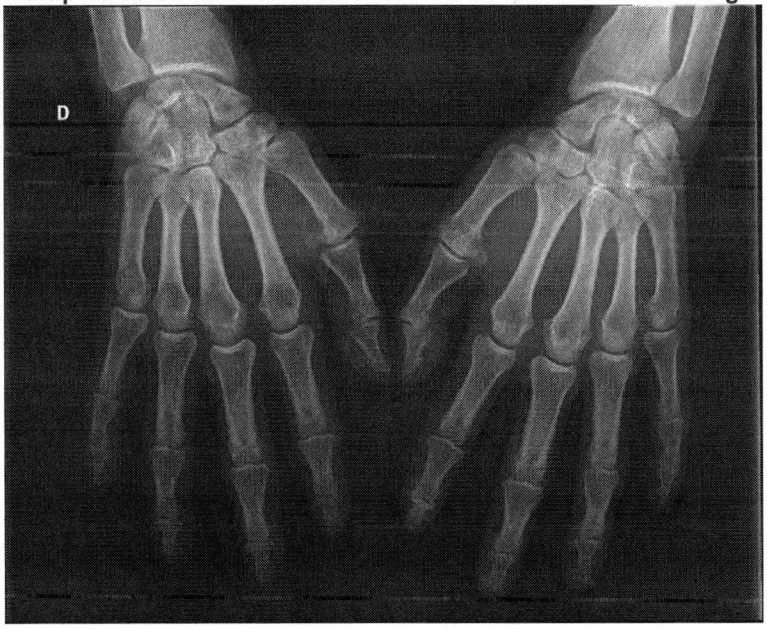

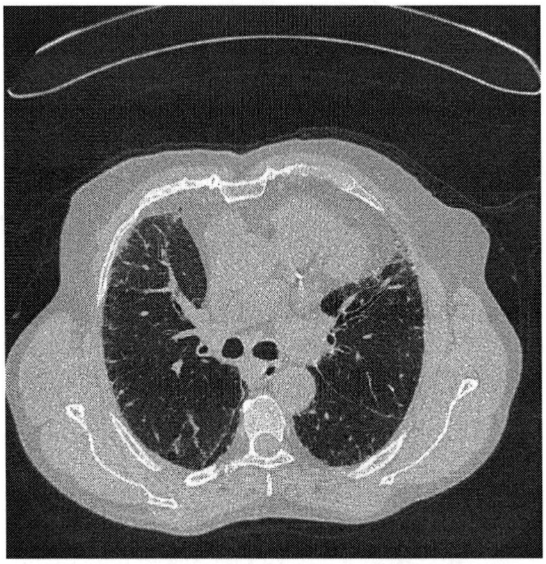

Fibrose pulmonaire dans le cadre d'une sclérodermie systémique : on note la réticulation sous pleural importante avec des bronchectasies de traction du lobe inférieur gauche

11	VASCULARITE LEUCOCYTOCLASIQUE OU D'HYPERSENSIBILITE
DEFINITION HISTOLOGIQUE	**Vascularite dont la définition se base sur l'histologie cutanée :** • Atteinte prédominante des **petits vaisseaux** +++ • **Infiltrats** de **PNN périvasculaire** +/- paroi • **Leucocytoclasie** = destruction des PNN avec formations de « poussières nucléaires » ou « caryorexie » due à l'éclatement du noyau et « pycnose » due à la condensation de la chromatine • Extravasation d'érythrocytes + cellules mononucléées • **Nécrose fibrinoïde** • **Dépots IgG, IgM, C3**
ETIOLOGIES	• **MEDICAMENTEUSE** (cf. ci-après) • **Infectieuse :** bactéries (streptocoque, pneumocoque, staphylocoque, méningocoque, gonocoque, *Hæmophilus*) mycobactéries, virus VIH, VHA, VHB et C, EBV, *Parvovirus* B19, paludisme • **IMMUNO-HEMATOLOGIQUE :** – Cryoglobulinémie – Lymphoprolifération, LNH, Waldenström, LAI, myélome multiple – Leucémie aiguë – Leucémie à tricholeucocytes (infiltrat pariétal de cellules spécifiques chevelues) – Syndrome myélodysplasique • **NEOPLASIE solide** = côlon, bronche, foie, prostate… • **Connectivite** = PR, SGS, LES… • **Vascularites systémiques** = vascularites à ANCA (MPA, Wegener, syndrome de Churg et Strauss)
CLINIQUE DES VASCULARITES LEUCOCYTO-CLASIQUES D'ORIGINE MEDICAMENTEUSE	• **Peau : PURPURA DECLIVE** (membres inférieur) parfois bulles hémorragiques ou ulcères • **Articulations : ARTHRALGIES** migratrices • **Viscérales :** – **RENALES** dans les vascularites à ANCA : faire **PBR → (glomérulonéphrite à croissants = extra-capillaire)** – **Pulmonaires** (hémorragie intra-alvéolaire) – **Signes ORL** – Atteinte **neurogène périphérique**

FORMES CLINIQUES DES VASCULARITES LEUCOCYTOCLASIQUES D'ORIGINE MEDICAMENTEUSE	Type	Délai après la prise médica-menteuse	Clinique	Biologie	Médicaments responsables
	FORME COMMUNE	**2 mois**	**Atteinte cutanée (purpura)**	-	Pénicillines, bêtalactamines, sulfamides, macrolides, AVK, héparine, antidépresseurs (IRS, imipraminiques), hydantoïne, antihistaminique type II, IEC, inhibiteurs calciques, bêtabloquants, AINS, aspirine, colchicine, azathioprine, MTX, léflunomide, EDX, ciclosporine, tamoxifène, cladribine, gemcitabine, busulfan, facteurs de croissance GCSF, anti-TNFα, interféron-α, rituximab, diurétiques thiazidiques, metformine, quinine, méfloquine, acyclovir, zidovudine, indinavir, diazépam, oméprazole, α-méthyldopa
	VASCULARITES URTICA-RIENNES	**10 jours**	**Atteinte cutanée (purpura) + Réaction urticarienne**	Hypo-complémen-témie AAN+ et FR+	Vaccins antigrippal, anti-hépatite A et B, anti-rubéole, anti-pneumocoque
	VASCULARITES A ANCA	**Jusqu'à 1 an**	**Atteinte cutanée (purpura) + viscérale (rénale et pulmonaire)**	P-ANCA + (anti-MPO) Eosinophilie Hypo-complé-mentémie	Minocycline, ciprofloxacine, antileucotriènes, phénytoïne, clozapine, sulfasalazine, allopurinol, propylthiouracile, carbimazole, méthylmazole, D-pénicillamine…

12	POUR ALLER PLUS LOIN
SD DE GOODPASTURE	• Syndrome pneumo-rénal • Hémoptysie • Insuffisance rénale aiguë • Tableaux sévères associant une hémorragie intra-alvéolaire et une glomérulonéphrite rapidement progressive • Présence **d'anticorps anti-membrane basale** glomérulaire et pulmonaire
THROMBO-ANGEITE DE BUERGER	• Homme • Jeune • Fumeur • Artérite distale • Claudication intermittente • Thrombose veineuse superficielle • Syndrome de Raynaud sévère
SD DE SHARP = CONNECTIVITE MIXTE	• Association des signes : – Du lupus – De la sclérodermie – De la PR • Arthrite • Syndrome de Raynaud • Myalgies • Doigts boudinés • Atteinte œsophagienne • Ac anti-RNP

I TRAITEMENT

TRAITEMENTS DISPONIBLES	• **CORTICOTHERAPIE** • **IMMUNOSUPPRESSEURS et IMMUNOMODULATEURS** • **BIOTHERAPIES (cf question)** • **IMMUNOGLOBULINES POLYVALENTES** • **ECHANGES PLASMATIQUES** • **TRANSPLANTATION D'ORGANE (Cf. question)** • **SURVEILLANCE**

1	CORTICOTHERAPIE
PROPRIETES	• **Propriétés :** – **ANTI-INFLAMMATOIRE** – **ANTI-ALLERGIQUE** – **IMMUNOSUPPRESSEUR**/immunomodulateur – Induction de l'apoptose des lymphocytes, inhibition de la prolifération des lymphocytes B, baisse des immunoglobulines, baisse de la production des cytokines • **Place de la corticothérapie :** – **Traitement INITIAL** des maladies auto-immunes – **Traitement de FOND** des maladies auto-immunes : × But : **contrôler la maladie durablement** × Méthode : **DIMINUTION PROGRESSIVE POUR OBTENIR UNE DOSE MINIMALE EFFICACE** × Evolution : **SI DOSE MINIMALE EFFICACE TROP IMPORTANTE, UTILISATION D'UN IMMUNOSUPPRESSEUR POUR REALISER UNE EPARGNE CORTISONIQUE** (limiter les effets secondaires de la corticothérapie) × Remarque : **la sclérodermie est à part, la corticothérapie est peu efficace et présente un risque accru de crise rénale**
CONTRE-INDICATIONS	• **PAS DE CONTRE-INDICATION ABSOLUE LORSQUE LE PRONOSTIC VITAL EST ENGAGE** • Contre-indications relatives = **« PUDICK »** – **Psychiatrique grave (excitation psychomotrice)** – **Ulcère gastro-duodénal** – **Diabète déséquilibré** – **Infection (sévère, évolutive, ou non traitée) et vaccins vivants** – **Cœur (insuffisance cardiaque, HTA non équilibrée)** – **Kératite herpétique**
BILAN PRE-THERAPEUTIQUE	• **PRESSION ARTERIELLE et ECG** (cardiopathie-HTA) • **POIDS** (calcul de dose, surveillance de surcharge) • **IONOGRAMME SANGUIN** (K+) et **DEXTRO** (diabète) • **RECHERCHE ET TRAITEMENT D'UNE INFECTION :** – **BU +/- ECBU** – **Antécédents de tuberculose :** × **Radio thorax et IDR** × Si l'IDR est positive : prophylaxie par rifampicine + isoniazide 3 mois ou quadrithérapie si antécédents de traitement anti-BK incomplet – **Déparasitisme** (anguillulose) systématique pour tout patient ayant voyagé en zone d'endémie (Afrique/Antilles) par ivermectine (STROMECTOL®) en 1 prise unique – **ORL et stomato** (dents/radio sinus + pano dentaire)

INDICATIONS	• **MALADIES AUTO-IMMUNES/INFLAMMATOIRES :** – **Connectivites :** LES, SGS, PR – **Vascularites :** maladie de Horton, PAN, vascularites associées aux ANCA (MPA, Wegener, SCS), maladie de Behçet – **Sarcoïdose** – **MICI :** RCH et maladie de Crohn – Autres : cytopénie auto-immune (AHAI, PTI), pemphigus et pemphigoïde bulleuse, sclérose en plaques, dermatomyosite et polymyosite, hépatite auto-immune, fibrose pulmonaire • **ALLERGIE :** œdème de Quincke, urticaire géante, choc anaphylactique, asthme • **TRANSPLANTATION D'ORGANES** • **SOINS DE CONFORT/SOINS PALLIATIFS :** • Effets antalgique, anti-émétique, oréxigène • **HEMOPATHIES ET CANCERS SOLIDES :** – En association avec la chimiothérapie – Effet antitumoral direct Effet anti-inflammatoire : × Occlusion sur carcinose péritonéale × Syndrome cave supérieur × Compression pelvienne • **Syndrome néphrotique** • **Hépatite alcoolique aiguë**
EFFETS SECONDAIRES **« CORTICOIDE SAM »**	• **CUTANEO-MUSCULAIRE :** amyotrophie, vergetures, retard de cicatrisation, fragilité cutanée et ecchymoses, acné, folliculites bactériennes, hypertrichose • **OBESITE** fascio-tronculaire (Cushing) et prise de poids • Rétention hydrosodée **(HTA)** et hypokaliémie • Triglycérides augmentés, FDRCV • **INFECTIONS par réactivation** ou hypogammaglobulinémie secondaire à la corticothérapie : – **Bactérie :** × **Pyogènes :** dents, sinus, poumons, urines × **Sigmoïdite diverticulaire** (= toute douleur abdominale ou diarrhée sous-CT) × **BK** × **Pneumocystose** × Germes à croissance lente (*Nocardia*, actinomycoses) – **Virus : herpès, zona, VHB** et VHC, **CMV** – **Parasite : ANGUILLULOSE MALIGNE,** toxoplasmose, filariose – **Fungique :** candidoses, aspergilloses, onychomycoses • **Cataracte** (sous-capsulaire postérieure) et glaucome • **OSTEOPOROSE, Ostéonécrose** aseptique • **INSUFFISANCE SURRENALE** • **DIABETE** • **ESTOMAC (UGD),** Excitation avec euphorie et insomnie, Endocrinien (dysménorrhées) • **Sang :** modifications hématologiques (polynucléose neutrophile par démargination, lymphopénie et éosinopénie) et risque accru de thrombose • **Abdominal :** douleur abdominale aiguë : – Sigmoïdite diverticulaire – Perforation d'ulcère gastro-duodénal – Pancréatite aiguë • **MEDICAMENTS : INTERACTIONS MEDICAMENTEUSES :** – Avec les **INDUCTEURS ENZYMATIQUES :** × Type : rifampicine, phénytoïne, carbamazépine... × Effet : **BAISSE DE L'EFFICACITE DES CORTICOIDES** – Avec les **AVK :** × Effet potentialisé des AVK lors de bolus de méthylprednisolone × **RISQUE HEMORRAGIQUE**

TRAITEMENT	**REGLES DE PRESCRIP-TION INITIALES**	**TRAITEMENT :** • **VOIE INTRAVEINEUSE : bolus IV de Solumédrol®** si atteinte d'un organe noble (15 mg/kg/j, 3 j de suite) • **VOIE ORALE :** produit de référence : **prednisone Cortancyl®** (meilleure absorption digestive que prednisolone Solupred®), **en relais de la voie intraveineuse** • **Une prise unique le matin** le plus souvent • **Dose initiale (DI) :** – 1 mg/kg (vascularites, LES, myosites inflammatoires) – 0.7 mg/kg (Horton) – 0.5 mg/kg (sérite lupique) – 0.15 à 0.30 mg/kg (PPR) • **Puis DECROISSANCE PROGRESSIVE** (ex. : LES) **:** – 10% de la DI tous les 15 j jusqu'à 50% de la DI – Puis baisse plus progressive jusqu'à 10 mg/j – Puis baisse de 1 mg tous les mois jusqu'à 5 mg – Garder 5 mg de manière +/- prolongée **EDUCATION DU PATIENT :** • **NE JAMAIS INTERROMPRE BRUTALEMENT** le traitement **: RISQUE DE RECHUTE DE LA MALADIE, D'INSUFFISANCE SURRENALE AIGUE** • **Information, compréhension, observance** du traitement à évaluer avant de débuter • **Exposition solaire (vitamine D) si autorisée (à éviter dans le lupus et les maladies photo-sensibilisantes)** **MESURES HYGIENO-DIETETIQUES ASSOCIEES :** • **REGIME NORMO-CALORIQUE :** – **PAUVRE EN SODIUM, EN SUCRES RAPIDES ET EN GRAISSES** – **RICHE EN PROTEINES, EN POTASSIUM, CALCIUM**
	EVALUER LA REPONSE AU TRAITEMENT	• **SUPPLEMENTATION POTASSIQUE** si besoin • **CALCIUM, VIT D et bisphosphonates** (en prévention primaire de l'ostéoporose) • **IPP ou tampon gastrique** (si antécédent d'UGD, ou co-prescription avec un AINS ou anti-agrégant plaquettaire) • **Cortico-sensibilité : efficacité du traitement** • **Corticodépendance :** Dose de corticoides indispensable pour éviter que la pathologie initiale ne réapparaisse. **NOTER LE SEUIL** en mg • **Corticorésistance :** Absence d'efficacité des corticoides. Envisager un autre traitement (immunosuppresseurs)
	MODALITES D'ARRET DE LA CORTICO-THERAPIE **JAMAIS BRUTA-LEMEN T**	• **Objectif :** – **Prévenir l'insuffisance surrénale** due à la mise en repos prolongée de l'axe corticotrope – Dans tous les cas, **remettre 1 ordonnance d'hydrocortisone à 60 mg/j pendant 5 j en cas de stress, fièvre, chirurgie pour prévenir l'insuffisance surrénale aiguë** • Pour arrêter : **A LA DOSE DE 5 MG/J, FAIRE UN TEST AU SYNACTHENE® (TS) IMMEDIAT POUR EVALUER L'INTEGRITE DE L'AXE CORTICOTROPE** – **TS NORMAL : BAISSE DE 1 MG TOUS LES 15 J JUSQU'A ARRET TOTAL** – **TS ANORMAL : REMPLACER LE CORTANCYL® PAR 20 MG D'HYDROCORTISONE PENDANT 1 MOIS ET REPETER LE TS**
	TEST AU SYNACTHENE	• Dosage du cortisol plasmatique à 8h, **avant toute prise de corticoïdes** • Injection d'une dose de 0.25 mg de Synacthène® IM ou IV (ou ACTH synthétique) • Mesure de la réponse de la surrénale par dosage de la cortisolémie 1 heure après l'injection • Test positif si **doublement du cortisol plasmatique à H1** après l'injection de Synacthène®, ou si cortisol > 600 nmol/L

QUAND FAUT-IL METTRE DES BIPHOSPHONATES AU COURS D'UNE CORTICOTHERAPIE ?	• A discuter systématiquement si corticothérapie > 7.5 mg/j pendant **plus de 3 mois** • Biphosphonates obligatoire **en cas d'antécédent de fracture ostéoporotique** • Dans les autres cas : réalisation d'une ostéodensitométrie avant ou en début de traitement et **si T-score < -1.5,** indications de biphosphonates • Si T-score > -1.5, contrôle de l'ostéodensitométrie à 1 an et, si réduction du T-score, traitement par biphosphonates • 3 biphosphonates peuvent être utilisés : risédronate (actonel®), alendronate (fosamax®) et étidronate (didronel®)

2	IMMUNOSUPPRESSEURS IMMUNOMODULATEURS
• **INDICATIONS DANS LES MALADIES AUTO-IMMUNES (+/- ASSOCIES AUX CORTICOIDES) :** – **EN 1ère INTENTION : PATHOLOGIE SYSTEMIQUE AVEC ATTEINTE D'ORGANE NOBLE** – **EN 2ème INTENTION : CORTICODEPENDANCE OU CORTICORESISTANCE** – **POUR L'EPARGNE CORTISONIQUE : LIMITER LES EFFETS SECONDAIRES D'UNE CORTICOTHERAPIE PROLONGEE** • **BIEN PESER LE RAPPORT BENEFICE/RISQUE EN RAISON DES NOMBREUX EFFETS SECONDAIRES :** – Risque infectieux : à prévenir notamment chez les malades immunodéprimés à risque d'infections opportunistes (prévention primaire par Bactrim® +/- Zelitrex®) – Effet à long terme non connu	
TRAITEMENT LYMPHO-ABLATIF	• **Alkylants :** – Cyclophosphamide = ENDOXAN® – Chlorambucil = CHLORAMINOPHENE® – Melphalan = Alkeran® • **Agent intercalant inhibiteur de la topo-isomérase II** • **Antimétabolites :** fludarabine = FLUDARA® • **Anticorps monoclonal :** – Anti-CD52 = MABCAMPATH® – Anti-CD20 RITUXIMAB – …
ANTIMETABO-LIQUE	**BLOCAGE DE L'EXPANSION CLONALE DES LYMPHOCYTES** • Azathioprine = IMUREL® et son métabolite le 6-mercaptopurine 6MP = PURINETHOL® • Mycophénolate mofétil (MMF) = CELLCEPT® • Léflunomide ARAVA® • Méthotrexate NOVATREX®
INHIBITEUR DE L'ACTIVATION CELLULAIRE	**BLOCAGE DES MECANISMES D'ACTIVATION CELLULAIRE PAR BLOCAGE DES SIGNAUX DE TRANSMISSION CYTOPLASMIQUE** • Ciclosporine A = NEORAL® – SANDIMMUN® • Tacrolimus (FK506) = PROGRAF® • Rapamycine = SIROLIMUS®
INHIBITEUR BIOLOGIQUE DES CYTOKINES = BIOTHERAPIES (CF CHAPITRE SPECIFIQUE)	• **Anti-TNFα :** – Anticorps monoclonal IgG k chimérique = infliximab = REMICADE® – Inhibiteur du récepteur soluble du TNFα = étanercept = ENBREL® – Anticorps monoclonal IgG humanisé = adalimumab = HUMIRA® • **Inhibiteur de l'interleukine IL1RA** = KINERET® • **Inhibiteur de l'interleukine IL2R** – Anticorps monoclonal chimérique basiliximab = SIMULECT® – Anticorps monoclonal humanisé daclizumab = ZENAPAX®

	MODE D'ACTION	PRINCIPALES INDICATIONS	TERATOGENICITE	EFFETS SECONDAIRES
Azathioprine IMUREL®	Prodrogue transformé en 6-mercaptopurine Synthèse de l'ADN ↓ CD8+	**Connectivites** (LES, SGS, PR myopathies auto-immunes), **vascularites** systémiques à ANCA, maladie de Behçet, hépatites auto-immunes, cytopénies auto-immunes, MICI, cryoglobulinémies	Non	Toxicité **hépatique** (cytolyse) et pancréatite Nausées/vomissements Toxicité **hémato : < 30%** leucopénie (myélotoxicité accrue si déficit homozygote en TPMT) **Risque infectieux** bactérien et viral **herpès +++** Allergie cutanée et fièvre
Méthotrexate METHOTREXATE®, NOVATREX®	Antimétabolite antifolique inhibiteur de la synthèse de l'ADN	Connectivites (PR, myosites inflammatoires), vascularites (Horton), sarcoïdose, psoriasis	Oui Contraception indispensable pour les 2 sexes	Nausées/vomissements/diarrhées Allergie cutanée Toxicité **hépatique :** cytolyse hépatique et cirrhose hépatique Toxicité **hémato :** < 30% cytopénies dose-dépendante **Mucite** (prévenue par une supplémentation systématique en vitamine B9) Toxicité neuro-centrale rare (encéphalopathie) Toxicité **pneumo : PID** fibrosantes **Risque infectieux**
Cyclophosphamide ENDOXAN®®	Alkylant famille des moutardes azotées lymphocytotoxique	Connectivites (LES, PR), vascularites à ANCA (Wegener, PAN, MPA)	Oui	Toxicité **vésicale** immédiate (prévenue par hydratation + MESNA) cystites hémorragiques interstitielles exposant au risque tardif de **cancer de la vessie** Toxicité **hémato** > 50% aiguë et chronique, neutropénie/lymphopénie (myélo-suppression) Nausées, vomissements Toxicité **gonadique** (cryoconservation de sperme chez ♂) **Risque infectieux, pneumocystose** Risque accru de **lymphome** Alopécie (5-50%)
Ciclosporine A NEORAL®, SANDIMMUN®	Inhibe la calcineurine, protéine de régulation du gène de l'IL2, action sur le lymphocyte T	MICI, connectivites (PR, myosites inflammatoires), vascularites, maladie de Behçet, psoriasis, dermatite atopique sévère de l'adulte, uvéites non infectieuses sévères, aplasies médullaires acquises, sarcoïdose, syndrome néphrotique	Inconnue	Toxicité **rénale +++** < 10% **HTA ++** **Risque infectieux** Hirsutisme Tremblement des extrémités, paresthésies Hypertrophie des gencives Cholestase

Mycophénolate mofétil CELLCEPT®	Inhibe la prolifération des LB et LT	LES, vascularites à ANCA	Oui	**Troubles du transit, diarrhée** fréquente Syndrome pseudo-grippal **Risque infectieux** Toxicité hémato, leucopénie
Anti-TNFα Infliximab REMICADE® Adalimumab HUMIRA® Etanercept ENBREL®	Blocage de la voie du TNFα	PR, MICI, SPA, rhumatisme psoriasique, maladie de Still, vascularites systémiques réfractaires aux autres traitements	Inconnue	**Allergie** **Risque infectieux : réactivation tuberculose,** infection à germes intracellulaires Apparition **d'anticorps anti-ADN** natifs ou anti-anti-TNFα

<table>
<tr><th>3</th><th colspan="2">IMMUNOGLOBULINES POLYVALENTES</th></tr>
<tr><td>DEFINITION</td><td colspan="2">
<ul>
<li>BUTS :
<ul>
<li>DIMINUTION DE LA REACTION AUTO-IMMUNE</li>
<li>PAS D'IMMUNOSUPPRESSSION INDUITE</li>
</ul></li>
<li>MECANISMES :
<ul>
<li>« DILUTION » DES AUTO-ANTICORPS ET DES COMPLEXES IMMUNS PATHOGENES</li>
<li>DEPLACEMENT DES AUTRES ANTICORPS ET DES COMPLEXES IMMUNS DES RECEPTEURS MEMBRANAIRES</li>
</ul></li>
<li>METHODES :
<ul>
<li>Immunoglobulines issues de pool plasmatique de 5 à 10.000 donneurs sains</li>
<li>Dose administrée de 2 g/kg (0.4 g/kg/j pendant 5 jours ou 1 g/kg/j pendant 2 jours)</li>
<li>Elles contiennent des traces d'IgA donc possibilité d'immunisation si transfusées à des sujets porteurs d'un déficit congénital en IgA (risque de choc anaphylactique)</li>
</ul></li>
</ul>
</td></tr>
<tr><td>BILAN PRE-THERAPEUTIQUE</td><td colspan="2">
<ul>
<li>INDISPENSABLE (après la perfusion Ig, les anticorps du patient sont mélangés avec ceux des donneurs : les sérologies ne sont alors plus interprétables)
<ul>
<li>SEROTHEQUE : sérologies VIH, VHB, VHC, toxoplasmose, EBV, CMV</li>
<li>BILAN AUTO-IMMUN : FAN, ACL</li>
<li>DOSAGE PONDERAL des Ig (IgG, IgA, IgM) et sous- classes d'IgG (IgG1 → 4)</li>
</ul></li>
</ul>
</td></tr>
<tr><td rowspan="2">SPECIALITES MEDICAMENTEUSES</td><td>VOIE IV</td><td>
<ul>
<li>TEGELINE®</li>
<li>OCTAGAM® ou ENDOBULINE® : préférés chez l'insuffisant rénal</li>
<li>GAMMAGARD® : pour les déficits immunitaires primitifs porteurs d'un déficit en IgA avec auto-anticorps anti-IgA</li>
</ul>
</td></tr>
<tr><td>VOIE SOUS-CUTANEE</td><td>
<ul>
<li>SUBCUVIA®</li>
<li>GAMMANORM®</li>
<li>VIVAGLOBIN®</li>
</ul>
</td></tr>
<tr><td>INDICATIONS</td><td>INDICATIONS DE GROUPE 1 RECONNUES</td><td>
<ul>
<li>Déficit immunitaire primitif avec défaut de production d'anticorps</li>
<li>Déficit immunitaire secondaire avec défaut de production d'anticorps, associé à des infections à répétitions (LLC, myélome, allogreffe…)</li>
<li>Dermatomyosite corticorésistante</li>
<li>Erythroblastopénies auto-immunes résistantes</li>
<li>Infections sévères à Parvovirus B19 chez un patient atteint d'immunodéficience acquise ou constitutionnelle</li>
<li>Myasthénie aiguë</li>
<li>Neuropathie motrice multifocale avec bloc de conduction permanent</li>
<li>Neutropénies auto-immunes</li>
<li>Polyradiculonévrite chronique idiopathique</li>
<li>PTI de l'enfant et de l'adulte</li>
<li>PTI associé au VIH</li>
<li>Syndrome d'anticoagulation acquise par auto-anticorps</li>
</ul>
</td></tr>
</table>

	INDICATIONS DE GROUPE 2 PERTINENTES	• Substitution à l'emploi d'Ig spécifique (ex. : varicelle, zona) • AHAI • Maladie de **Still** de l'adulte • Myosite à inclusion avec atteinte œsophagienne • Pemphigus corticorésistant ou après échec des IS • **Polymyosite corticorésistante** • **Prophylaxie du rejet de greffe de rein chez les patients immunisés** • **Rejet aigu rénal** • SAM secondaire à une pathologie infectieuse • **SAPL en l'absence d'efficacité des anticoagulants** • Vascularites systémiques à ANCA positives
EFFETS SECONDAIRES	• **FRISSONS, FIEVRE, MYALGIES** = syndrome pseudo-grippal (ralentir le débit) • **Douleurs abdominales** • **Céphalées** et méningite chimique (méningite lymphocytaire sans germes retrouvés) • **CHOC ANAPHYLACTIQUE** (si malade porteur d'un déficit en IgA avec anticorps anti-IgA et apport d'une spécialité contenant des IgA)	

4	ECHANGES PLASMATIQUES
DENOMINATION	• **Echanges plasmatiques** • **Plasmaphérèses**
PRINCIPES	• **EPURER LE SERUM DU PATIENT DE SES ANTICORPS** • **EN LE REMPLAÇANT PROGRESSIVEMENT PAR UN SOLUTE DE REMPLISSAGE : albumine humaine, plasma frais, solutés macromoléculaires**
INDICATIONS	**MALADIES AUTO-IMMUNES CLINIQUEMENT GRAVES OU LA PRESENCE D'UN ANTICORPS PATHOGENE EST PROUVEE** ou très fortement suspectée : • Crises aiguës thyrotoxiques • Crises aiguës myasthéniques • Cryoglobulinémies • Atteintes neurologiques périphériques avec mise en évidence d'ac. anti-neurones • Vascularites échappant aux autres modalités thérapeutiques • Lupus échappant aux autres modalités thérapeutiques
LIMITES	• Leur **intérêt** a beaucoup **diminué depuis l'utilisation des Ig polyvalentes** • Problème de **tolérance hémodynamique**, mais celle-ci est bonne le plus souvent • **Faculté d'épuration d'autres facteurs plasmatiques « utiles »**, en particulier de la coagulation

5	SURVEILLANCE
SURVEILLANCE DE LA MALADIE	• **L'EVOLUTION** des maladies auto-immunes est d'un **grand POLYMORPHISME,** la maladie pouvant rester **bénigne ou évoluer vers des manifestations viscérales graves** • **SURVEILLANCE CLINIQUE : UN EXAMEN CLINIQUE ET UN INTERROGATOIRE ORIENTE DOIVENT ETRE REGULIEREMENT FAITS :** – **Lupus systémique :** atteinte **rénale** et **neurologique** – **Sclérodermie :** surveillance **cutanée,** complications trophiques périphériques, **pression artérielle** pouvant être le signe d'une atteinte **rénale** – **Syndrome sec de Gougerot-Sjögren,** aires **parotidiennes,** complications **ophtalmologiques** induites par le syndrome sec, manifestations **viscérales extra-glandulaires (atteintes pulmonaires et articulaires)** • **SURVEILLANCE BIOLOGIQUE** (dont la périodicité dépend essentiellement de la clinique) : – **Hémogramme** – **Dosage des paramètres de l'inflammation (VS, CRP, fibrinémie)** – **Ionogramme** – **Enzymes musculaires, LDH** – **Electrophorèse des protéines** – **Etude des fonctions rénale et hépatique et une étude de la protéinurie et du sédiment urinaire** – **Contrôle des auto-anticorps** – **Dosage du complément** • **SURVEILLANCE PAR IMAGERIE OU AUTRES EXAMENS PARACLINIQUES COMPLEMENTAIRES :** – Doit être faite, **selon la maladie auto-immune** – Exemple : il faut vérifier régulièrement l'absence d'hypertension artérielle pulmonaire au cours d'un CREST syndrome grâce à une échographie cardiaque couplée au Doppler cardiaque
SURVEILLANCE DU TRAITEMENT	• **SURVEILLANCE CLINIQUE ET PARACLINIQUE :** – **TOLERANCE** de chaque traitement – **EFFETS INDESIRABLES OU COMPLICATIONS** (diabète ou ostéoporose cortico-induits, insuffisance rénale sous cyclosporine, atteinte ophtalmique sous antipaludéens de synthèse…) – **OBSERVANCE thérapeutique** car ces traitements sont pris **au long cours** – **DEGRE D'IMMUNOSUPPRESSION** de ces patients sous traitement immunosuppresseur par : × Une **numération lymphocytaire avec immuno-phénotypage des lymphocytes circulants** (immunité cellulaire) × Une **électrophorèse des protéines sériques** × Un **dosage pondéral des immunoglobulines** (immunité humorale)

EVALUER LE RETENTISSEMENT SOCIO-PROFESSIONNEL ET PSYCHOLOGIQUE

- **Prise en charge complète à 100% pour MALADIE DE LONGUE DUREE**
- **Maintien d'une ACTIVITE PROFESSIONNELLE** +/- modification du poste de travail (médecin du travail et médecin conseil)
- **ASSOCIATIONS DE MALADES**
- **SOUTIEN PSYCHOLOGIQUE :**
  - Entourage **familial**
  - Prise en charge **psychologique** voire psychiatrique spécifique
  - Traitement antidépresseur parfois

SYNTHESE ET MOTS-CLES

- Le diagnostic des MAI passe par des critères diagnostiques clinico-biologiques à connaître par cœur pour l'ECN.
- Le dosage des ACAN (anticorps antinucléaires) et leur spécificité orientent vers certaines pathologies.
- De même, le dosage des ANCA et la détermination de leur spécificité antigénique sont indispensables au diagnostic de certaines vascularites.
- Traitements : corticothérapie + mesures d'accompagnement.
- En règle générale, l'utilisation des immunosuppresseurs est à réserver aux formes sévères de MAI.

Conférences de consensus - Recommandations

ITEM 188

Année	Source	Titre
2008	HAS	Spondylarthrite grave : guide ALD n°27
2007	HAS	Quelles recherches d'anticorps prescrire dans la maladie cœliaque ?
2007	HAS	Polyarthrite rhumatoïde. Prise en charge en phase d'état.
2006	HAS	Recherche d'anticorps anti-protéines citrullinées

Sujets tombés à l'ECN

ITEM 188

Année	Contenu
2006	Lupus érythémateux disséminé. Syndrome des antiphospholipides. Diagnostic/Bilan biologique. Corticothérapie/mesures associées/surveillance.
2008	Maladie de Crohn chez un adolescent. Diagnostic/signes associés/prise en charge.

ECN EN QUESTIONS ISOLEES

les cahiers d'entraînement pour l'iECN

VG Editions

Toutes les "questions isolées" tombables à l'ECN

QCM ET QROC

- **Un entraînement intensif de chaque item faisant l'objet d'un chapitre pour chacun d'entre eux**
- **Des questions couvrant l'ensemble de la spécialité**
- Une **grille de cotation** accompagnée de **commentaires** permettant d'adopter la **méthode de réflexion des meilleurs de l'ECN** et d'acquérir leurs **astuces**
- Un contenu **conforme aux nouvelles modalités d'examen et au nouveau programme** organisé en Unités d'Enseignement
- Un **coaching personnalisé** pour vous aider à **mieux identifier les zéros, mots-clés et réflexes**
- Des **fiches de synthèse** afin de mieux cibler les éléments QCM à cocher et les mots-clés des QROC

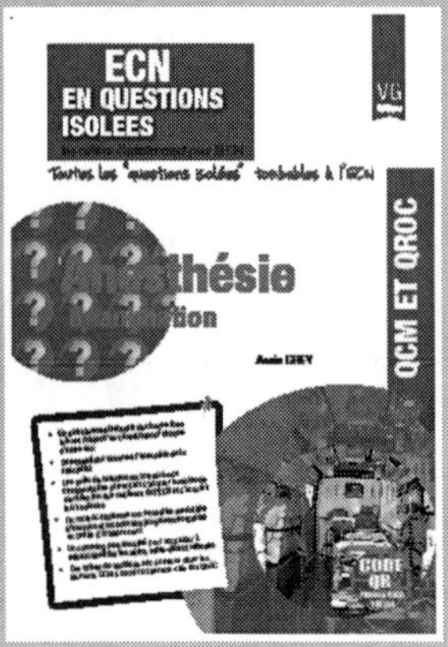

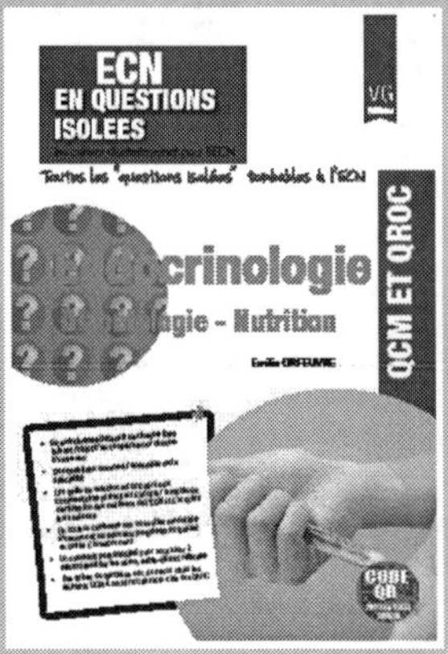

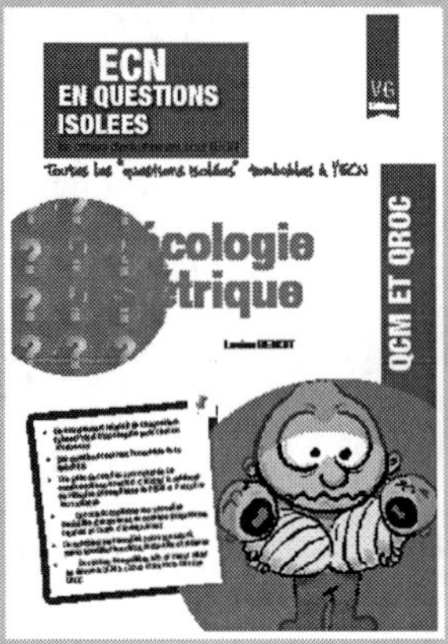

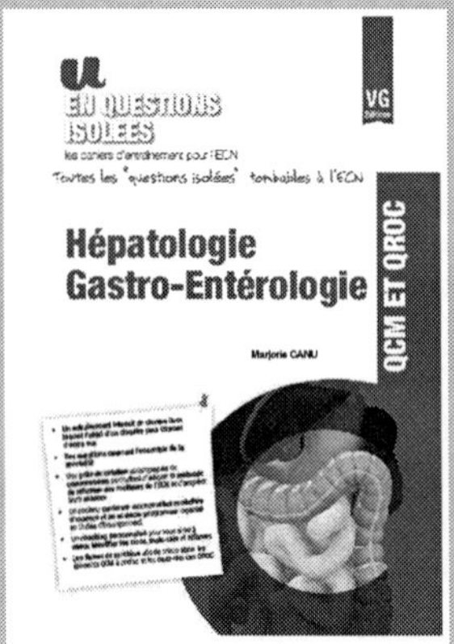

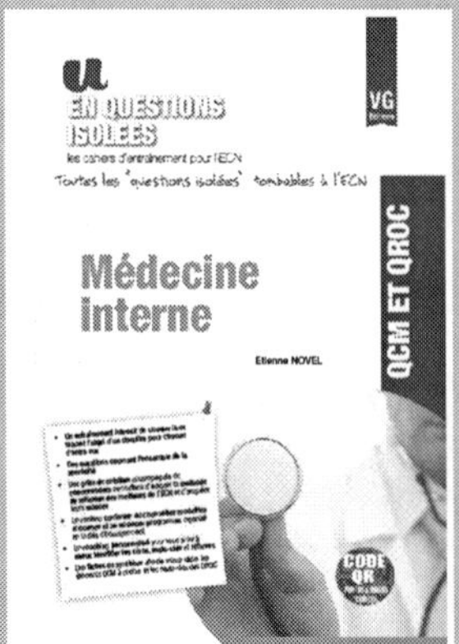

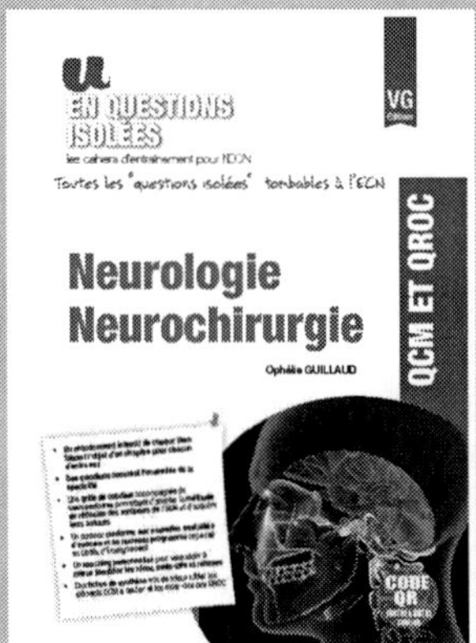

Retrouvez tous les ouvrages de cette collection en scannant ce code

http://www.vg-librairies.com/ecn/qroc-qcm/ue-ecn-en-questions-isolees.html

www.vg-editions.com

VASCULARITES SYSTEMIQUES

Item 189 - UE7

Chapitre 7

OBJECTIFS DE L'ECN

- Connaitre les principaux types de vascularites systémiques, les organes cibles, les outils diagnostiques et les moyens thérapeutiques.

MOTS-CLES

- **Classification de Chapel Hill**
- **ANCA**
- **Granulomatose**
- **Vascularite nécrosante**

Pour mieux comprendre

- Les ANCA sont des anticorps dirigés contre un antigène du cytoplasme des polynucléaires neutrophiles ; ils permettent d'identifier clairement les vascularites des petits vaisseaux.
- La plupart des autres vascularites sont liées à un emballement du système immunitaire par un antigène qui n'a pas encore été identifié, malgré de nombreuses recherches actuelles. Il existe donc une stimulation du système immunitaire innée (maladie de Behcet) puis du système immunitaire adaptatif via les lymphocytes B et plasmocytes (vascularites ANCA +) et/ou T (Horton)
- Les noms des maladies ont été récemment modifiés pour supprimer de facon définitive l'emploi des noms propres dont certains rappelaient les actes et le passé de certains médecins…
- Maladie de Horton = artérite à cellules géantes (ACG)
- Maladie de Wegener = granulomatose avec polyangéite (GPA)
- Maladie de Churg et Strauss = granulomatose éosinophilique avec polyangéite (GEPA)
- Maladie d'Henoch-Schloein = vascularite à IgA

ITEM 189

A INTRODUCTION

Les vascularites systémiques sont un groupe hétérogène de pathologie caractérisée par une atteinte inflammatoire des 3 tuniques composant les vaisseaux. La classification de Chapel Hill de 1994, revue en 2012, permet un regroupement didactique de ces vascularites dites primitives.

Le traitement repose essentiellement dans la plupart des cas sur la corticothérapie associée à un immunossupresseur, mais l'individualisation de cet item dans le nouvel ECN nécessite de s'intéresser aux principes de traitements de chacune des vascularites.

ITEM 189

B CLASSIFICATION

VASCULARITE PRIMITIVE	• **Classification de Chapel-Hill** • Il existe une vingtaine de vascularite primitive, classée selon l'atteinte prédominante des vaisseaux de grande, moyenne et petite taille • Cf schéma ci-dessous • D'autres classifications en fonction de critères anatomocliniques existent, mais sont beaucoup moins didactiques et moins exhaustifs • On distingue classiquement la présence de **nécrose fibrinoide** (média), **d'inflammation des tuniques**, et de **thrombose intra-luminale**.

VASCULARITE SECONDAIRE	**INFECTIONS**	• Hépatite B (à l'origine de PAN secondaire) • Hépatite C (cryoglobulinémie secondaire) – 80% • VIH (<1%) • Viroses diverses : parvovirus B19, EBV… • Bactéries, champignons, parasites incriminés • **ENDOCARDITE INFECTIEUSE** +++ : **TOUT PURPURA FEBRILE IMPOSE LA REALISATION D'HEMOCULTURES ET LA RECHERCHE D'UNE ENDOCARDITE INFECTIEUSE.**
	Hémopathies, tumeurs solides	• Donne des vascularites d' « hypersensibilité » • Purpura vasculaire +/- neuropathies des membres inférieurs • **Hémopathies** >>> cancers solides • Chronologie variable entre l'affection néoplasique et la vascularite : la vascularite peut se révéler, apparaître ou disparaitre dans son cours évolutif ou accompagner ses poussées évolutives
	Vaccinations, désensibilisations	• Causalité non encore prouvée, en cours d'exploration
	Médicaments	• **Vascularite leucocytoclasique** caractérisée par un purpura vasculaire +/- éléments urticariens ou maculo papuleux • Vascularite cutanée limitée • Tout médicaments peut être potentiellement inducteurs… • Mécanisme **d'hypersensibilité de type II ou III** (complexes immuns circulants, maladie sérique…) • Evolution spontanément favorable
	Secondaires aux connectivites	• Vascularite leucocytoclasique ou lymphocytaire • Peut se rencontrer dans toutes les connectivites, mais on retrouve en particulier des vascularites secondaires dont le **lupus, la PR, le SGS**…

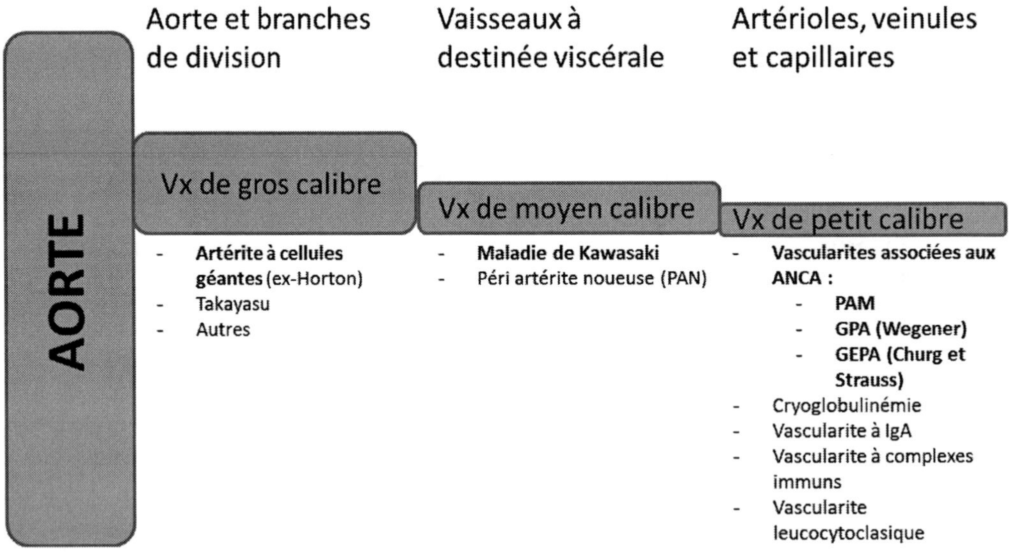

<u>Vascularite sans prédominance de taille :</u>

- Behcet
- Polychondrite atrophiante
- Vascularite du système nerveux central primitive
- Syndrome de Cogan

ITEM 189

C CLINIQUE et PARACLINIQUE

Quand évoquer une vascularite systémique ?	• AEG inexpliquée • Purpura vasculaire infiltré • Nécrose cutanée • Gangrène ou ulcères digitaux • Arthralgies inflammatoires inexpliquées • Myalgies • Mono ou poly neuropathies • Hématurie et protéinurie • Présence d'ANCA ou d'une cryoglobuline • Syndrome inflammatoire inexpliqué
EXAMEN CLINIQUE	• Etat général : perte de poids, fièvre, sueurs, frissons • Dysmorphie : Ehler-Danlos pouvant mimer une vascularite… • Cutanée : purpura, recherche d'ulcères ou cicatrices d'ulcères, … • Cardiovasculaire : pouls périphériques, tension artérielle aux 4 membres, recherche de souffles sur tout les axes vasculaires • Pulmonaire : PNP, dyspnée • Abdomen : souffle vasculaire, hépatosplénomégalie, signes fonctionnels • Neuro : examen des réflexes, signes moteurs ou sensitifs déficitaires, surtout dans le **territoire du SPE,** paires craniennes • ORL : recherche de perte d'acuité auditive, acouphènes, odynophagie… • Ophtalmo : **examen complet avec fond d'œil**+++
BILAN PARACLINIQUE	• Bilan inflammatoire • Bilan rénale avec protéinurie des 24 heures • EPS, dosage pondéral • ANCA • Cryoglobuline • Sérologie virale : **HBV, HCV, VIH** • ETT et hémocultures répétées • Complément et complexes immuns circulants • TDM thoraco abdomino pelvien, +/- PET scan • Biopsie de l'organe atteint : cutanée, rein, foie, digestive, ORL… avec **EXAMEN ANATOMOPATHOLOGIQUE** • **Le reste des examens sont réalisés sur point d'appel clinique ou biologique.**

ITEM 189

D DIAGNOSTICS DIFFERENTIELS

ENDOCARDITE INFECTIEUSE +++	• **TOUTE VASCULARITE SYSTEMIQUE DOIT AVOIR EU DES HEMOCULTURES ET UNE ECHOCARDIOGRAPHIE** • Surtout si contexte fébrile • Mime une vascularite par l'atteinte valvulaire, les localisations septiques secondaires, et les complications vasculaires (occlusions, anévrysmes…)
EMBOLIES MULTIPLES DE CHOLESTEROL	• Diagnostic différentiel très difficile avec la **PAN** +++ • Migration de plaques athéromateuses à partir de l'aorte et des artères de moyen calibres vers la distalité • Sujets agés athéromateux, de sexe masculin, après un geste endovasculaire ou l'introduction d'un traitement anticoagulant. • Clinique : AEG fébrile, syndrome pseudo-grippal peu spécifique, **livédo racemosa**, **ORTEILS POURPRES** +++, atteintes digestives • **AVC** (atteinte du SNC épargnant le SNP +++), **INSUFFISANCE RENALE** avec HTA • Paraclinique : syndrome inflammatoire (50%), hyperéosinophilie (80% des cas) • Diagnostic : Le **FOND D'ŒIL** permet de voir les cristaux, ou recherche par une **biopsie cutanée** en peau lésée +++ • Traitement : soustraction de la source emboligène si possible + prise en charge des facteurs de risques de l'athérosclérose

EMBOLIES CARDIAQUES	• Endocardites non infectieuses • **Endocardites marastiques** (contexte de cancer métastatique ou d'infection par le VIH) • **Myxomes, thrombose auriculaire gauche**
SAPL	• Cf plus loin
AUTRES	• Toxiques (amphétamines, cocaine…) • Iatrogénie • Infection surajoutée • MAT • Scorbut • …

E DIAGNOSTIC ETIOLOGIQUE

VASCULARITE DES GROS VAISSEAUX		• Maladie de Horton et Takayasu • Traitées dans les chapitres correspondants
VASCULARITE DES MOYENS VAISSEAUX		• Maladie de Kayazaki et périartérite noueuse • Traitées dans les chapitres correspondants
VASCULARITE DES PETITS VAISSEAUX	**Granulomatose avec polyangéite**	• Ex-maladie de Wegener • Triade clinique : atteinte ORL / poumon / rein • cANCA + avec spécificité anti-PR3
	Granulomatose éosinophilique avec polyangéite	• Ex-Churg et Strauss • Infiltrat d'éosinophile • pANCA, avec spécifité anti-MPO
	PAM	• Atteinte rénale et neurologique du sujet agé • pANCA, avec spécifité anti-MPO
	Cryoglobuline	• Rechercher virus de l'hépatite C et hémopathies malignes • Cf chapitre correspondant
	Vascularite à IgA	• Purpura rhumatoide de l'adulte • Forme particulière : maladie de Berger avec atteinte rénale exclusive
	Vascularite à complexes immuns	• Exploration du complément et recherche de complexes immuns circulants • Association antigène/anticorps • Proche de l'hypersensibilité de type III selon Gell et Coombs
	Vascularite leucocyto-clasique	• Décrit un aspect histologique avec dégradation de la membrane des globules blancs au sein de la paroi vasculaire • Les noyaux fragmentés des globules blancs forment un semis de poussière nucléaire • Est une forme de vascularite primitive, mais est souvent retrouvée dans les vascularites secondaires (cf.)

F ORGANES CIBLES

GENERALITES	• Par définition, les vascularites systémiques sont ubiquitaires • L'atteinte de certains organes et/ou tissus revêt une importance capitale, par sa fréquence ou par sa GRAVITE • Il existe une prépondérance plus ou moins importante d'organes en fonction de la vascularite concernée, et surtout en fonction de la classification de Chapel-Hill	
ORGANES	PEAU	• **PURPURA VASCULAIRE** • Palpable • LIVEDO inflammatoire • Erythème noueux ou « nouures » • **RISQUE D'EVOLUTION VERS LA NECROSE ET/OU L'ULCERATION**
	ARTICULATIONS	• **Complètement aspécifique** • Le plus souvent, polyarthralgies périphériques des grosses articulations • Quelquefois : arthrite vraie sans germes retrouvé • Epanchement riche en PNN, inflammatoire
	REIN	• **ELEMENT IMPORTANT DU PRONOSTIC** • **GLOMERULONEPHRITE** diffuse, ou segmentaire et focale, isolée ou associée à des lésions de vascularite parenchymateuse
	MUSCLE	• **FREQUENTE MAIS PEU SYMPTOMATIQUE** • Atteinte des artérioles intra musculaires • + indirecte par le biais des multinévrites • Myalgies, impotence fonctionnelle
	POUMON	• **Réseau des artères bronchiques** • Dyspnée asthmatiforme, **hémoptysies voire HEMORRAGIE INTRA ALVEOLAIRE avec pronostic vital engagé**
	SYSTEME NERVEUX	• **CLASSIQUE** • **Localisations périphériques :** multivévrites par lésions des vasa nervorum • **Centrales :** AVC ischémiques et anévrysmes intra-cérébraux
	CŒUR	• **Artériolite épicardique (péricardite)** • **Lésions coronariennes à l'origine d'infarctus** • **L'atteinte des gros troncs est RARE**
	ORL	• Variable en fonction des vascularites • Classique rhinite crouteuse au cours de la granulomatose avec polyangéite • Sinusites chroniques ou a répétition • Intérêt de la tomodensitométrie des sinus en cas de doute diagnostic
	VAISSEAUX	• **En règle générale, tous les vaisseaux peuvent être atteints** • Prépondérance d'atteinte veineuse ou artérielle suivant la vascularite • Tout les troncs peuvent être touchés, expliquant la multiplicité des manifestations cliniques des vascularites

G OUTILS DIAGNOSTICS

ANCA	• Recherche par **IMMUNOFLUORESCENCE** • Présence d'anticorps à la surface des PNN • Deux types en fonction de l'aspect en IF • cANCA (spécificités anti PR3 ou protéinase 3) : très évocateur d'une granulomatose de WEGENER • pANCA (spécificités anti MPO ou myélopéroxydase) : retrouvé dans la maladie de Churg et Strauss et dans la Polyangéite Microscopique • **NON RETROUVE DANS LES AUTRES VASCULARITES**
EXAMEN HISTOLOGIQUE	• **INDISPENSABLE AU DIAGNOSTIC** • PERMET D'AFFIRMER LE DIAGNOSTIC POSITIF ET ETIOLOGIQUE DE LA VASCULARITE • Inflammatoire de la paroi vasculaire : détermine la nature, le calibre des vaisseaux, les mécanismes pathogéniques • **Trois types histologiques essentiels :** - **NECROSANTE** (nécrose fibrinoide) - **GRANULOMATEUSE (infiltrat de cellules géantes)** - **Leucocytoclasique (pas de nécrose ni de cellules géantes)**
RESTE DU BILAN	• **TOUJOURS RECHERCHER LES ATTEINTES D'ORGANES (cf ci-dessus)** ET LES COMPLICATIONS • Le diagnostic de vascularite repose sur un faisceau d'argument et non sur un outil paraclinique particulier

H PRINCIPES DE PRISE EN CHARGE THERAPEUTIQUE

PRINCIPES GENERAUX	• **Corticothérapie** par voie générale • **Immunosuppresseurs** dans les formes graves • **Traitement étiologique** pour les vascularites secondaires • Développement des thérapies ciblées et en particulier du **RITUXIMAB**
CORTICOTHERAPIE	• BOLUS IV : vascularites systémiques SEVERES, sur 3 jours • Puis VOIE ORALE : 1mg/kg/j • **RESPECT DES REGLES DE PRESCRIPTION DES CORTICOIDES** (cf item) • **Poursuite du traitement sur 18 à 24 mois**
IMMUNOSUPPRESSEURS	• **ATTEINTES SEVERES** • Atteinte neurologique centrale, atteinte rénale et/ou digestive • Essentiellement le CYCLOPHOSPHAMIDE IV (cf item) puis relai par voie orale (AZATHIOPRINE, MMF…) • **Consignes associées à l'immunodépression associée**
AUTRES	• **Colchicine** (maladie de BEHCET) • **Echanges plasmatiques** (vascularites sévères) • **IgIV** • …
BIOTHERAPIES	• **RITUXIMAB** (anticorps monoclonal anti CD20 – cf item) qui peut maintenant être utilisé en traitement d'attaque avec les corticoides • **ANAKINRA (anti IL1), TOCILIZUMAB** (anti IL6) à discuter en RCP, en cas d'échappement thérapeutique) • **PLUSIEURS MOLECULES EN VOIE DE DEVELOPPEMENT, mais jamais en traitement de première intention pour l'instant**

SYNTHESE ET MOTS-CLES

SYNTHESE

- UN MOT D'ORDRE : bilan des atteintes d'organes
- Classification de CHAPEL-HILL
- Atteinte pronostic : rein, cœur, SNC
- Traitement : corticothérapie + immunosuppresseurs (CYC) en cas de formes sévères, corticothérapie seule si pas d'atteinte d'organes nobles

Conférences de consensus - Recommandations

ITEM 189

Année	Source	Titre
2007	HAS	Vascularites nécrosantes systémiques, PNDS
2012	GFEV	Groupe d'Etudes Français des Vascularites

Sujets tombés à l'ECN

ITEM 189

Année	Contenu
	Sujet jamais tombé à l'ECN jusqu'à maintenant

Notes personnelles

LUPUS ERYTHEMATEUX DISSEMINE. SYNDROME DES ANTIPHOSPHOLIPIDES

Item 190 - UE 7

Chapitre 8

OBJECTIFS DE L'ECN

- Diagnostiquer un lupus érythémateux disséminé et un syndrome des antiphospholipides

MOTS-CLES

- **ACAN**
- **Anticorps anti-ADN natif**
- **Atteinte rénale**
- **Hydroxychloroquine**
- **SAPL**

Pour mieux comprendre

- Le LED est la MAI la plus connue sur le plan physiopathologique. La présence d'anticorps antinucléaires avec des spécificités variables en fait le prototype des MAI non spécifiques d'organes.
- Si les critères de l'ARA sont indispensables pour l'homogénéisation des critères de classification de la pathologie, la présence de 4 critères sur 11 n'est pas indispensable pour affirmer le diagnostic de LED. Ils peuvent survenir à différents moments au cours de l'évolution de la maladie et doivent donc uniquement constituer une aide pour connaître les principales manifestations clinico-biologiques au cours du lupus.

ITEM 190

A INTRODUCTION

Le LED est une des connectivites les plus fréquentes, caractérisé par la production d'anticorps antinucléaires et dirigés en particulier contre l'ADN double brin. Il s'agit du prototype des maladies auto-immunes non spécifiques d'organes. L'association avec un SAPL est suffisamment fréquente pour justifier un dépistage systématique des APL dans un contexte de patiente lupique.

B PLAN DU CHAPITRE

DEFINITION/PATHOGENIE • Définition • Epidémiologie • Physiopathologie • Diagnostics différentiels **EXAMEN CLINIQUE** • Généralités • Dermatologique • Rhumatologique • Néphrologique • Neuropsychiatrique • Cardiovasculaire • Pneumologique • Hématologique **EXAMENS BIOLOGIQUES** • Examens biologiques spécifiques • Ponction-biopsie rénale • Autres examens **FORMES CLINIQUES** • Grossesse • Lupus induit • Formes associées • Syndrome des antiphospholopides	**EVOLUTION/PRONOSTIC** • Evolution • Facteurs de gravité • Complications • Examens à valeur pronostique **péjorative** **TRAITEMENT** • Traitement préventif • Traitement curatif • Surveillance **SYNDROME DES ANTICORPS PHOSPHOLIPIDES** • Généralités • Etiologies • Clinique • Bilan étiologique • Traitement

C DEFINITION / PATHOGENIE

DEFINITION	• **MALADIE AUTO-IMMUNE SYSTEMIQUE** • De type **CONNECTIVITE** • Terrain : – **Femme (9 cas sur 10)** – **Jeune :** entre 15 et 40 ans – **Sujet de race noire** plus touchée • Caractéristiques : – Production d'**ANTICORPS ANTINUCLEAIRES,** notamment d'**ANTICORPS ANTI-ADN NATIFS** – Important **polymorphisme clinique** marqué essentiellement par des signes : × **Rhumatologiques** × **Dermatologiques** × **Hématologiques** × **Néphrologiques** • Appellation : donnée par l'aspect des lésions de la face, elle vient du latin « lupus = loup » • **Facteurs favorisants et déclenchants :** – **Endogène :** × Déficit en fraction C2 et C4 du complément – **Exogène :** × Œstrogènes, grossesse, médicaments (cf. plus loin), facteurs toxiques (tartrazines…), UV, stress, la responsabilité de certains virus (notamment EBV) est discutée

EPIDEMIOLOGIE	• Prédisposition **génétique :** HLA DR2, DR3 • Prévalence : plus fréquente et plus sévère dans certaines populations : – **Race noire** – Afro-américain – Amérique du Sud – Asie • Incidence : – 20 à 50 cas pour 100.000 habitants – **Connectivite la plus fréquente après le syndrome de Gougerot-Sjögren**
PHYSIO-PATHOLOGIE 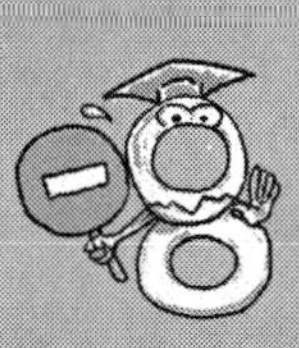 **Pour aller plus loin**	• Présence de **facteurs favorisants ou déclenchants** • Présence d'une hyperactivité du système immunitaire, hormonal et cellulaire • Rôle pathogène des **complexes immuns circulants** (CIC) par complexe ADN/Ac anti-ADN qui s'accumule (notamment au niveau de la membrane basale glomérulaire rénale) • **Déficit de la fonction T-régulatrice** • **Activation polyclonale des lymphocytes B** (anomalie intrinsèque ou défaut de régulation par les lymphocytes T) • Augmentation de **l'apoptose** cellulaire avec relargage massif d'antigènes nucléaires pouvant être à l'origine d'une auto-immunité • **Déficit de l'élimination** et accumulation des produits de dégradatation cellulaire, par déficit en complément ou anomalies du système immunitaire • Exemple : les UV qui endommagent l'ADN des kératinocytes, provoquant une apoptose à l'origine des manifestations **de photosensibilité du lupus**
DIAGNOSTIC DIFFERENTIEL	**Diagnostics différentiels généraux :** • Les **autres connectivites :** – Sclérodermie – Dermato-polymyosite – Syndrome de Gougerot-Sjögren – Syndrome de Sharp • **La vascularite DE MACDUFFIE :** – **Vascularite hypocomplémentémique** – Clinique : × **Lésions urticariennes fixes** × **Arthrites non destructrices** × Atteinte glomérulaire variable – Biologique : × **Hypocomplémentémie importante** × **Effondrement de la fraction C1q, par présence d'anticorps anti C1q** × **Ac antinucléaires généralement absents** **Diagnostics différentiels par organe :** • **Rhumatologique : POLYARTHRITE RHUMATOIDE** – **Atteinte articulaire destructrice** – **Complément normal** – **AC anti-DNA natifs NEGATIFS** • **Dermatologique : LUPUS DISCOIDE** – Evoluant sur un mode purement cutané uniquement – N'évoluant vers un LED que dans moins de 10% des cas • **Cardiologique : ENDOCARDITE SUBAIGUE D'OSLER**

D EXAMEN CLINIQUE

GENERALITES			
	SIEGE DE L'ATTEINTE	**FREQUENCE**	**CLINIQUE**
TYPES D'ATTEINTES	**SIGNES GENERAUX**	Inconstants	• Fièvre • Asthénie, anorexie, amaigrissement
	DERMATOLOGIQUE	80%	Inaugurales dans 25% des cas : • **Erythème lupique du visage** • **Lupus discoïde** • Lésions des faces d'extension • Lésions muqueuses • Lupus subaigu • **Vascularite** • ***Livedo reticularis*** • Alopécie • **Acrosyndrome** • Troubles de la pigmentation
	RHUMATOLOGIQUE	60% à 90%	• Polyarthralgies • **Polyarthrites non érosives non déformantes subaiguës migratrices bilatérales et symétriques (doigt IPP et MCP, poignets, genoux)** • Myalgies, myosite • Ostéonécrose aseptique
	NEPHROLOGIQUE	40-75%	• **Lésions glomérulaires :** – **Syndrome néphrotique impur** – **SNA** – **GNRP** • MAT (microangiopathie thrombotique) • Atteinte tubulo-interstitielle
	NEURO-PSYCHIATRIQUE	15-75%	= Neuro-lupus
	CARDIO-VASCULAIRE	-	**Cardiaques :** • **Péricardite** • **Endocardite de Libman-Sacks (**dépots de complexes immuns sur les valves cardiaques mimant une endocardite infectieuse) • Myocardite • Coronaropathie (iatrogène > spécifique) • Valvulopathie (mitrale > aortique) **Vasculaires :** • **Syndrome de Raynaud** • **Hypertension artérielle** • Artérite lupique • Thromboses artérielles et veineuses (phlébites)
	PULMONAIRE	-	• **Pleurésie sérofibrineuse** • **Pneumonie lupique, fibrose pulmonaire** interstitielle et diffuse • Hypertension artérielle pulmonaire • Hémorragie intra-alvéolaire
	HEMATOLOGIQUE	-	• Adénopathies et splénomégalie • **Cytopénies auto-immunes :** – **AHAI** (IgG + C3) – **+ Thrombopénie = syndrome d'Evans** • Leucopénie (lymphopénie) • **Allongement du TCA (cf. SAPL)**
	OCULAIRE	-	• Episclérite • Rétinopathie

<table>
<tr>
<td>CRITERES DIAGNOSTIQUES DE L'ARA (1997)

Il s'agit de critères de classification et non de diagnostic. Un malade est considéré comme présentant un lupus lorsqu'il satisfait simultanément ou successivement à au moins 4 critères sans limitation du temps d'observation</td>
<td>LA PRESENCE DE 4 CRITERES A UNE SENSIBILITE ET UNE SPECIFICITE DE 96% :
• Rash malaire
• Lupus discoïde
• Photosensibilité
• Ulcérations orales ou nasopharyngées
• Arthrite non érosive touchant au moins 2 articulations périphériques
• Pleurésie ou péricardite
• Protéinurie > 0,5 g/j ou cylindrurie
• Convulsions ou psychose
• Anémie hémolytique :
– Ou leucopénie < 4.000 constatée à 2 reprises
– Ou lymphopénie < 1.500 constatée à 2 reprises
– Ou thrombopénie < 100.000 en l'absence de médicaments cytopéniants
• Désordres immunologiques :
– Ac anti ADN natif
– Ac anti-Sm
– Anticorps antiphospholipidiques (anticardiolipine IgG ou IgM de titre élevé, anticoagulant circulant de type lupique, ou sérologie syphilitique dissociée à 2 reprises)
• Titre anormal de FAN en l'absence de drogues inductrices</td>
</tr>
</table>

<table>
<tr>
<th>1</th>
<th colspan="2">DERMATOLOGIQUE 60 à 80%</th>
</tr>
<tr>
<td rowspan="2">LESIONS SPECIFIQUES</td>
<td colspan="2">• Les lésions cutanées :
– Prédominent sur les zones exposées : photosensibilité fréquente (lucite) dans 15 à 50% des cas
– Sont parfois déclenchées ou aggravées par l'exposition solaire (visage, décolleté, mains)</td>
</tr>
<tr>
<td>ERYTHEME LUPIQUE DU VISAGE</td>
<td>• Aspect :
– MACULES OU MACULO-PAPULES
– ROUGES-VIOLACEES
– CONFLUENTES, EXTENSIVES
– Finement squameuses
– A bordures émiettées
– Rarement prurigineux
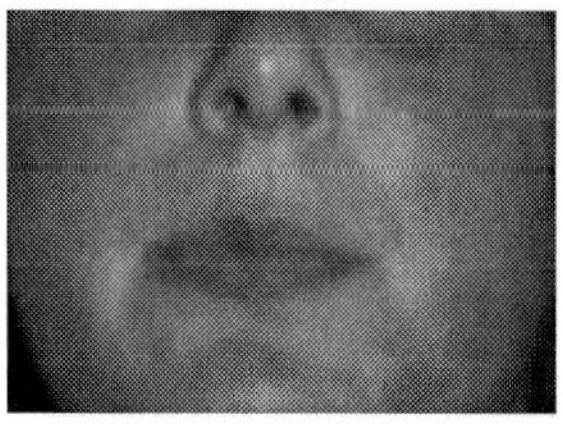
• Siège :
– RACINE DU NEZ S'ETENDANT VERS LES POMMETTES : aspect classique en AILE DE PAPILLON (loup vénitien, « en ailes de chauve-souris » ou en vespertilio : 10 à 50%)
– Parfois plus étendu :
× Atteint : région péri-orbitaire, front
× Respecte : yeux, cuir chevelu, menton et oreilles
– DECOLLETE et membres (paumes, doigts, coudes)</td>
</tr>
</table>

	LUPUS DISCOIDE	• Fréquence : – 10% des cas – Plus fréquent dans les **formes chroniques purement cutanées** • 3 lésions élémentaires : – **Erythème à limites nettes** – **Squames** – **Atrophie séquellaire :** alopécie définitive en plaque • Siège : nez, joues, oreilles, cuir chevelu (laissant souvent une alopécie définitive)
	LESIONS DES FACES D'EXTENSION	• **Lésions érythémateuses des faces d'extension** • Des coudes et des genoux
	LESIONS MUQUEUSES	• Lors des poussées, 1 à 30% des cas • **Atteintes BUCCO-PHARYNGEES :** – **Stomatite diffuse ou localisée :** érythème tacheté du voile – **Ulcérations** de la muqueuse buccale d'allure herpétiforme – Plus rarement lésions discoïdes, perforation de la cloison nasale
	LUPUS SUBAIGU	• Lésions annulaires ou lésions psoriasiformes, lésions viscérales rares
AUTRES MANIFESTATIONS	**VASCULARITE**	• Purpura, nécrose ou urticaire ou thrombotique (5 à 20% des cas)
	LIVEDO RETICULARIS	• Plus rarement aspect de livedo racemosa urticaire, voire lésions urticariennes • **PURPURA INFILTRE, nodules douloureux sous-cutanés, érythème violine des paumes, érythème télangiectasique de la face dorsale des doigts, lésions pulpaires purpuriques à centre blanchâtre, gangrenés punctiformes, ulcères de jambe malléolaires**
	ALOPECIE	• Fréquente lors des poussées avec risque d'alopécie (en plaque ou diffuse, le plus souvent chute modérée des cheveux au brossage quotidien)
	ACROSYNDROME	• Avec parfois **PHENOMENE DE RAYNAUD** (30% des cas), compliqué parfois de troubles trophiques
	TROUBLES DE LA PIGMENTATION	• **Troubles de la pigmentation localisés ou diffus :** hypo, hyperpigmentation
	SYNDROME DES ANTI-PHOSPHOLIPIDES	• ***Livedo*, ulcère veineux pseudo-phlébitique, hémorragie sous-unguéale < 10%**
	ASPECT ANATOMOPATHOLOGIQUE	• Une biopsie en immunofluorescence permet la recherche des dépôts d'immuns complexes (IgG et IgM) et de complément à la jonction dermo-hypodermique en peau lésée si lésions cutanées atypiques

2	RHUMATOLOGIQUE

- **Types d'atteintes :**
  - **Osseuses** et **articulaires**
  - Souvent **inaugurales,** presque **constantes, polymorphes**
  - Siège : **MCP, IPP,** carpe, coude, genou, cheville, rachis respecté (sauf parfois l'étage cervical)
  - Déformations rares liées à une subluxation des tendons des doigts, appelées **rhumatisme de Jaccoud**
- **Radiographies : PAS DE DESTRUCTION** (à la différence de la polyarthrite rhumatoide)

ARTHRALGIES SIMPLES	• **Grosses et petites articulations, INTENSES, MIGRATRICES** (doigts et poignets) dans 25% des cas
POLYARTHRITES AIGUES	• **Migratrices,** simulant un RAA (articulations rouges, chaudes, gonflées, douloureuses)
POLYARTHRITE SUBAIGUE	• **RAREMENT CHRONIQUE, BILATERALE ET SYMETRIQUE, SIMULANT UNE PR, MAIS :** – **PAS DE DESTRUCTION ARTICULAIRE OU D'EROSION OSSEUSE** – **PAS DE SYNOVITE IMPORTANTE** – **ARTHRITE HYPERALGIQUE** – **EPANCHEMENT ARTICULAIRE FREQUENT**
AUTRES MANIFESTATIONS	• **Ténosynovite** des fléchisseurs des doigts (avec ou sans syndrome du canal carpien) : fréquente • **Ostéonécrose aseptique** de la tête fémorale ou de la tête humérale, parfois observée en l'absence de corticothérapie, mais plus fréquente quand il existe un syndrome des antiphospholipides • Rupture tendineuse, favorisée par la corticothérapie (tendon rotulien ; +/- quadricipital, achilléen) • Arthrite septique (1ère cause de mortalité) • Arthromyalgies fonctionnelles ou organiques (myosite)

3	NEPHROLOGIQUE
EPIDEMIOLOGIE	• Généralement absente dans le lupus médicamenteux • **Survenant dans les 1ères années d'évolution** • **Récidive exceptionnelle après transplantation** • **IMPORTANCE PRONOSTIQUE MAJEURE** (2nde cause de mortalité) • Dans les formes sévères, évolution vers une **insuffisance rénale avec HTA :** 10 à 30%
CARACTE-RISTIQUES	• **Type de lésions :** – **Principalement GLOMERULAIRES** – Tubulo-interstitielles – Vasculaires • **Anomalies biologiques urinaires (protéinurie, hématurie, leucocyturie),** parfois véritable syndrome néphrotique
PONCTION-BIOPSIE RENALE	• **Classification :** – **6 STADES** – Par **ORDRE DE GRAVITE CROISSANTE** • **But :** – **Valeur PRONOSTIQUE :** × **CHAQUE CLASSE DE GN LUPIQUE A UN PRONOSTIC DONNE** × **REGRESSION POSSIBLE UNIQUEMENT DES FORMES ACTIVES** – **ORIENTATION THERAPEUTIQUE :** × Le traitement est guidé par le stade de classification • **INDICATIONS : systématique si :** – **ANOMALIE BIOLOGIQUE URINAIRE** (Pu/24 h > 0,5 g/L, hématurie) – **Insuffisance rénale** (30%)

CLASSE	Fréquence	HISTOLOGIE		SOUS-TYPE/ACTIVITE	CORRELATIONS CLINIQUES BIOLOGIQUES	TRAITEMENT/ PRONOSTIC
I	-	**Glomérule NORMAL** (anomalie = 0) Glomérulonéphrite mésangiale minime	O	I-A = normal par toutes les techniques I-B = dépots immuns Ig ou C' en IF	-Asymptomatique -Ou anomalies minimes du sédiment urinaire (faible protéinurie ou hématurie)	-Abstention **-Pronostic excellent**
II	10 à 20%	**Glomérulonéphrite MESANGIALE** isolée Dépôts immuns mésangiaux dans tous les glomérules	**mes**	II-A = expansion matricielle mésangiale II-B = Hypercellularité	Anomalies du sédiment urinaire (50%)	-Abstention **-Pronostic excellent**
III	10 à 20%	**Glomérulonéphrite PROLIFERATIVE** (prolifération **endo-capillaire**) **SEGMENTAIRE** (une partie du floculus) Focale (**< 50%** des glomérules)	**pro cès**	III-A = lésions nécrosantes actives III-B = lésions sclérosantes actives III-C = lésions sclérosantes	-Anomalies du sédiment urinaire, protéinurie > 1g/j **-Syndrome néphrotique impur (30%) et insuffisance rénale modérée,** HTA -SNA	**-TRAITEMENT CT + IS** si lésions actives en fonction du degré de l'atteinte -Pronostic correct -20% passent en classe IV
IV	50%	**Glomérulonéphrite PROLIFERATIVE** (prolifération **endo-capillaire +/- extra-capillaire** après vascularite nécrosante **DIFFUSE** (**> 50% des glomérules** sont atteints en MO) Dépôts sous-endothéliaux extensifs	**disent**	IV-A = sans lésion segmentaire IV-B = avec lésions nécrosantes actives IV-C = avec lésions sclérosantes actives IC-D = avec lésions purement sclérosantes globales	**-Syndrome néphrotique impur (60%)** et insuffisance rénale -GNRP de type II -SNA	**-LA PLUS FREQUENTE, LA PLUS SEVERE** **-TRAITEMENT SYSTEMATIQUE CT + IS** **-75% DE SURVIE RENALE A 5 ANS**
V	10 à 20%	**Glomérulonéphrite EXTRA-MEMBRANEUSE** Dépôts membraneux sans prolifération cellulaire	**extra**	V-A = pure V-B = associée à des lésions de classes II/III/VI	-Syndrome néphrotique (50%) -Insuffisance rénale rare	-Pronostic assez bon -Traitement non systématique
VI	10%	**Glomérulonéphrite SCLEROSANTE AVANCEE** Plus de 90% des glomérules sont le siège d'une sclérose globale	**S**		**-Insuffisance rénale chronique sévère, constante**	-Traitement spécifique inutile à ce stade -PEC de IRC

Moyen mnémotechnique : « O mes procès disent extra S »

4	NEUROPSYCHIATRIQUE
• Survient dans 40% des cas (15 à 75%) et peut être révélatrice de la maladie • **Spécifique de la maladie ou secondaire à des complications :** – **Thrombotiques** – **Hémorragiques** – **Iatrogènes (corticoïdes)**	
NEUROLOGIQUES « NEURO-LUPUS »	• **CEPHALEES** et **migraines** (le plus fréquemment) • **CRISES COMITIALES :** – Surtout généralisées, plus rarement localisées – Pouvant précéder de plusieurs années les autres manifestations et posant alors le problème d'un lupus induit par les anti-comitiaux • **Syndromes focaux** (mono-, hémi- voire paraplégie) : – Secondaires à des infarctus ou des hémorragies cérébraux – **ELIMINER UNE THROMBOPHLEBITE SECONDAIRE A UN SYNDROME DES ANTIPHOSPHOLIPIDES** • **Syndrome méningé :** – Le plus souvent **méningite lymphocytaire aseptique** – **TOUJOURS ELIMINER UNE MENINGITE INFECTIEUSE**
PSYCHIATRIQUES	• **SIGNES POLYMORPHES :** – Aiguës (confusion, délire) – Chroniques (dépression, psychose, démence) • Posent des **problèmes étiologiques :** – Neuro-lupus ? – Secondaire au traitement (corticothérapie) ? – Réactionnel à la maladie lupique ?
AUTRES	• Atteinte neurologique périphérique • Vascularite cérébrale • Mouvements anormaux (chorée, hémiballisme) • Troubles de la conscience • Syndromes encéphalitiques : torpeur, comitialité, déficits centraux marquant la gravité de l'atteinte

5	CARDIOVASCULAIRE	
CARDIAQUE	**PERICARDITE**	• **Manifestation cardiologique LA PLUS FREQUENTE** (30%) • **SEROFIBRINEUSE** ou séro-hématique • Volontiers **récidivante** • Se complique exceptionnellement de tamponnade
	ENDOCARDITE DE LIBMAN-SACKS	• **Atteinte corrélée avec ancienneté du lupus et présence d'Ac anticardiolipines IgG** • **Végétations** de petite taille à la base des valves du cœur gauche • Souvent muette cliniquement, **diagnostic échographique** • **RISQUE DE GREFFE OSLERIENNE**
	MYOCARDITE	• **Rare** • Multifactorielle : artérite coronarienne, inflammation myocardique mais aussi rôle de l'HTA et de la rétention hydrosodée • **Peut entraîner des troubles du rythme ou de la conduction,** voire une insuffisance cardiaque globale
	CORONAROPATHIE	• **INSUFFISANCE CORONARIENNE :** surtout secondaire à l'hypertension artérielle et à l'athérome, eux-mêmes favorisés par la corticothérapie
VASCULAIRE	**SYNDROME DE RAYNAUD**	• 20% des cas • Pouvant précéder les autres manifestations de plusieurs années
	HYPERTENSION ARTERIELLE	• Le plus souvent **SECONDAIRE A UNE ATTEINTE RENALE OU A LA CORTICOTHERAPIE PROLONGEE** • Parfois spécifique
	ARTERITE LUPIQUE	• Peut toucher tous les territoires, mais artères distales plus que gros troncs • Parfois mésentérique (perforation, pancréatite)
	THROMBOTIQUES	• **THROMBOSES VEINEUSES ET ARTERIELLES :** – Principalement dues à la **présence d'AC ANTICOAGULANTS CIRCULANTS**

6	PNEUMOLOGIQUE
PLEURESIE SEROFIBRINEUSE	• Manifestation pleuro-pulmonaire **la plus fréquente** (30%) • Souvent **associée à la péricardite lupique** • Volontiers **récidivante**
ATTEINTE PARENCHYMATEUSE	• **Pneumonie lupique : asymptomatique** ou avec toux, dyspnée • Et la **fibrose interstitielle diffuse** sont plus rares
HYPERTENSION ARTERIELLE PULMONAIRE	• Exceptionnelle (< 1% des cas) • Doit faire **rechercher des PHENOMENES THROMBO-EMBOLIQUES SECONDAIRES A DES AC ANTICOAGULANTS CIRCULANTS**

7	HEMATOLOGIQUE
CLINIQUE	• **ADENOPATHIES surtout CERVICALES** (20-60%) : surtout chez l'enfant. A l'histologie : hyperplasie folliculaire bénigne • **Splénomégalie** modérée, rare (10-20%)
NUMERATION FORMULE SANGUINE	• **ANEMIE :** signe le plus constant : – Soit **INFLAMMATOIRE** (le plus souvent) – Soit **HEMOLYSE AUTO-IMMUNE : Coombs +, IgG ou IgG + complément** – Soit **insuffisance rénale chronique, érythroblastopénie, micro-angiopathie thrombotique** • **Leucopénie fréquente,** modérée : – Lymphopénie surtout T – Neutropénie isolée plus rare • **Thrombopénie périphérique :** – **Corticodépendante** – Liée à la présence d'**ANTICORPS ANTI-PLAQUETTES** – **SYNDROME D'EVANS : AHAI + PTAI**
HEMOSTASE	• Association fréquente avec des **anticorps anti-phospholipides** • **ANTICOAGULANT CIRCULANT :** le plus souvent **ANTIPROTHROMBINASE** – **ALLONGEMENT DU TCA NON CORRIGE PAR L'ADJONCTION DE PLASMA TEMOIN** – Fréquence accrue de **THROMBOSES ARTERIELLES ET/OU VEINEUSES**

ITEM 190

E EXAMENS BIOLOGIQUES

1	EXAMENS BIOLOGIQUES SPECIFIQUES
HEMATOLOGIE	• **Leucopénie :** – Avec lymphopénie (Ac antilymphocytes) – Avec ou sans neutropénie • **Thrombopénie :** – Périphérique – Auto-immune (intérêt du test de Coombs plaquettaire ou test de Dixon) • **Anémie :** – Surtout **inflammatoire** – Parfois **hémolytique auto-immune** (intérêt du test de Coombs direct et indirect) – Plus rarement secondaire à l'**insuffisance rénale chronique**

HEMOSTASE	• **TCA ELEVE NON CORRIGE PAR L'ADJONCTION DE PLASMA TEMOIN EN CAS D'AC ANTICOAGULANTS DE TYPE LUPIQUE**
SYNDROME INFLAMMATOIRE	• Vitesse de sédimentation : – Elevée au cours des poussées – Liée à une hypergammaglobulinémie polyclonale faite surtout d'IgG • **CRP :** – **PEU ELEVEE AU COURS DES POUSSEES** – **UNE FORTE ELEVATION DOIT FAIRE RECHERCHER UNE COMPLICATION INFECTIEUSE (classique dissociation VS-CRP dans les poussées lupiques** avec VS élevée et CRP normale/basse) – Une CRP élevée au cours du lupus évoque : × Infection × Atteinte séreuse lupique × Polyarthrite lupique • Augmentation polyclonale des immunoglobulines • Hyper $\alpha 2$-globulinémie • Cytopénie périphérique (anémie hémolytique, lymphopénie, neutropénie, thrombopénie) très évocatrice. Il existe des formes sévères (cytopénie profonde parfois combinée : syndrome d'Evans = anémie hémolytique + thrombopénie)
COMPLEMENT	• **HYPOCOMPLEMENTEMIE** liée à : – Soit l'**ACTIVITE DE LA MALADIE** (baisse des fractions C3 et C4, CH50) – Soit un **DEFICIT CONGENITAL** en C4 ou en C2 (prédisposition au lupus)

AUTO-ANTICORPS NUCLEAIRES **FAN**	**FAN INSOLUBLES**	**α anti-DNA natif**	**MEILLEUR MARQUEUR BIOLOGIQUE DU LUPUS,** en terme de sensibilité et spécificité **ASSOCIATION HYPOCOMPLEMENTEMIE + AC ANTI-DNA NATIFS POSITIFS** **= SPECIFICITE DE 100%**
		α anti-histone	Evocateur du **lupus induit** par les médicaments (β-bloquant, isoniazide, anticonvulsivants)
		α anti-substance P ribosome	Précoce et évocateur de **neuro-lupus**
	Anticorps anti-antigène nucléaire **SOLUBLE = αENA**	**α anti-Sm**	Très spécifique mais peu sensible (20% des cas)
		α anti-SSA (Ro)	Peu sensible (30% des cas) Plus spécifique du **SGS** + Role pathogène dans le lupus néonatal
		α anti-SSB (La)	Peu sensible (5% des cas) Plus spécifique du **SGS**
		Anticorps anti-RNP (ribonucléoprotéine)	Peu sensible (30% des cas) Plus spécifique des **connectivites mixtes (Sd de Sharp)**

ANTICORPS ANTI-PHOSPHOLIPIDES (40%)	**Anticardiolipines**	**Sérologie syphylitique dissociée** faussement positive avec **VDRL +** (utilise l'Ag cardiolipidique) et **TPHA -**
	Anti-β2 GPI (GlycoProtéine 1)	SAPL (cf. plus loin)
	Anticoagulant circulant de type lupique **antiprothombinase**	Anticorps dirigé contre le complexe activant la thrombine et empêchant l'action pro-coagulante des lipides menbranaires **TCA ALLONGE NON CORRIGE PAR LE PLASMA TEMOIN** = présence d'un anticoagulant circulant lupique (antiprothrombinase ou anti-VIII)
FACTEUR RHUMATOIDE	Différentes techniques	Peu sensible (30 à 40% des lupus), peu spécifique

2	AUTRES EXAMENS
	SYSTEMATIQUES
ECG	• **Troubles du RYTHME ou de la CONDUCTION** • Devant faire évoquer une atteinte myocardique et devant faire réaliser une échographie cardiaque en fonction de la symptomatologie
BILAN RENAL	• **ECBU :** recherchera une infection urinaire associée • **Urée, créatinémie, protéinurie des 24 h** (si présence de signes biologiques d'atteinte rénale)
BILAN HEPATIQUE	• **ASAT, ALAT, γGT, PAL** (recherche d'hépatite auto-immune)
RADIOGRAPHIE PULMONAIRE	• **Epanchements** pleuraux • **Infiltrats** bilatéraux non systématisés • Atélectasies en bande • Pneumopathie infectieuse
BILAN THYROIDIEN	• **TSH**

	FONCTION DU CONTEXTE
BILAN PULMONAIRE	• **TDM thoracique :** – En coupes fines – Précise des anomalies dépistées à la radiographie pulmonaire • **EFR :** – En cas de dyspnée – Diminution de la DLCO en cas de syndrome interstitiel
BILAN OSSEUX	• **Radiographies osseuses :** – En cas d'atteinte ostéo-articulaire – Montreront l'absence de destruction ostéo-articulaire et les signes d'ostéonécroses aseptiques • **IRM :** – Permet un diagnostic plus précoce – Mais ne doit être pratiquée qu'en cas de signes d'appel
BILAN CEREBRAL	• **IRM cérébrale :** – Pratiquée en cas d'atteinte neuropsychiatrique – Recherche des hyper-signaux T2 de la substance blanche dans le cadre d'Ac anticoagulant circulant • **EMG :** – Neuropathies périphériques – Atteintes myogènes

BILAN OPHTALMOLOGIQUE	• Examen ophtalmologique **COMPLET, BILATERAL ET COMPARATIF**
BIOPSIE CUTANEE 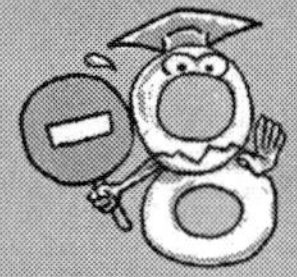 Pour aller plus loin	• Histo standard : – Lésions épidermiques et dermiques – Atrophie du corps muqueux – Infiltrat lymphocytaire périvasculaire • Immunofluorescence directe : – Lupus Band test – Sur peau saine non exposée + peau pathologique : fluorescence de la jonction dermo-épidermique (dépôts IgG + compléments), inconstante mais très évocatrice

ITEM 190

F FORMES CLINIQUES

GROSSESSE	• **2 RISQUES PRINCIPAUX :** – **MATERNEL :** × **POUSSEE LUPIQUE GRAVE** en début et en fin de grossesse ou dans le *post-partum* chez la mère × **TOXEMIE GRAVIDIQUE** (éclampsie) **favorisée par la présence d'anticorps antiphospholipides** (rôle favorisant des œstrogènes) – **FŒTAL :** × **AVORTEMENT SPONTANE** secondaire : → Au mauvais contrôle du lupus → Et/ou à l'existence d'un syndrome des antiphospholipides × **LUPUS NEONATAL (Anticorps anti-SSA et SSB)** × Prématurité × Souffrance fœtale × Mortalité périnatale : BAV congénital par myocardite fœtale (présence d'Ac anti-SSA ou anti-SSB chez la mère) × Hypotrophie fœtale liée à des phénomènes vasculaires et parfois une corticothérapie excessive • **CONDUITE A TENIR SI DESIR DE GROSSESSE :** – **La grossesse NE DOIT PAS ETRE CONTRE-INDIQUEE** – Mais elle ne peut être proposée qu'**APRES 6 MOIS DE QUIESCENCE DU LUPUS, AVEC UN BILAN RENAL NORMAL** – Elle nécessite une **surveillance stricte et régulière** • **TRAITEMENTS DE FOND :** – **CORTICOTHERAPIE :** elle nécessite une surveillance renforcée : × Maternelle (ex. : diabète gestationnel) × Fœtale (ex. : infection néonatale) – **ANTIPALUDEENS DE SYNTHESE :** × Autorisés, et même ne doit pas être arrété sous peine de risque de poussée lupique × L'hydroxychloroquine (Plaquénil®) est préféré à la chloroquine (Nivaquine®) – **IMMUNOSUPPRESSEURS :** × Contre-indiqués Seul l'azathioprine peut être utilisé en cas de nécessité

<table>
<tr><td>GROSSESSE</td><td>

- **EN CAS DE PRESENCE D'AC DE TYPE ANTIPHOSPHOLIPIDES :**
  - × **HEPARINE NON FRACTIONNEE**
  - × **ASPIRINE A DOSE ANTI-AGREGANTE**
  - × **PAS D'AVK PENDANT LE 1er TRIMESTRE ET LA FIN DE LA GROSSESSE**

• **SURVEILLANCE :**
- Surveillance **clinique et biologique mensuelle** pendant la grossesse :
  - × Maternelle (clinique et biologique)
  - × **Fœtale** chez les patientes avec **anticorps anti-Ro/SSA par une échocardiographie**

• **ACCOUCHEMENT :**
- Le **risque de LED néonatal est directement lié à la présence d'Ac anti-Ro/SSA chez la mère**
- Le LED néonatal :
  - × En l'**absence d'anti-Ro/SSA,** se manifeste essentiellement par une atteinte cutanée qui sera spontanément régressive lors de l'élimination des Ac maternels
  - × Par contre, la **PRESENCE D'AC ANTI-Ro/SSA** expose à la survenue d'atteintes cardiaques avec surtout des **BLOCS AURICULO-VENTRICULAIRES QUI NE SONT PAS REGRESSIFS ET NECESSITENT LA POSE D'UN STIMULATEUR CARDIAQUE**

• **ALLAITEMENT :**
- Il est généralement **autorisé sauf** en cas de traitement par :
  - × **Immunosuppresseurs**
  - × **AINS**
- Les antipaludéens de synthèse :
  - × Ne constituent pas une contre-indication

Mais ils peuvent entraîner des anomalies rétiniennes chez l'enfant
</td></tr>
<tr><td>LUPUS INDUIT</td><td>

• **Principaux médicaments incriminés :**
- Antihypertenseurs : acébutolol (Sectral®) et plus généralement les bêtabloquants, hydralazine (Apressoline®)
- Anticonvulsivants : phénytoïne (Di-Hydan®, Solantyl®), éthosuximide (Zarontin®), carbamazépine (Tégrétol®)
- Antibiotiques : isoniazide (Rimifon®), minocycline (Mynocine®)
- Anti-arythmiques : procaïnamide (Pronestyl®), quinidine (Quinine®)
- Divers : chlorpromazine (Largactil®), D-pénicillamine (Trolovol®), IFN (Introna®, Laroféron®, Roféron®), IFN (Imukin®), propylthio-uracile (Basdène®), sulfasalazine (Salazopyrine®)

• **Symptomatologie :**
- Début à un **âge plus tardif, prédominance féminine moins marquée**
- Facteurs **génétiques :** HLA DR4, phénotype acétyleur lent
- Signes généraux variables, manifestations rhumatologiques, pleuro-pulmonaires et/ou péricardiques
- **ATTEINTE RENALE ET NEUROLOGIQUE EXCEPTIONNELLE : PRONOSTIC FAVORABLE**
- **Disparition des signes en quelques jours à QUELQUES SEMAINES A L'ARRET DU MEDICAMENT**

• **Biologie :**
- **TAUX ELEVE DE FAN** (aspect homogène)
- Absence habituelle d'Ac anti-ADN natif, d'anticorps anti-ECT (antigènes nucléaires solubles) et d'hypocomplémentémie
- **AC ANTI-HISTONE** fréquents, caractéristiques de l'origine médicamenteuse
</td></tr>
</table>

FORMES ASSOCIEES	• **Déficit en complément, en IgA** • **Syndrome de Sharp :** – **Connectivite mixte : lupus + sclérodermie** – Signes cliniques : arthrite, syndrome de Raynaud, myalgies, doigts boudinés, atteintes viscérales notamment œsophagiennes associées à l'anticorps anti-DNA • Gougerot-Sjögren • Thyroïdite d'Hashimoto • Maladie de Basedow • Myasthénie…
SYNDROME DES ANTI-PHOSPHOLIPIDES (APL)	**Cf. ci-après**

ITEM 190

G EVOLUTION - PRONOSTIC

EVOLUTION	• **Mode d'évolution :** – Par **POUSSEES SUCCESSIVES ENTRECOUPEES DE REMISSIONS** – **2 phases :** × **5 premières années :** fréquence des **MANIFESTATIONS VISCERALES GRAVES** × **Après les 5 premières années :** → **DIMINUTION CLASSIQUE DE L'ACTIVITE** de la maladie au fil des ans avec parallèlement apparition des complications iatrogènes et cardiovasculaires → Stade terminal : **au stade de l'insuffisance rénale chronique nécessitant une dialyse, le lupus est généralement devenu calme. Après transplantation rénale, les poussées sont rares** • **GRAVITE VARIABLE :** – **SELON LES INDIVIDUS** en allant de **formes paucisymptomatiques cutanéo-articulaires aux atteintes multi-viscérales parfois mortelles** – **CHEZ UN INDIVIDU DONNE** puisque la maladie pourra **alterner des poussées évolutives et des moments d'accalmie** • **Facteurs pouvant influencer le cours de la maladie :** – **Hormonaux :** maximum d'activité en période d'activité génitale, risque de poussée pendant la grossesse, amélioration fréquente lors de la ménopause – **Médicaments, infections, exposition solaire** • **Mortalité :** – Elle a **diminué** ces dernières années – La survie à 10 ans dépasse aujourd'hui les 90% : × Les principales causes de décès à moyen terme sont les complications de la maladie, (atteintes rénales, neurologiques et cardiovasculaires surtout), les infections et les complications iatrogéniques × Les décès tardifs sont exceptionnellement dus à la maladie mais sont iatrogéniques (avec importance des effets métaboliques et cardiovasculaires des corticoïdes)

FACTEURS DE GRAVITE	• **Atteinte RENALE sévère** (néphropathie proliférative, diffuse de type IV OMS) • Atteinte **cardiaque** • Atteinte **neurologique centrale** • Vascularité systémique • **SYNDROME DES ANTIPHOSPHOLIPIDES** • Cytopénie sévère (thrombopénie, leucopénie, anémie hémolytique) • Utilisation prolongée et/ou répétée de fortes doses de CORTICOIDES et d'IMMUNOSUPPRESSEURS
COMPLICATIONS	• **Liées à l'ATTEINTE VISCERALE (conditionnant le pronostic) :** – **Insuffisance RENALE chronique** – **CEREBRO-VASCULAIRES** – **CARDIOPULMONAIRES** • **Liées au TRAITEMENT :** – Complications de la **CORTICOTHERAPIE** au long cours – Complications des **IMMUNOSUPPRESSEURS :** infections... **GROSSESSE A RISQUE :** – **MATERNEL :** × **POUSSEE LUPIQUE GRAVE** en début et en fin de grossesse ou dans le *post-partum* chez la mère × **TOXEMIE GRAVIDIQUE** (éclampsie) **favorisée par la présence d'anticorps antiphospholipides** (rôle favorisant des œstrogènes)
COMPLICATIONS	– **FŒTAL :** × **AVORTEMENT SPONTANE** secondaire : → Au mauvais contrôle du lupus → Et/ou à l'existence d'un syndrome des antiphospholipides × **LUPUS NEONATAL (Ac anti-SSA)** × Prématurité × Souffrance fœtale × Mortalité périnatale : BAV congénital par myocardite fœtale (présence d'Ac anti-SSA ou anti-SSB chez la mère) × Hypotrophie fœtale liée à des phénomènes vasculaires et parfois une corticothérapie excessive
EXAMENS A VALEUR PRONOSTIQUE PEJORATIVE	• **BANDELETTE URINAIRE :** – **PROTEINURIE : GLOMERULOPATHIE** – **HEMATURIE : LESIONS NECROSANTES ACTIVES** • **HYPOCOMPLEMENTEMIE C3 : signe l'aspect évolutif, poussée**

H TRAITEMENT

1	TRAITEMENT PREVENTIF
MESURES GENERALES	• **Evitement des FACTEURS DECLENCHANTS :** – **Exposition solaire** – **Contraception œstrogénique** • **Prévention de l'ATHEROME** en éliminant les facteurs de risque associés (cholestérol, tabac, HTA, diabète…) • **Prévention des complications de la corticothérapie** en particulier l'ostéoporose cortisonique • Mesures en cas d'utilisation du **cyclophosphamide (Endoxan®) :** – Risque **néoplasique** secondaire en cas de forte dose cumulée (> 40 g total) – Risque de **toxicité uro-épithéliale** justifiant l'injection d'un protecteur vésical (Uromitexan®) – Risque de **stérilité** chez la jeune fille : × **Blocage hormonal** de l'ovulation × **Cryoconservation** des ovules
CONTRA-CEPTION	• **CONTRE-INDIQUES :** – **STERILET :** × Risque infectieux × Efficacité diminuée par la corticothérapie et les AINS – **ŒSTROPROGESTATIFS** (certains utilisent cependant des œstroprogestatifs faiblement dosés dans des lupus inactifs ou stables en l'absence d'Ac antiphospholipides) – **Progestatifs norstéroïdes normodosés :** risques vasculaires – +/- Progestatifs microdosés : hyperœstrogénie relative • **INDICATIONS :** – Procédés **MECANIQUES** (stérilet contre-indiqué car risque infectieux) – **PROGESTATIFS MICRODOSES EN CONTINU : lévonorgestrel Microval®** – **PROGESTATIFS DE SYNTHESE : chlormadinone Lutéran 5®** • **En cas de MEDICAMENTS TERATOGENES (CYC, MTX, thalidomide) :** – **CONTRACEPTION INDISPENSABLE**

2	TRAITEMENT CURATIF
OBJECTIFS	• **A court terme :** – Améliorer le **confort quotidien** – **Préserver les fonctions vitales** au cours des poussées graves • **A moyen terme :** – **Prévenir les poussées** – S'opposer à l'évolution possible des atteintes graves – Prévenir l'atteinte **vasculaire** et **thrombotique** – Préserver la **qualité de vie** et l'insertion socioprofessionnelle • **A long terme :** – Soutien **psychologique** – **Limiter les séquelles** de la maladie – **Limiter les effets délétères des traitements** – **Eviter l'exposition solaire** – « Endormir » voire guérir la maladie

MODALITES THERAPEUTIQUES	LUPUS QUIESCENT	**Surveillance simple**
	FORME MINEURE CUTANEO-ARTICULAIRE OU BENIGNE	• **Antimalariques de synthèse** (antipaludéen de synthèse) : **SYSTEMATIQUE** – **PLAQUENIL® :** 400 mg/j – Efficacité jugée au bout de 3 mois minimum • Signes **articulaires** persistants : **prednisone** à 10 mg/j, **infiltrations de corticoïdes** voire synoviorthèses • Signes **cutanés** persistants : **corticoïdes locaux,** dapsone, thalidomide, rétinoïdes…
	FORME VISCERALE De gravité moyenne Lupus évolutif sans menace viscérale majeure	• **CORTICOTHERAPIE A DOSES MOYENNES :** – **Mode de traitement :** × 0,5-1,5 mg/kg/j × Traitement d'attaque : 6 semaines à 3 mois × Puis diminution progressive de 10% tous les 8-15 jours × Sevrage toujours précédé de l'exploration de l'axe hypothalamo-hypophyso-surrénalien – **Mesures associées** à la corticothérapie : × **Régime** associé : pauvre en sel, en sucres d'absorption rapide, riche en protides × Apports **potassiques :** DiffuK® × Pansements **gastriques** anti-acides si besoin × Prévention de l'**ostéoporose :** calcium, vitamine D × Dépistage et **traitement des foyers infectieux latents** • **Antimalariques de synthèse** (antipaludéen de synthèse) : – **PLAQUENIL® :** 400 mg/j – Associés à la corticothérapie • **+/- Azathioprine (IMUREL®) :** – Associée à la corticothérapie • **EN CAS DE POUSSEE GRAVE : BOLUS IV DE METHYLPREDNISOLONE-SOLUMEDROL®, 1 g en 60 mn 3 jours de suite puis relais *per os***
	FORME VISCERALE AVEC RISQUE VITAL De gravité sévère IMMUNO-SUPPRESSEURS	• **Les immunosuppresseurs sont indiqués en cas de :** – **CORTICODEPENDANCE** – **FORME VISCERALE GRAVE OU SEVERE AVEC RISQUE VITAL : ATTEINTE RENALE, NEUROLOGIQUE, CARDIAQUE, HEMATOLOGIQUE** • **CORTICOTHERAPIE A FORTES DOSES** (1 à 2 mg/kg/j) associée à : – **CYCLOPHOSPHAMIDE-ENDOXAN®** en traitement d'**induction** – Azathioprine-**Imurel®** en traitement d'**entretien** • Acide mycophénolique **Cellcept® dans les formes rénales sévères** et les cas rebelles (discuté dans le traitement **d'induction et d'entretien**)
		• **EN CAS DE POUSSEE GRAVE : BOLUS IV DE METHYLPREDNISOLONE-SOLUMEDROL® : 1 g en 60 mn 3 jours de suite puis relais *per os***
	TRAITEMENTS ASSOCIES	• **Mesures associées à la corticothérapie** • **Bactrim® (prophylaxie pneumocystose) si CD4 < 500/mL** • **IEC ou ARA2 précocement si protéinurie > 0.5 g/j** • **Statine si LDLc > 1 g/L**
	THROMBOPENIE PERIPHERIQUE	• **Corticothérapie** • En cas de corticorésistance : **danazol, vinblastine, cyclophosphamide, splénectomie** • **Perfusions d'Ig efficaces à court terme**

	SYNDROME DES ANTI-PHOSPHOLIPIDES	• Correction des **facteurs de risque cardiovasculaires** • **ANTICOAGULATION :** – **PREVENTION PRIMAIRE : ASPIRINE** – **PREVENTION SECONDAIRE : AVK AVEC OBJECTIFS INR** × SAPL veineux INR 2.5-3 × SAPL artériel : INR 3-3.5 – **En cas d'héparine : surveillance sur l'héparinémie ou anti-XA** (car TCA déjà spontanément allongé) • **GROSSESSE encadrée :** – **Aspirine jusqu'au 8ème mois de grossesse** – **AVK TERATOGENE donc relais par héparine** • Statines • Dans les cas rebelles : utiliser les immunosuppresseurs IV polyvalents
	GROSSESSE	• **Pour débuter une grossesse dans de bonnes conditions :** – **MALADIE EQUILIBREE DEPUIS > 6 MOIS** – **BONNE FONCTION RENALE** • **PREVENTION THROMBOTIQUE INDISPENSABLE :** – **ANTI-AGREGANTS PLAQUETTAIRES** – **ANTICOAGULANT = HEPARINE AU 1er ET 3ème TRIMESTRE, AVK AU 2ème** • **TRAITEMENT DE FOND NON FŒTOTOXIQUE (cf. tableau ci-dessous)** • Grossesse **encadrée :** – **Programmée** – **Surveillée : pluridisciplinaire** (interniste et gynécologue) – De façon **régulière**

TRAITEMENT		TERATOGENE = CONTRACEPTION
ANTI -INFLAMMATOIRES IMMUNOMODULATEURS Atteintes cutanéo-articulaires	**Aspirine ou AINS**	-
	Corticoïdes	-
	APS = Plaquenil®	-
	Thalidomide® (formes cutanées pures)	+
IMMUNOSUPPRESSEURS Atteintes viscérales	**CYC = Endoxan®**	+
	AZA = Imurel®	-
	Mycophénolate mofétil Cellcept®	+
	Méthotrexate (formes articulaires résistantes)	+
	Anti-CD20 **(évaluation en cours)**	+/-

3	SURVEILLANCE
CLINIQUE	• **La surveillance clinique :** – Doit être **régulière** – Doit être **multidisciplinaire** en fonction des atteintes ou de la survenue d'une grossesse – Doit être **complétée par d'éventuels examens biologiques** • **Les FACTEURS DE GRAVITE nécessitant une surveillance rapprochée sont :** – Atteinte **rénale sévère :** néphropathie proliférative, diffuse de type IV OMS – Atteinte **cardiaque** – Atteinte **neurologique** centrale – **Vascularite** systémique – **Syndrome des antiphospholipides** – **Cytopénie sévère** (thrombopénie, leucopénie, anémie hémolytique) – **Utilisation prolongée et/ou répétée de fortes doses de corticoïdes et d'immunosuppresseurs**
BIOLOGIQUE	• SYNDROME INFLAMMATOIRE : – **NFS, plaquettes** – **VS, CRP** • RENALE : – **Bandelette urinaire** – **Protéinurie sur échantillon, rapport protéinurie/créatininurie** – **Urée et créatininémie** • IMMUNOLOGIQUE : – **AAN, anti-DNA natif** – **Complément : C3, C4, CH50** • **Surveillance** habituelle du traitement par corticoïdes +/- immunosuppresseurs • **Examen ophtalmologique** régulier (annuel) avec étude de la vision des couleurs et champ visuel pour les patients sous hydroxychloroquine (Plaquenil®) après 5 ans de traitement

ITEM 190

I SYNDROME DES ANTICORPS ANTIPHOSPHOLIPIDES SAPL

GENERALITES	• **Définition** du SAPL : – **CLINICO-BIOLOGIQUE** – Nécessitant la **PRESENCE D'UN CRITERE CLINIQUE ASSOCIE A UN CRITERE BIOLOGIQUE** (cf. plus loin) • Le SAPL : – Peut être de **2 types selon les manifestations thrombotiques : ARTERIEL OU VEINEUX** (un épisode thrombotique artériel initial tente de récidiver dans un territoire artériel, idem pour un événement veineux) – Est caractérisé par la **présence d'ANTICORPS DIRIGES :** × Soit contre des **phospholipides** constituant des membranes cellulaires × Soit contre des **protéines plasmatiques** liées à des phospholipides anioniques • Les **manifestations obstétricales** sont liées à : – Des **anomalies d'implantation embryonnaire** (source d'infertilité) – Une **ischémie placentaire** liée à des **thromboses** placentaires • Le **SAPL CATASTROPHIQUE** est **une ATTEINTE DE LA MICROCIRCULATION ET une DEFAILLANCE MULTI-VISCERALE AVEC MORTALITE > 50%**

ETIOLOGIES		**Primaire (50%) :** • Syndrome primitif des antiphospholipides (SAPL-1), **sans pathologie associée** **Secondaire (50%) :** • **Maladies auto-immunes :** – **Lupus** (40% des lupiques) – Syndrome de Gougerot-Sjögren, PR, Horton, sclérodermie, Behçet – Sclérose en plaques, thyroïdite, diabète de type 1 • **Infections :** – Bactérienne : BK, Lyme, rickettsiose, mycoplasme, syphilis, leptospirose – Virale : VIH, hépatites virales, CMV, EBV – Parasitaire : paludisme, toxoplasmose • **Néoplasies et hémopathies** (syndrome lympho et myéloprolifératif) • **Médicaments** (contraception orale) • **Cirrhose et insuffisance hépatocellulaire** • Autres : SPA, MICI, sarcoïdose, insuffisance rénale terminale, alcool
CLINIQUE	**DEFINITION**	<u>1 CRITERE CLINIQUE</u> • **THROMBOSE(S) ≥ 1 :** en territoire artériel, veineux ou micro-vasculaire, confirmée par Doppler ou sur l'histologie • **Morbidité gravidique :** – **≥ 1 MORT FŒTALE APRES 10 SA INEXPLIQUEE** (sans anomalies morphologiques fœtales décelables à l'échographie) – **OU ≥ 3 FCS CONSECUTIVES AVANT 10 SA INEXPLIQUEES** (non liées à une anomalie maternelle anatomique ou hormonale ou chromosomique parentale) – **OU ≥ 1 naissance prématurée après 34 SA d'un nouveau-né morphologiquement normal liée à une prééclampsie ou à une insuffisance placentaire sévère** <u>+ 1 CRITERE BIOLOGIQUE :</u> nécessité d'avoir **au moins 2 tests positifs à 12 semaines d'intervalle** • **ACC :** – **Allongement d'un temps de coagulation dépendant des phospholipides :** × **TCA non corrigé par le mélange plasma témoin** × **TCA corrigé par un excès de phospholipides** – **Sans autres coagulopathies** (héparinothérapie, α-anti-VIII) – Type = lupus anticoagulant (antiprothrombinase) • **<u>OU</u> PRESENCE D'AUTO-ANTICORPS :** **APL de type ACL,** exprimé en IgG (UGPL) et/ou IgM (UMPL) à titre significatif par ELISA standardisé – **Anti-bêta2 GPI**
	AUTRES ARGUMENTS DIAGNOSTIQUES	• **Peau :** – *Livedo racemosa réticularis* – **Nécroses** distales, lésions nodulaires et maculaires • **SNC et œil :** – Ischémie oculaire (veineuse ou artérielle) – **Accidents vasculaires cérébraux ischémiques (syndrome de Sneddon = AIC + *livedo*)** – Association avec migraines • **Cardiovasculaire :** – **Valvulopathie :** épaississement valvulaire par végétations aseptiques, (valve mitrale > aortique) « endocardite verruqueuse de Libman-Sacks » – **Hypertension artérielle** labile – Cardiomyopathie, thrombus intra-VG, péricardite, tamponnade • **Hémato/immunologique :** – **Cytopénies auto-immunes** associées : thrombopénie (PTI associé) et/ou anémie (AHAI) – La dissociation sérologie syphilitique due à ACL : VDRL + TPHA-IF-

<table>
<tr><td>BILAN ETIOLOGIQUE</td><td>Devant la découverte d'un SAPL ou d'un ACC isolé :
• Examen clinique : complet quel que soit l'âge
• Examens complémentaires :
– Enfant : rien
– Adulte JEUNE : BILAN IMMUNOLOGIQUE (FAN/COMPLEMENT) + VIRAL (VIH, VHB, VHC)
– Sujet AGE : RECHERCHER NEOPLASIE/HEMOPATHIES</td></tr>
<tr><td>TRAITEMENT</td><td>• Correction des facteurs de risque cardiovasculaires
• ANTICOAGULATION :
– PREVENTION PRIMAIRE : ASPIRINE
– PREVENTION SECONDAIRE : AVK AVEC OBJECTIFS INR :
× SAPL veineux INR 2.5-3
× SAPL artériel : INR 3-3.5
– En cas d'héparine : surveillance sur l'héparinémie ou anti-XA (car TCA spontanément allongé)
• GROSSESSE encadrée :
– Aspirine jusqu'au 8ème mois de grossesse
– AVK TERATOGENE donc relais par héparine
• Statines
• Dans les cas rebelles : utiliser les immunosuppresseurs IV polyvalents</td></tr>
</table>

SYNTHESE ET MOTS-CLES

- Terrain : femme en période d'activité ovarienne.
- Toujours rechercher le spectre de ses manifestations cliniques (critères de l'ARA) : dermatologiques, articulaires, rénales, neurologiques, cardiaques, vasculaires, pulmonaires.
- SAPL et LED : association à évoquer systématiquement.
- Anticorps anti-Sm : lupus induit.
- Anticorps anti-SSa et SSb : atteinte fœtale +++.
- Les signes de gravité sont importants à rechercher (rein, SNC) pour introduire un traitement immunosuppresseur en plus de la corticothérapie.
- Traitement : tout patient lupique doit être sous APS (hydroxychloroquine) en l'absence de contre-indications. Corticothérapie +/- immunosuppresseurs.

Conférences de consensus - Recommandations

ITEM 190

Année	Source	Titre
2011	HAS	Biologie des anomalies de l'hémostase - Evaluation
2010	HAS	ALD n°21 : Lupus Erythémateux Systémique
2008	HAS	Classification révisée du SAPL
2006	HAS	Anticoagulant lupique

Sujets tombés à l'ECN

ITEM 190

Année	Contenu
2006	Dossier / Lupus érythémateux systémique avec SAPL

ARTERITE A CELLULES GEANTES

Chapitre 9

OBJECTIFS DE L'ECN

- Diagnostiquer une maladie de Horton.
- Diagnostiquer une pseudo polyarthrite rhizomélique.
- Diagnostiquer une maladie de Takayasu
- Argumenter l'attitude thérapeutique et planifier le suivi du patient.

MOTS-CLES

- **Céphalées/syndrome inflammatoire chroniques**
- **AEG chez le plus de 50 ans : Horton**
- **Pan artérite segmentaire et focale**
- **Polyarthralgies proximales et axiales**
- **Maladie de la femme sans pouls : Takayasu**

Pour mieux comprendre

- Comme la plupart des maladies auto-immunes, la cause de la maladie de Horton, de même que la maladie de Takayasu, est mal connue.
- Cependant, sa clinique et son histologie en font une maladie suffisamment bien identifiée et le traitement en est maintenant bien codifié.
- Depuis 1964, il existe encore cette dichotomie entre PPR et MH, alors que la MH n'était initialement décrite que chez les patients atteints de PPR. Cette distinction est sujette à controverse et ces 2 syndromes semblent être 2 expressions différentes d'une même maladie.

ITEM 191

A INTRODUCTION

La maladie de Horton ou artérite à cellules géantes est la vascularite des gros vaisseaux la plus fréquente, caractérisée par des céphalées, une asthénie et un syndrome inflammatoire chronique. La gravité de ces complications oculaires en fait une urgence diagnostique et thérapeutique, et le traitement de référence en est la corticothérapie *per os* (sauf complications oculaires graves).

La PPR est associée à la MH dans 30 à 50% des cas, mais aussi présente de manière isolée, ce qui pose des problèmes diagnostiques. Il s'agirait de 2 manifestations cliniques différentes d'une seule et même maladie.

La maladie de Takayasu présente la même histologie que la maladie de Horton, une vascularite granulomateuse, mais touche essentiellement la femme jeune. Il pourrait s'agir en fait de l'expression différente d'une même pathologie.

Nous traiterons donc dans un premier temps de la maladie de Horton et de la PPR, puis un encadré traitera de la maladie de Takayasu.

B GENERALITES

MALADIE DE HORTON

3 des 5 critères suivants selon l'ACR (1990) :

- Début de la maladie après 50 ans
- Céphalées récentes
- Sensibilité ou diminution des battements d'une artère temporale
- VS > 50 mm
- Vascularite avec granulome inflammatoire lymphocytaire et cellules géantes à la BAT

PSEUDOPOLYARTHRITE RHIZOMELIQUE

3 des 7 critères de Bird :

- Age > 65 ans
- VS > 40 mm à la 1ère heure
- Douleurs ou raideur des 2 épaules
- Gêne douloureuse à la pression de la partie supérieure des bras
- Dérouillage matinal > 1 heure
- Début de la maladie en moins de 2 semaines
- Asthénie et/ou perte de poids

Examens complémentaires : VS, CRP, +/- BAT…
Traitement : corticothérapie **en urgence**, au long cours et mesures associées

MOTS CLES MALADIE DE HORTON	
CLINIQUE	• SUJET > 50 ANS • CEPHALEES TEMPORALES, BILATERALES, PULSATILES, INSOMNIANTES • CLAUDICATION INTERMITTENTE DE LA MACHOIRE • ABOLITION DES POULS TEMPORAUX • ARTERE INDUREE, SAILLANTE, INFLAMMATOIRE, DOULOUREUSE • RECHERCHER : – DES **SIGNES OPHTALMOLOGIQUES** (NEUROPATHIE OPTIQUE ISCHEMIQUE ANTERIEURE AIGUE essentiellement) – UNE **PPR**
COMPL	• VS ET CRP ELEVEES A REALISER EN URGENCE • **BIOPSIE DE L'ARTERE TEMPORALE** : PANARTERITE SEGMENTAIRE ET MULTI-FOCALE AVEC CELLULES GEANTES ET FRAGMENTATION DE LA LIMITANTE INTERNE
TTT	• CORTICOTHERAPIE EN URGENCE A PROLONGER AU LONG COURS

MOTS CLES MALADIE DE TAKAYASU	
CLINIQUE	• FEMME < 50 ANS • ORIGINE : INDE, ASIE DU SUD-EST • AEG FEBRILE INEXPLIQUEE AVEC POLYARTHRALGIES : PHASE INFLAMMATOIRE • PUIS PHASE OCCLUSIVE : DIMINUTION DES POULS, CLAUDICATION VASCULAIRE, HTA avec ANISOTENSION D/G • STENOSE ARTERIEL, ANEVRYSME, SOUFFLES, DOULEUR THORACIQUE
COMPL	• GOLD STANDARD : **ARTERIOGRAPHIE** • REMPLACEE par **ANGIO TDM ou ANGIOIRM** • PET-SCAN : VASCULARITE • BIOPSIE : FIBROSE PAN ARTERIELLE avec PANARTERITE SEGMENTAIRE, INFILTRAT LYMPHOCYTAIRE ET GRANULOMATEUX. PAS DE SEGMENTATION DE LA LEI +++
TTT	• **CORTICOTHERAPIE** AU LONG COURS • **ANGIOPLASTIE/CHIRURGIE** si STENOSES

ITEM 191

C MALADIE DE HORTON

1	GENERALITES
DEFINITION	• **VASCULARITE PRIMITIVE DES GROS VAISSEAUX :** – **AORTE ET BRANCHES DE LA CAROTIDE EXTERNE : NOTAMMENT L'ARTERE TEMPORALE** – Toutes les artères de moyen calibre peuvent être touchées : vaisseaux cérébraux, artères rénales, artères mésentériques et artères coronaires… • Cette **ARTERITE TEMPORALE** est une **PANARTERITE GRANULOMATEUSE, SEGMENTAIRE ET FOCALE** • **Associée** dans 30 à 50% des cas à une **PSEUDOPOLYARTHRITE RHIZOMELIQUE** (concomitante ou la précédant)
EPIDEMIOLOGIE	• **LA PLUS FREQUENTE des vascularites** • Incidence = 10-20/100.000
TERRAIN	• **Sujet AGE** ou d'âge moyen (> 50 ans) • Sex-ratio : **2 FEMMES/1 homme** • Race **blanche** • **HLA - DR4** • Tabagisme
POUR EN SAVOIR PLUS : FACTEURS ETIO-PATHOGENIQUES	• **Facteurs d'environnement :** – Variation saisonnière discutée – Rôle du rang social • **Facteurs immunogénétiques :** – Il existe une association avec différents allèles **HLA DR4** – Une **réaction immunitaire lymphocytaire T** dirigée **contre l'élastine de la paroi vasculaire** est possible, mais son rôle pathogène n'est pas démontré • **Facteur vasculaire : vieillissement artériel :** – Rôle du tabagisme – Rôle de l'exposition solaire

<table>
<tr><td>CRITERES DIAGNOSTIQUES DE l'ACR</td><td colspan="2">• Le DIAGNOSTIC de maladie de Horton nécessite la présence de 3 DES 5 CRITERES SUIVANTS :
– DEBUT DE LA MALADIE APRES 50 ANS
– CEPHALEES RECENTES
– SENSIBILITE OU DIMINUTION DES BATTEMENTS D'UNE ARTERE TEMPORALE
– VS > 50 MM
– VASCULARITE AVEC INFILTRATS LYMPHOCYTAIRES ET POLYNUCLEAIRES, CELLULES GEANTES A LA BIOPSIE DE L'ARTERE TEMPORALE</td></tr>
<tr><td rowspan="5">DIAGNOSTICS DIFFERENTIELS</td><td>ALTERATION DE L'ETAT GENERAL</td><td>• Infection systémique (endocardite...) ou profonde
• Cancer ou hémopathie</td></tr>
<tr><td>CEPHALEES NOCTURNES INAUGURALES</td><td>• Méningites ou méningo-encéphalites, abcès cérébraux, tumeurs cérébrales
• Infections ORL et stomatologiques : abcès dentaire, sinusite, otite
• Névralgie du trijumeau chez la femme âgée ou algie vasculaire de la face chez l'homme
• Atteinte crânienne d'une maladie de Paget avec hyperpulsatilité temporale</td></tr>
<tr><td>BAISSE DE L'ACUITE VISUELLE</td><td>• OACR : oblitération de l'artère centrale de la rétine
• OVCR : oblitération de la veine centrale de la rétine
• Cécité monoculaire transitoire
• Décollement de rétine
• Neuropathies aiguës</td></tr>
<tr><td>SYNDROME DOULOUREUX DE TYPE RHIZOMELIQUE</td><td>• La pseudopolyarthrite rhizomélique (PPR) peut être associée ou non à une maladie de Horton et vice versa
• DEVANT TOUTE PPR, IL FAUT RECHERCHER DES SIGNES DE MALADIE DE HORTON ET REALISER UNE EVENTUELLE BIOPSIE DE L'ARTERE TEMPORALE</td></tr>
<tr><td>ARTERITE TEMPORALE</td><td>• Maladie de Takayasu :
– Femme plus jeune
– Altération de l'état général
– Syndrome ischémique d'un membre supérieur
– VS élevée
• Périartérite noueuse :
– Biopsie cutanée ou neuro-musculaire
– Angéite nécrosante avec nécrose fibrinoïde sans cellules géantes
• Granulomatose de Wegener :
– Syndrome pneumo-rénal
– Atteinte ORL
– Positivité des ANCA
– Vascularite granulomateuse retrouvée lors d'une éventuelle biopsie
• Amylose :
– Douleurs articulaires
– Infiltration hépatique ou splénique
– Infiltration amyloïde lors d'une éventuelle biopsie (salivaire ou rectale)</td></tr>
</table>

2			EXAMEN CLINIQUE
INTERROGATOIRE	MODE DE DEBUT	**ALTERATION DE L'ETAT GENERAL**	• Mode d'apparition : – Rarement très brutal, les signes apparaissent de façon **PROGRESSIVE** (15 à 30 jours) – Parfois baisse d'acuité visuelle **BRUTALE** secondaire à une **NEUROPATHIE OPTIQUE ISCHEMIQUE ANTERIEURE AIGUE (NOIAA)** • Symptomatologie : – **ALTERATION DE L'ETAT GENERAL : ASTHENIE, ANOREXIE, AMAIGRISSEMENT** – **FEBRICULE** – Céphalées – Myalgies – **Enraidissement de la ceinture scapulaire** (épaules + rachis cervical) ou de la ceinture pelvienne
INTERROGATOIRE	PHASE D'ETAT	**CEPHALEES 60-90%** **ARTERITE TEMPORALE**	• **TEMPORALES** • **BILATERALES, ASYMETRIQUES** (parfois unilatérales) • **PULSATILES, LANCINANTES** • **PERMANENTES** • **PAROXYSTIQUES** • **NOCTURNES, INSOMNIANTES, HORAIRE INFLAMMATOIRE** • **AUGMENTEES PAR LE TOUCHER : HYPERESTHESIE REGIONALE** (du cuir chevelu en regard des artères saillantes avec « signe du peigne ») • Parfois banales
INTERROGATOIRE	PHASE D'ETAT	**SIGNES ASSOCIES EN FONCTION DES ARTERES ATTEINTES**	• Artère **occipitale :** – **Douleur occipitale** – **+/- Nécrose du scalp** • Artère **linguale :** – Douleur linguale – +/- Nécrose du bout de la langue • Artère **faciale :** – Douleur – Œdème péri-orbitaire – Otalgie • Artère **maxillaire :** – **CLAUDICATION INTERMITTENTE DE LA MACHOIRE A LA MASTICATION** • Artères **coronaires :** – **Insuffisance chronique** – Infarctus • Tronc **cœliaque :** – Infarctus mésentérique • **Aorte :** – **Syndrome de l'arc aortique** par **aortite,** non exceptionnel mais sous-estimé : anévrisme aortique, dissection aortique, insuffisance aortique • Artères **distales** avec ischémie périphérique (syndrome de Raynaud) touchant l'axillaire, l'humérale, la fémorale et la poplitée
EXAMEN PHYSIQUE	**SIGNES GENERAUX** **AEG 90%**		• **PRECOCES** et **S'AGGRAVENT** au cours de l'évolution avec : – **ALTERATION DE L'ETAT GENERAL** × **Asthénie** marquée × **Anorexie** persistante × **Amaigrissement** – **SUEURS NOCTURNES** – **FEBRICULE**, fièvre isolée au long cours

EXAMEN PHYSIQUE	SIGNES ARTICULAIRES		• **Manifestations douloureuses** associées : – **PSEUDOPOLYARTHRITE RHIZOMELIQUE :** douleurs inflammatoires des ceintures scapulaire et pelvienne (50%) – **Mono- ou une oligo-arthrite périphériques** plus rares
	SIGNES D'ARTERITE	ARTERITE TEMPORALE	• **ARTERE TEMPORALE SUPERFICIELLE :** – **SAILLANTE** – **INDUREE** – **INFLAMMATOIRE** – **TRES DOULOUREUSE** – **PEU ou NON BATTANTE : ABOLITION DU POULS** – **TORTUEUSE** • **HYPERESTHESIE DU SCALP** • **UN EXAMEN NORMAL N'ELIMINE PAS LE DIAGNOSTIC**
		AUTRES LOCALISATIONS D'ARTERITE	• Artérite **occipitale :** – Palpation des artères **occipitales postérieures** (condyles occipitaux) – **Nécrose du scalp** • Artère **linguale :** – Nécrose du bout de la langue • Artère **maxillaire :** – **CLAUDICATION INTERMITTENTE DE LA MACHOIRE A LA MASTICATION** – Palpation des artères **sous-maxillaires** (milieu du maxillaire inférieur) • Artères **distales** avec ischémie périphérique (syndrome de Raynaud) : – Examen des zones : axillaire, humérale, fémorale et poplitée
	ATTEINTE OCULAIRE		• **CLINIQUE :** – **Signes fonctionnels :** × **CECITE BRUTALE** × Amaurose transitoire fugace, uni ou bilatérale × **DIPLOPIE** par atteinte des nerfs oculomoteurs × Altération du champ visuel × Douleurs orbitaires, phosphènes – **Examen ophtalmologique :** × **Complet, bilatéral et comparatif** × **Acuité** visuelle, lampe à fente, tension oculaire × **FOND D'ŒIL** – Examens complémentaires : × **Angiographie** à la fluorescéine en cas de doute × **Champ visuel**
			• **TYPE :** – **NOIAA : NEUROPATHIE OPTIQUE ISCHEMIQUE ANTERIEURE AIGUE (75%)** : × Baisse de vision profonde × **ŒDEME PAPILLAIRE** œdémateux +/- hémorragies × Evolution vers une atrophie optique – **OACR :** oblitération de l'artère centrale de la rétine (20%) : × Œdème rétinien ischémique avec artères grêles × Angiographie : retard à l'imprégnation des branches rétiniennes avec aspect en arbre mort – **NORB :** neuropathie optique rétrobulbaire (5%) : × Fond d'œil normal sans œdème papillaire • **CONDUITE A TENIR :** – **URGENCE, HOSPITALISATION** – **RISQUE ELEVE DE BILATERALISATION ET DE CECITE** – **CORTICOTHERAPIE INTRAVEINEUSE EN BOLUS**

	ATTEINTE RESPIRATOIRE	• Retrouvée dans 10% des cas • Toux isolée, sèche, tenace, nocturne, par artérite pulmonaire • Douleur pharyngée, enrouement et, rarement, pneumopathie ou pleurésie
	ATTEINTE NEUROLOGIQUE - TROUBLES PSYCHIQUES	• Atteinte **neurologique** centrale ou périphérique, **plus rare** : – Accidents vasculaires cérébraux par artérite de la carotide interne – Neuropathies périphériques (multinévrite par ischémie des *vasa nervorum*) • Troubles **psychiques :** – Dépression, confusion, délire

3		EXAMENS COMPLEMENTAIRES
SIGNES POSITIFS	**SYNDROME INFLAMMATOIRE MAJEUR**	• **CRP AUGMENTEE** • **VITESSE DE SEDIMENTATION AUGMENTEE > 50 mm** à la 1ère heure (souvent > 100 mm) • **ANEMIE INFLAMMATOIRE :** Normochrome normo ou microcytaire • **HYPERFIBRINEMIE** • Electrophorèse des protéines plasmatiques : – **Hyper-alpha2 et hypergammaglobulinémie polyclonale** • Hyperleucocytose variable (30% des cas)
	BILAN HEPATIQUE	• Une **hépatite cholestatique** est fréquente (60% des cas) : – Augmentation modérée et asymptomatique des **phosphatases alcalines** sériques et des gGT – Signerait la présence de granulomes hépatiques – Classique **CHOLESTASE HEPATIQUE ANICTERIQUE** de la maladie de Horton
SIGNES NEGATIFS	**BILAN IMMUNOLOGIQUE NORMAL <u>ET INUTILE POUR LE DIAGNOSTIC POSITIF</u>**	• **ANTICORPS ANTINUCLEAIRES :** – Les **ACAN** et le **FR** sont le plus souvent **négatifs** – Les **AC anti-cardiolipides,** sont parfois élevés, seraient en fait secondaires à l'atteinte artérielle plus que directement pathogènes. En l'absence de thrombose, ils ne signent pas un SAPL • Autres signes : – Présence d'ANCA possible, généralement sans spécificités – Complément : normal ou augmenté (inflammation) – Pas d'hyperéosinophilie – **Ag HBS négatif** (diagnostic différentiel avec la PAN)
	ENZYMES MUSCULAIRES EMG	• Normaux
	RADIOGRAPHIES SQUELETTIQUES	• **Normales** • Anomalies banales (ostéoporose modérée et/ou lésions arthrosiques liées à l'âge)

4	BIOPSIE DE L'ARTERE TEMPORALE
TECHNIQUE	• **CONFIRME LE DIAGNOSTIC** • **NE DOIT PAS RETARDER LA MISE EN PLACE DE LA CORTICOTHERAPIE** • **REALISEE APRES BILAN D'HEMOSTASE** • **SIEGE** déterminé par : – Les **SIGNES CLINIQUES :** douleurs, signes inflammatoires locaux, diminution ou abolition du pouls temporal – +/- L'**ECHO-DOPPLER DE L'ARTERE TEMPORALE** (halo clair péri-artériel) • **TAILLE SUPERIEURE A 2 OU 3 CM (ATTEINTE SEGMENTAIRE)** • **SA NEGATIVITE N'ELIMINE PAS LE DIAGNOSTIC** • **REALISATION DE L'EXAMEN HISTOLOGIQUE, AVEC UN BLOC EPUISE EN TOTALITE, L'ATTEINTE VASCULAIRE EST SEGMENTAIRE**
HISTOLOGIE	**Résultats :** • **PANARTERITE** • **SEGMENTAIRE, DIFFUSE, MULTIFOCALE** • **GIGANTO-CELLULAIRE** • **GRANULOMATEUSE, SANS NECROSE CASEEUSE** • **AVEC FRAGMENTATION DE LA LIMITANTE ELASTIQUE INTERNE, AU CONTACT DES CELLULES GEANTES** **Sensibilité :** • 75-80% • Car atteinte segmentaire **Diagnostic histologique = 2 des 3 signes suivants :** • **Granulome inflammatoire lympho-plasmocytaire de la média** • **Présence de cellules géantes** • **Limitante élastique interne fragmentée, au contact des cellules géantes** 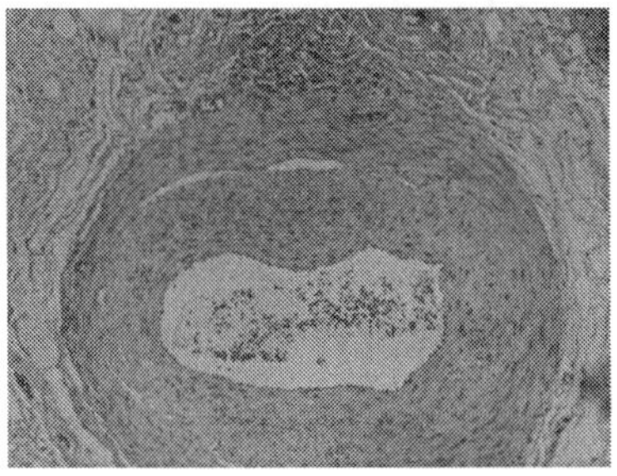 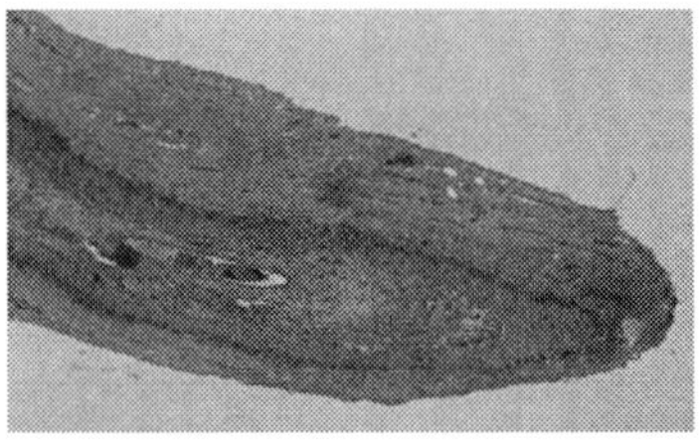

5		EVOLUTION
MODE D'EVOLUTION	CLINIQUE	• L'**amélioration de l'état général est RAPIDE :** le tableau douloureux rhizomélique régresse en quelques jours sous corticoides. • **RECHUTE :** – **Fréquente** – Liées à une **décroissance trop rapide des doses** ou à une **corticodépendance** • **Récidive :** possible, des années après l'arrêt de la corticothérapie
	BIOLOGIQUE	• **CRP :** – **Normalisation rapide, en 1 à 2 semaines, avant la VS** • **VS :** – **Normalisation rapide, après la CRP**
COMPLICATIONS	OPHTALMO-LOGIQUES	• **NOIAA : neuropathie optique ischémique antérieure aiguë (60-70%)** • **OACR : occlusion de l'artère centrale de la rétine (20-30%)** • **NORB : neuropathie optique rétrobulbaire (5%)**
	VASCULAIRES	Autres branches de la carotide externe : • Nécrose du scalp • **Nécrose de la langue,** glossodynies • **Claudication de la mâchoire,** trismus • **Céphalées occipitales** • Odontalgies • Otalgies • Artérite faciale : douleurs, œdème de la face Autres artères : • **Crosse de l'aorte : dissection, anévrisme, insuffisance aortique, syndrome de l'arc aortique** • Claudication artérielle, infarctus du mésentère, syndrome de Raynaud • Insuffisance coronarienne, IDM, cardiomyopathies, épanchement péricardique
	AUTRES	• **Hépatiques** • **Neurologiques** • **Articulaires**
	IATROGENIE	• Cf. complications des **CORTICOIDES**

6	TRAITEMENT
MESURES GENERALES	• **URGENCE THERAPEUTIQUE :** – La **corticothérapie** dans la maladie de Horton est une urgence médicale et ophtalmologique – **Hospitalisation pour :** × **Débuter le traitement** × **Compléter le bilan** • **REGLES HYGIENO-DIETETIQUES :** – **CORRECTION DES FACTEURS DE RISQUE D'ATHEROME :** HTA, diabète, dyslipémie, tabagisme • **Mesures associées :** – **Exonération du ticket modérateur et PRISE EN CHARGE A 100% au titre de l'ALD30** N°3 : « Artériopathie chronique et évolutive (y compris coronarite) avec manifestations cliniques ischémiques »

CORTICOTHERAPIE	**FORMES COMMUNES (sans signes de gravité)**	• **TRAITEMENT D'ATTAQUE :** – **Prednisone (Cortancyl®) à forte dose : 0,7 mg/kg/j** – **Jusqu'à normalisation de la CRP dosée 1 fois par semaine le 1er mois** • **TRAITEMENT D'ENTRETIEN A DOSE PROGRESSIVEMENT REDUITE :** – **Baisse de 5 mg par semaine jusqu'à 25 mg/j, de 2.5 mg tous les 15 jours jusqu'à 15 mg/j, puis de 1 mg par mois, en 1 prise matinale** – Sous **SURVEILLANCE CLINIQUE ET BIOLOGIQUE :** CRP avant chaque palier de dose : 1 fois par quinzaine pendant 2 mois, puis tous les mois – Pendant au moins 18 mois – **Vérification de l'axe hypophyso-surrénalien avant l'arrêt des corticoïdes** • **MESURES DIETETIQUES ASSOCIEES :** – **REGIME pauvre en sucres rapides et en graisses, riche en protides** – Régime **pauvre en sel, riche en potassium et en calcium** – **POTASSIUM (Diffu-K®)** – **BIPHOSPHONATES** (Actonel®, Didronel®) – **CALCIUM** et **VITAMINE D** (Orocal D3®) – **PREVENTION DES INFECTIONS :** × **Vaccination antipneumococcique** × Vaccination **antigrippale** × **Education :** consulter dès le moindre signe d'appel infectieux
	FORMES SEVERES	• **CORTICOTHERAPIE PARENTERALE :** – **BOLUS IV DE METHYLPREDNISOLONE (SOLUMEDROL®)** en cas de signes oculaires menaçants : 15 mg/kg/j dans 500 mL de G5, en IV lente, 3 jours de suite – Sous contrôle de la kaliémie et de l'ECG en raison de la mauvaise tolérance cardiovasculaire des bolus – Avec **relais *per os*** en traitement d'entretien, à dose progressivement décroissante (début à 1mg/kg/j)
	CORTICO RESISTANCE	• Un traitement de fond est proposé en cas de corticorésistance ou de corticodépendance : – **Méthotrexate** *per os* **(Novatrex®)** ou IM (Ledertrexate®) : 7.5 à 15 mg par semaine – Systématiquement associé à une supplémentation en folates (vitamine B9)
TRAITEMENT ANTICOAGULANT ET/OU ANTIAGGREGANT		• Un traitement **antiaggrégant plaquettaire** est introduit à la mise en route de la corticothérapie, en fonction des facteurs de risque cardio-vasculaire des patients. • Un traitement **ANTICOAGULANT** ou **ANTI-AGREGANT PLAQUETTAIRE** est souvent préconisé, en cas : – **De signes visuels menaçants** – **D'anomalies du flux ophtalmique au Doppler** – **De manifestations pré-occlusives des gros troncs artériels (aorte, coronaires)** – De **thrombocytose** liée à un syndrome inflammatoire majeur – De facteurs de risque cardiovasculaire

D PSEUDOPOLYARTHRITE RHIZOMELIQUE

1	EXAMEN CLINIQUE
TERRAIN	• **SUJET** âgée de **PLUS DE 65 ANS, prédominance féminine.**
SIGNES GENERAUX	• Les signes généraux sont quasi constants, parfois au 1er plan : – **ALTERATION DE L'ETAT GENERAL :** × **Asthénie** marquée × **Anorexie** persistante × **Amaigrissement** – **FEBRICULE,** fièvre isolée au long cours, sueurs nocturnes
SIGNES ARTICULAIRES	• **SYNDROME DOULOUREUX INFLAMMATOIRE RHIZOMELIQUE :** – **Type de douleurs :** × **NOCTURNES ET INSOMNIANTES** × **BILATERALES ET SYMETRIQUES** × **D'AGGRAVATION PROGRESSIVE** × **AVEC IMPOTENCE FONCTIONNELLE ET DEROUILLAGE MATINAL** – Localisations : × **CEINTURE SCAPULAIRE (70%) :** cou et épaules, difficultés à s'habiller et à se coiffer × **CEINTURE PELVIENNE (50%) :** hanches, cuisses ou fesses, difficultés à se lever du lit et à monter un escalier × **SANS SIGNES ARTICULAIRES OBJECTIFS A L'EXAMEN CLINIQUE** • **MYALGIES** provoquées **SANS AMYOTROPHIE** • **ATTEINTE PERIPHERIQUE (15%) :** – L'atteinte inflammatoire des mains, poignets et genoux, le plus souvent transitoire, amène à discuter une polyarthrite rhumatoïde ou une polyarthrite subaiguë œdémateuse du sujet âgé
CRITERES DIAGNOSTIQUES	• **CRITERES DE BIRD = PRESENCE DE 3 OU PLUS DES ELEMENTS SUIVANTS :** – **Age > 65 ans** – **VS > 40 mm à la 1ère heure** – **Douleurs ou raideur des 2 épaules** – **Gêne douloureuse à la pression de la partie supérieure des bras** – **Dérouillage matinal > 1 heure** – **Début de la maladie en moins de 2 semaines** – **Asthénie et/ou perte de poids**

2		EXAMENS COMPLEMENTAIRES
BIOLOGIQUES	SYNDROME INFLAMMATOIRE MAJEUR	• **CRP AUGMENTEE** • **VITESSE DE SEDIMENTATION AUGMENTEE > 40 mm** à la 1ère heure (souvent > 70 mm) : – **UNE VS NORMALE N'EXCLUT PAS LE DIAGNOSTIC** • **ANEMIE INFLAMMATOIRE :** – Normochrome normocytaire ou microcytaire • **HYPERFIBRINEMIE** • Electrophorèse des protéines plasmatiques : – **Hyper-alpha2 et hypergammaglobulinémie polyclonale** • Hyperleucocytose variable

	BILAN IMMUNOLOGIQUE NORMAL ET INUTILE	• **ANTICORPS ANTINUCLEAIRES :** – Les **ACAN** et le **latex Waaler-Rose** sont le plus souvent **négatifs** • Autres signes : – Complexes immuns circulants : positifs – Présence d'ANCA possible – Complément : normal ou augmenté – Pas d'hyperéosinophilie
	ENZYMES MUSCULAIRES EMG	• Normaux
	BILAN HEPATIQUE	• Une **hépatite cholestatique** est fréquente (40% des cas) : – Augmentation modérée et asymptomatique des **phosphatases alcalines** sériques
RADIOLOGIQUES	RADIOGRAPHIES	• **Normales** • **Anomalies banales** (ostéoporose modérée et/ou lésions arthrosiques liées à l'âge) • **L'INTERLIGNE ARTICULAIRE EST CONSERVE** • Une déminéralisation épiphysaire mouchetée est possible mais rare
	ECHOGRAPHIE	• L'échographie peut montrer une **bursite sous-acromio-deltoïdienne**
	IRM	• L'IRM objective fréquemment une **synovite inflammatoire avec épanchement articulaire**

3	DIAGNOSTIC DIFFERENTIEL
MALADIE DE HORTON	• Diagnostic **DIFFICILE A ELIMINER CAR ELLE PEUT PRECEDER, ACCOMPAGNER OU COMPLIQUER UNE MALADIE DE HORTON** • La **BIOPSIE DE L'ARTERE TEMPORALE** est réalisée : – De façon **systématique pour certains,** car elle objective des signes d'artérite temporale muette cliniquement dans 15-20% des cas – En cas de **SIGNES ORIENTANT VERS UNE ARTERITE TEMPORALE :** × **SIGNES VISUELS** × **CEPHALEES TEMPORALES, HYPERESTHESIE** × **DIMINUTION D'UN POULS TEMPORAL** × **CLAUDICATION DOULOUREUSE DE LA MACHOIRE** × **SYNDROME INFLAMMATOIRE MAJEUR** × **PRESENCE D'UN HALO CLAIR PERI-ARTERIEL A L'ECHO-DOPPLER TEMPORAL**
RHUMATISMES INFLAMMATOIRES DU SUJET AGE AVEC ATTEINTE PROXIMALE	• **Dermato-polymyosite** – Enzymes musculaires (transaminases, CPK, aldolases), EMG et biopsie musculaire normales dans la PPR • **Polyarthrite rhumatoïde** • Rhumatismes inflammatoires micro-cristallines : – Chondrocalcinose – Rhumatisme à cristaux d'hydroxyapatite • Polyarthrite œdémateuse du sujet âgé (syndrome RS3PE) : atteinte plutôt périphérique en règle générale • Rhumatisme paranéoplasique • Métastases osseuses de cancers ostéophiles et myélome • Myofasciite à macrophages • Endocardite • Périartérite noueuse • …
RHUMATISMES NON INFLAMMATOIRES DU SUJET AGE AVEC ATTEINTE PROXIMALE	• **Périarthrite scapulo-humérale et algodystrophie** • **Arthrose** • Hyperthyroïdie • Ostéomalacie • Fibromyalgie

4	TRAITEMENT
MESURES GENERALES	• **ELIMINER UNE MALADIE DE HORTON :** – **CEPHALEES TEMPORALES, BILATERALES, PULSATILES, INSOMNIANTES** – **CLAUDICATION INTERMITTENTE DE LA MACHOIRE** – **ABOLITION DES POULS TEMPORAUX** – **ARTERE INDUREE, SAILLANTE, INFLAMMATOIRE, DOULOUREUSE** – **RECHERCHER DES SIGNES OPHTALMOLOGIQUES (NEUROPATHIE OPTIQUE ISCHEMIQUE ANTERIEURE AIGUE)** • Exonération du ticket modérateur et **PRISE EN CHARGE A 100%** non systématique
CORTICOTHERAPIE	• **TRAITEMENT D'ATTAQUE :** – **Prednisone (Cortancyl®) à faible dose : 0,3 mg/kg/j** – **Jusqu'à normalisation de la CRP dosée 1 fois par semaine le 1er mois** • **TRAITEMENT D'ENTRETIEN A DOSE PROGRESSIVEMENT REDUITE :** – Baisse de 2.5 mg tous les 15 jours jusqu'à 10 mg/j, puis de 1 mg par mois, en 1 prise matinale – Sous surveillance clinique et biologique (CRP avant chaque palier de dose : 1 fois par quinzaine pendant 2 mois, puis tous les mois) – Pendant **AU MOINS 12 MOIS** • **MESURES DIETETIQUES ASSOCIEES :** – **REGIME pauvre en glucides et en graisses, riche en protides** – Régime **pauvre en sel, riche en potassium et en calcium** – **POTASSIUM (Diffu-K®)** – **BIPHOSPHONATES** (Actonel®, Didronel®) – **CALCIUM** et **VITAMINE D** (Orocal D3®) – **PREVENTION DES INFECTIONS :** × **Vaccination antipneumococcique** × Vaccination **antigrippale** × **Education** : consulter dès le moindre signe d'appel infectieux
ANTI-INFLAMMATOIRES NON STEROIDIENS	• **Les AINS peuvent suffire pour soulager les douleurs, mais NE METTENT PAS A L'ABRI D'UNE ARTERITE TEMPORALE** • **Les risques des AINS à cet âge font souvent préférer une corticothérapie à faible dose**

5		EVOLUTION
EVOLUTION	CLINIQUE	• **EVOLUTION SOUS CORTICOTHERAPIE :** – **L'AMELIORATION DE L'ETAT GENERAL EST RAPIDE,** le tableau douloureux rhizomélique régresse en quelques jours – Cette réponse à la corticothérapie est un **test thérapeutique** • **Rechutes** fréquentes liées : – A une décroissance trop rapide des doses – A une corticodépendance • **Récidive** possible, des années après l'arrêt de la corticothérapie
	BIOLOGIQUE	• **LA CRP SE NORMALISE TRES VITE, EN 1 A 2 SEMAINES, AVANT LA VS**
COMPLI-CATIONS	GENERALES	• **ARTERITE TEMPORALE, MALADIE DE HORTON** • **Rares**
	IATROGENES	• **Effets secondaires de la corticothérapie**

E MALADIE DE TAKAYASU

1	EXAMEN CLINIQUE
TERRAIN	• **SUJET** âgée de **MOINS de 50 ANS, prédominance féminine.** • **Origine Asie du Sud-Est** • **La plus fréquente des artérites inflammatoires du sujet jeunes** (20-40 ans). • 1 à 2 nouveaux cas/1millions/an
1ere PHASE SYSTEMIQUE	• Signes d'atteintes d'organes inflammatoires : uvéite, episclérites, érythème noueux, ulcères... • Signes non spécifiques de maladie inflammatoire : – Fièvre inexpliquée – Sueurs nocturnes – Douleurs articulaires et musculaires – Perte de poids
2eme PHASE OCCLUSIVE	• **Phase secondaire** • Généralement des années après la phase inflammatoire • Sténose et occlusion de l'arbre artériel par l'infiltrat inflammatoire et fibrose cicatricielle – **Absence, affaiblissement des pouls** – **Souffle vasculaire :** carotide, abdominal, cardiaque – **TOUJOURS EXAMINER TOUT LES AXES VASCULAIRES EN CAS DE SUSPICION DE MALADIE DE TAKAYASU** – Claudication vasculaire des membres supérieurs – HTA avec anisotension artérielle des membres supérieurs – Douleur thoracique, céphalées, trouble de la vision
CRITERES DIAGNOS-TIQUES	• **Pas de critères diagnostics consensuels.** • **Les plus utilisés sont les critères établis en 1995 par Ishikawa : 2critères majeurs ou 1 critère majeur + 2 critères mineurs** – 3 **critères majeurs :** Sténose ou occlusion de l'artère sous-clavière du côté gauche Sténose ou occlusion de l'artère sous-clavière du côté droit Symptômes > 1mois parmi : claudication vasculaire, abolition d'un pouls, différence de TA entre les deux bras, fièvre, troubles visuels, malaise, palpitations – **10 critères mineurs** VS > 20 Carotidodynie TA bras > 140/90 et TA poplitée > 160/90 Insuffisance aortique HTAP ou lésions des AP Sténose carotidienne Aortite thoracique Aortite abdominale Atteinte coronarienne

2	EXAMENS COMPLEMENTAIRES	
BIOLOGIQUES	SYNDROME INFLAMMATOIRE MAJEUR	• **CRP AUGMENTEE** • **VITESSE DE SEDIMENTATION AUGMENTEE** • **ANEMIE INFLAMMATOIRE :** Normochrome normocytaire ou microcytaire • Electrophorèse des protéines plasmatiques : – **Hyper-alpha2 et hypergammaglobulinémie polyclonale** • Hyperleucocytose variable

	BILAN IMMUNOLOGIQUE NORMAL ET INUTILE	• **ANTICORPS ANTINUCLEAIRES :** négatif • **ANCA :** négatif • **Complément :** inflammatoire • **FR, anti CCP :** négatif • **APL négatif**
	ENZYMES MUSCULAIRES EMG	• Normaux
RADIOLOGIQUES	**ARTERIOGRAPHIE**	• **GOLD STANDARD** • Montre l'alternance de lésions sténotiques artérielles des gros vaisseaux avec sténose sous clavière très évocatrice
	DOPPLER TSA ANGIO TDM ANGIO IRM	• Tendent à remplacer l'artériographie • Mettent en évidence les mêmes anomalies, sans le caractère invasif de l'artériographie
	PET scan	• Objective la vascularite avec fixation sur la paroi inflammatoire • Aortite • Permet un suivi de la maladie
	BIOPSIE VASCULAIRE	• PANARTERITE SEGMENTAIRE et FOCALES • INFILTRAT INFLAMMATOIRE LYMPHOCYTAIRES ORGANISES EN GRANULOMES (= cellules géantes) • PROLIFERATION INTIMALE AVEC EPAISSISSEMENT FIBREUX • **PAS DE SEGMENTATION DE LA LIMITANTE ELASTIQUE INTERNE** (contrairement au Horton +++)

3	DIAGNOSTIC DIFFERENTIEL
AORTITE INFECTIEUSE	• **Tuberculose** • **Syphilis** • **Pyogènes** • …
AORTITE INFLAMMATOIRE	• **Horton** • **LED** • **PR** • **BEHCET** • **MALADIE DE WEGENER**

4	TRAITEMENT
CORTICOTHERAPIE	• **TRAITEMENT D'ATTAQUE :** – **Prednisone (Cortancyl®) à la dose de 1 mg/kg/j** – **Jusqu'à normalisation de la CRP dosée 1 fois par semaine le 1er mois** • **TRAITEMENT D'ENTRETIEN A DOSE PROGRESSIVEMENT REDUITE :** – Baisse de 2.5 mg tous les 15 jours jusqu'à 10 mg/j, puis de 1 mg par mois, en 1 prise matinale – Sous surveillance clinique et biologique (CRP avant chaque palier de dose : 1 fois par quinzaine pendant 2 mois, puis tous les mois) – Pendant **12 à 24 MOIS** • **MESURES DIETETIQUES ASSOCIEES :** – **REGIME pauvre en glucides et en graisses, riche en protides** – Régime **pauvre en sel, riche en potassium et en calcium** – **POTASSIUM (Diffu-K®)** **BIPHOSPHONATES** (Actonel®, Didronel®) – **CALCIUM** et **VITAMINE D** (Orocal D3®) – **PREVENTION DES INFECTIONS :** × **Vaccination antipneumococcique** × Vaccination **antigrippale** × **Education** : consulter dès le moindre signe d'appel infectieux

2ème INTENTION	• **IMMUNOSUPPRESSEURS de type azathioprine (Imurel ®) ou méthotrexate** • **Discuter les anti TNF alpha en cas d'évolution péjorative**
TRAITEMENT CHIRURGICAL	• **Angioplastie/chirurgie :** rarement nécessaire car sténoses de constitution lente : développement réseau collatéral • **Indications : sténoses** avec retentissement important OU anévrysme volumineux

5	EVOLUTION	
EVOLUTION	CLINIQUE	• **EVOLUTION SOUS CORTICOTHERAPIE :** – **L'AMELIORATION DE L'ETAT GENERAL** – **Rechutes** fréquentes liées : a une décroissance trop rapide des doses, a une corticodépendance • **Récidive** possible, des années après l'arrêt de la corticothérapie
	BIOLOGIQUE	• **LA CRP SE NORMALISE TRES VITE, EN 1 A 2 SEMAINES, AVANT LA VS**
COMPLI-CATIONS	GENERALES	• **Mortalité liée à l'insuffisance cardiaque et aux complications vasculaires (AVC)** • **Altération de la qualité de vie** • **Handicap fonctionnel +++**
	IATROGENES	• **Effets secondaires de la corticothérapie**

SYNTHESE ET MOTS-CLES

- MALADIE DE HORTON : Vascularite segmentaire et focale des vaisseaux de grands +/- moyens calibres qui atteint le sujet de plus de 50 ans.
- Risque principal : complications ischémiques oculaires (risque de cécité).
- PPR (association à la maladie de Horton dans 30% des cas : rhumatisme du sujet de plus de 50 ans, particulièrement inflammatoire et très corticosensible.
- MALADIE DE TAKAYASU : Vascularite segmentaire et focale des vaisseaux de grands +/- moyens calibres qui atteint la femme de moins de 50 ans.
- Traitement : corticothérapie prolongée mais à dose minimale efficace.

Conférences de consensus - Recommandations

Année	Source	Titre
-	-	Pas de recommandation

Sujets tombés à l'ECN

Année	Contenu
-	-

POLYARTHRITE RHUMATOIDE

Item 192 - UE 7

Chapitre 10

OBJECTIFS DE L'ECN

- Diagnostiquer une PR.
- Argumenter l'attitude thérapeutique et planifier le suivi du patient
- Décrire les principes de prise en charge au long cours d'un rhumatisme déformant et invalidant.

MOTS-CLES

- **Synovite inflammatoire**
- **FR/ anti CCP**
- **Polyarthrite destructrice et déformante**
- **Traitement par anti TNF-alpha**

Pour mieux comprendre

- Comme dans la plupart des MAI, il existe une réponse inflammatoire non spécifique à un antigène non encore identifié (antigène de l'articulation ? virus ? bactérie ?)
- L'activation du système immunitaire au niveau des synoviales induit une néo-vascularisation et une hyperplasie des cellules synoviales (appelé le *pannus*) qui tend à recouvrir le cartilage et serait le siège de la production des enzymes responsable de la destruction osseuse et cartilagineuse.
- Une phase de réparation par fibrose articulaire, contemporaine de la phase de destruction, se produit sous la responsabilité du TGFβ.

ITEM 192

A INTRODUCTION

Le diagnostic de la polyarthrite rhumatoïde doit être aussi précoce que possible car c'est au stade du début de la maladie que les traitements ont le plus de chance d'être efficaces. Cette fenêtre d'opportunité thérapeutique est d'autant plus capitale qu'a ce stade de la maladie, il n'existe aucune déformation ou lésion radiologique. Savoir évoquer, devant une polyarthrite débutante, le diagnostic de polyarthrite rhumatoïde est donc fondamental : le diagnostic différentiel est alors le point crucial. A la phase initiale, il faut savoir confirmer l'existence d'arthrite ou de synovite : gonflement articulaire lié à un épaississement synovial ou à un épanchement articulaire, à différencier des algies ou polyarthralgies (absence de tuméfaction) ou des tendinopathies.

B GENERALITES

DEFINITION	• **RHUMATISME INFLAMMATOIRE :** – A tendance **DESTRUCTRICE** – Affectant la **FEMME D'AGE MOYEN** – De **CAUSE INCONNUE** – Lié à une **REPONSE AUTO-IMMUNE SUR UN TERRAIN GENETIQUE PREDISPOSE** – Souvent purement **ARTICULAIRE A LA PHASE INITIALE**, elle peut évoluer **VERS UNE ATTEINTE SYSTEMIQUE** • Epidémiologie : – **Rhumatisme inflammatoire chronique LE PLUS FREQUENT** (0.5 à 1% de la population) – Considéré comme la **maladie de système la plus fréquente** • Le **diagnostic précoce** est impératif afin de : – **TRAITER** rapidement – **PRESERVER LES ARTICULATIONS DES DESTRUCTIONS** ostéo-cartilagineuses, de la capsule, des ligaments et des tendons de voisinage qui sont irréversibles
ETIOLOGIE	• L'étiologie précise n'est pas connue • La survenue est **MULTIFACTORIELLE :** – **TERRAIN GENETIQUE PREDISPOSE (HLA DR4 – DRB1** localisé sur le chromosome 6) – **STIMULATION ANTIGENIQUE :** × Endogène (bactérie, virus, cartilage articulaire…) × Exogène (tabac, germes de l'environnement…)
PHYSIO-PATHOLOGIE	**La réaction immune de la PR est médiée par les lymphocytes T4 :** • **STIMULATION DES LYMPHOCYTES B** et **PRODUCTION D'AUTO-AC :** – **Facteurs rhumatoïdes** et **AC anti-peptides citrullinés** (AC anti-CPP) • **PRODUCTION DE FACTEURS DE CROISSANCE ET D'ANGIOGENESE** – A l'origine du pannus synovial et de la synovite rhumatoïde • **PRODUCTION DE CYTOKINES PRO-INFLAMMATOIRES :** – Interleukine-1 (IL-1), tumor necrosis factor alpha (TNF-alpha), interleukine-6 (IL-6) – A l'origine de la destruction cartilagineuse et osseuse
POINTS D'APPEL CLINIQUES	• **Terrain : FEMME 45 ANS** • **Atteinte articulaire :** – **PROGRESSIVE** – **EXTENSIVE** – **FIXE** – **BILATERALE, SYMETRIQUE** – **INFLAMMATOIRE** • **Atteinte des MAINS :** – **IPP, MCP** – **IPD respectées +++** • **Douleur, gonflement, chaleur, raideur** • **PAS de rougeur**

C EXAMEN CLINIQUE

1	PHASE DE DEBUT		
INTERROGATOIRE	DOULEUR ET RAIDEUR		• **Mode d'apparition :** – **PROGRESSIF :** × Mono-arthrite évoluant quelques mois avant d'atteindre d'autres articulations × Evolue après quelques années vers une PR – **EXTENSIF** • **Horaire INFLAMMATOIRE :** – Réveil dans la seconde partie de la nuit (apprécier la durée du dérouillage matinal) • **Topographie FIXE :** – **Inter phalangiennes proximales (IPP)** – **Métacarpo-phalangiennes (MCP)** – **RESPECT des interphalangiennes distales (IPD)** • **CARACTERISTIQUES LOCALES :** – **BILATERALES et SYMETRIQUES** – **Douleur, gonflement, chaleur, raideur** – **PAS de rougeur**
	SIGNES GENERAUX		• Altération de l'état général discrète • Fièvre vespérale modérée
	ATCD FAMILIAUX		• Antécédent familial rhumatisme
EXAMEN CLINIQUE	ARTICULATIONS		• **Douloureuses** à la pression, à la mobilisation • **Raides** (mouvements limités) • **CHAUDES, MAIS NON ROUGES** • **Gonflées** (épaississement synovial, épanchement) : gonflement fusiforme des IPP, des MCP, des poignets, de la face dorsale de la main (ténosynovite des tendons extenseurs) : aspect des **doigts en fuseau** • Genou : choc rotulien par épanchement • Pas de déformation articulaire au début de la phase inflammatoire
	EXAMEN EXTRA-ARTICULAIRE		• Parfois quelques ganglions superficiels • Fièvre modérée • **RECHERCHER ATTEINTE CARDIAQUE, PULMONAIRE, NEUROLOGIQUE, OCULAIRE**
EXAMENS COMPLEMENTAIRES	MORPHOLOGIQUE	RADIOGRAPHIE STANDARD MAINS ET POIGNETS (FACE) AVANT-PIEDS (FACE, PROFIL ET 3/4)	• Type de radiographies : – Centrées sur les articulations atteintes – Systématiques : mains, poignets, bassin, avant-pieds • A ce stade **CLICHES NORMAUX** ou : – **Gonflement des parties molles** en regard des articulations inflammatoires : IPP, IPD, en regard des styloïdes radiales et surtout cubitales – **Déminéralisation épiphysaire en bande** (MCP et interphalangiennes des doigts) – **Géodes sous-chondrales** avec déminéralisation isolée, voire érosion latérale péri-articulaire marginale de la tête des 5èmes métacarpiens et métatarsiens • **Articulations touchées en premier : IPP, MCP (2 et 3ème doigts), métatarso-phalangiennes, genoux, coudes, épaules** • Pas d'ostéophytose, pas de densification osseuse sous-chondrale
		IRM ECHOGRAPHIE	• **Synovites** ou ténosynovites • **Erosions** infra-radiologiques

<table>
<tr><td rowspan="5"></td><td rowspan="3">BIOLOGIQUE</td><td>SYNDROME INFLAMMATOIRE</td><td>• ASPECIFIQUE
• VS élevée (parallèle à l'évolution)
• Anémie inflammatoire
• Hyper-alpha-2-globulinémie
• Hypergammaglobulinémie
• CRP élevée, haptoglobine élevée
• Thrombocytose
• Hyperleucocytose à polynucléaires neutrophiles</td></tr>
<tr><td>AUTO IMMUNITE</td><td>• Présence fréquente de FACTEURS RHUMATOIDES A DES TAUX ELEVES :
– Ils sont détectés soit par les méthodes classiques (tests du latex et du Waaler-Rose), soit par des méthodes plus modernes comme la néphélémétrie laser
– Ils sont présents dans 60% des cas au début et 70 à 85% après 1 année d'évolution
– Ils représentent un élément de diagnostic, mais ils sont présents dans d'autres affections (spécificité pour la PR = 70 à 80%)
• Augmentation de la sensibilité (50 à 60%) pour les ANTICORPS ANTI-CITRULLINE OU LES ANTI-PEPTIDES CITRULLINES
• Les anticorps antinucléaires sont parfois présents à des taux faibles, non pathogènes</td></tr>
<tr><td>SIGNES NEGATIFS</td><td>• NORMALITE DE :
– Complément, Ac anti-DNA natif, ASLO
– Uricémie, bilan rénal, bilan phosphocalcique</td></tr>
<tr><td colspan="2">PONCTION ARTICULAIRE</td><td>• LIQUIDE INFLAMMATOIRE, FLUIDE, CITRIN
• Riche en albumine > 40 g/L (exsudat inflammatoire)
• Riche en cellules > 2.000 leucocytes/mm^3 à prédominance de PN neutrophiles, stériles, sans micro-cristaux
• Présence de RAGOCYTES, non spécifiques (inclusions vertes dans les PN)
• Pas de micro-cristaux, ni germes (signes négatifs)</td></tr>
<tr><td colspan="2">BIOPSIE SYNOVIALE
Non systématique+++</td><td>Dans le cas de maladie débutant sur le mode d'une MONO-ARTHRITE CHRONIQUE, AUQUEL CAS IL FAUT ELIMINER UNE ARTHRITE INFECTIEUSE
• Soit synovite aspécifique
• Soit aspect caractéristique de synovite rhumatoïde : argument le plus formel en faveur du diagnostic :
– Hypertrophie et multiplication des villosités synoviales
– Hyperplasie de la couche des synoviocytes avec prolifération des cellules synoviales de surface
– Infiltrat lympho-plasmocytaire périvasculaire diffus ou en nodules
– Foyers de nécrose fibrinoïde en profondeur
– Néo-angiogenèse avec hypervascularisation
– Dépôts de fibrine en surface</td></tr>
<tr><td>EVOLUTION</td><td colspan="2">MODE EVOLUTIF</td><td>• POUSSEES SUCCESSIVES IMPREVISIBLES avec REMISSIONS INCOMPLETES :
– Grossesse (2ème et 3ème trimestres)
– Paralysie (régression des signes articulaires du côté paralysé en cas d'hémiplégie)
• Après plusieurs années : évolution progressive en un seul tenant
• A chaque poussée : exacerbation des signes au niveau déjà atteint avec atteinte d'autres articulations</td></tr>
</table>

2	PHASE D'ETAT		
EXAMEN CLINIQUE	SIGNES ARTICULAIRES	**CARACTERES GENERAUX**	**Polyarthrite :** • **Bilatérale et symétrique** • Souvent **DESTRUCTRICE** et **DEFORMANTE** • A prédominance **DISTALE** • **Allongement du dérouillage matinal > 30 minutes** • Augmentation de l'épaississement synovial à la palpation • Pouvant toucher **TOUTES LES ARTICULATIONS SAUF : IPD, SACRO-ILIAQUES, RACHIS DORSO-LOMBAIRE** • L'**ATTEINTE DES MAINS** est **la plus caractéristique, quasi constante après 1 an d'évolution** de la maladie
		MAINS POIGNETS	• **Mains en dos de chameau :** tuméfaction **IPP ET MCP (2ème ET 3ème DOIGTS)** avec amyotrophie des interosseux, **tuméfaction du poignet et saillie de la styloïde cubitale liée à une subluxation antérieure de l'articulation radiocarpienne et à une ténosynovite des tendons extenseurs** • **ARTHRO-SYNOVITE,** prolifération synoviale ➔ **pannus synovial :** aspect fusiforme des doigts (2ème et 3ème rayons), ténosynovite et synovite du poignet souvent responsable d'un **SYNDROME DU CANAL CARPIEN** • **COUP DE VENT CUBITAL :** doigts déviés en dehors, lié à la désaxation du carpe. Déformation fréquente et caractéristique. Association à une subluxation ou luxation des MP • Doigts déformés en lorgnette
			• **Doigts déformés en boutonnière :** rupture de l'insertion du long extenseur des doigts sur la 2ème phalange : hyperflexion de l'IPP, hyperextension de l'IPD • **Doigts en col de cygne :** hyperextension de l'IPP, hyperflexion de l'IPD • **Doigt en maillet :** flexion permanente de l'IPD (rupture ou distension de l'extenseur à la base de la 3ème phalange) • **POUCES DEFORMES EN Z AVEC LUXATION DE LA MCP :** flexion de la MCP, hyperextension de la phalange distale • **SAILLIE DE LA TETE CUBITALE** (mobile en touche de piano) : constatation la plus fréquente et la plus précoce (synovite de l'articulation radio-cubitale inférieure) • **SIGNE DE LA « TOUCHE DE PIANO » :** instabilité de la styloïde cubitale secondaire à une arthrite de la radio-cubitale inférieure • **Atteinte de l'articulation RADIO-CARPIENNE :** dislocation avec tendance à la subluxation antérieure du carpe et ténosynovite des extenseurs réalisant avec l'atteinte de la radio-carpienne l'aspect dit en « bosses de chameau »
		COUDES	• Perte de l'extension complète précoce • Epanchement abondant pseudo-kystique pouvant se rompre dans l'avant-bras • *Valgus + flessum*
		EPAULES	• Enraidies et douloureuses • Rupture de la coiffe des rotateurs
		GENOUX (50-60%)	• *Valgus + flessum* (succède à une tuméfaction, un épanchement) mouvements anormaux possibles ; rechercher un **kyste synovial poplité** dû à une hernie synoviale, accompagnant l'arthrite du genou, dans le creux poplité

	PIEDS (Atteinte précoce)	• **ARTHRITE DES METATARSO-PHALANGIENNES (MTP) : TUMEFACTION DOULOUREUSE DES AVANT-PIEDS** • Pied plat valgus et valgus calcanéen par destruction de la tibio-talienne et de la sous-talienne de l'arrière-pied • Affaissement de la voûte plantaire • L'avant-pied est le plus touché avec notamment un avant-pied triangulaire (coup de vent péronier), *hallux valgus, quintus varus* • Orteils déformés en griffe ou en marteau, les orteils sont volontiers subluxés
	HANCHE	• Flexion, rotation externe, abduction ; les coxites ont tendance à évoluer vers la protrusion acétabulaire
SIGNES EXTRA-ARTICULAIRES : LA « MALADIE RHUMATOIDE »	**RACHIS CERVICAL**	Rechercher une **LUXATION OU SUBLUXATION ATLOIDO-AXOIDIENNE** (due à une arthrite atloïdo-axoïdienne) : • Ces luxations doivent être dépistées par des clichés cervicaux dynamiques de profil car elles peuvent donner lieu à une irritation voire une compression médullaire • Elles doivent être recherchées quand il existe le signe de LHERMITTE (impression de décharge électrique dans les membres supérieurs à la flexion du cou)
	AUTRES LOCALISATIONS ARTICULAIRES	• Arthrite des temporo-mandibulaires • Atteinte des articulations : crico-arythénoïdienne, sterno-claviculaire, manubrio-sternale • Rachis cervical (rechercher luxation atloïdo-axoïdienne)
	SIGNES GENERAUX	• Altération de l'état général, fébricule pendant les poussées • **ADENOPATHIES** (axillaires, inguinales, épitrochléennes) : mobiles, peu volumineuses
	NODULES RHUMATOIDES (20-30%) : TRES CARACTE-RISTIQUES	• **SOUS-CUTANES, PATHOGNOMONIQUES** • **FERMES, INDOLORES, MOBILES, DE TAILLE VARIABLE, PEAU EN REGARD NORMALE** • Peuvent se développer au cours du traitement par méthotrexate • Siège : **en arrière de l'olécrâne, crêtes cubitales, face dorsale des doigts,** genoux, tendons d'Achille, cuir chevelu, pied, région sacrée
	TROUBLES CUTANES	• Coloration vermillon de la paume des mains • **Syndrome de Raynaud,** amincissement cutané • **SYNDROME DE FELTY : RARE, ASSOCIANT SPLENOMEGALIE ET NEUTROPENIE.** Il se complique volontiers d'ulcères de jambe
	AMYOTROPHIE	• Amyotrophie, contribuant à la rétraction
	TENOSYNOVITES	• Quasi-constantes à la phase d'état, pouvant entraîner des ruptures tendineuses : – Tendons fléchisseurs ou extenseurs – Voire bursite (olécrâne, calcanéum) – Kystes synoviaux, notamment poplités
	SPLENOMEGALIE	• Splénomégalie (5% des cas) : **Penser au syndrome de Felty**
	RENALE	• **AMYLOSE AA SECONDAIRE** • **Néphrotoxicité des AINS, insuffisance rénale, GNEM iatrogènes** • **GNMP/cryoglobulinémie**
	CARDIAQUE	• **PERICARDITES** fréquentes et asymptomatiques le plus souvent • Myocardites rares, avec BAV du 1er degré • Endocardites, rares avec risque d'insuffisance aortique

		SYNDROME SEC SECONDAIRE	• Fréquent, se manifeste par **SECHERESSE OCULAIRE (XEROPHTALMIE) ET/OU BUCCALE (XEROSTOMIE),** par tarissement des sécrétions lacrymales et/ou salivaires
		PULMONAIRE	• **PLEURESIE (séro-fibrineuse)** • **PID (fibrose pulmonaire secondaire/PNP médicamenteuse liée au MTX)** • **Bronchectasies** • **Nodules pulmonaires** • **Association avec silicose (sd de Caplan-Colinet)**
		VASCULARITE RHUMATOIDE	• Complication grave de mauvais pronostic, due à une maladie ancienne : – Se manifeste par des atteintes neurologiques **(POLY OU MULTINEVRITES)** et cutanées (*livedo*, **PURPURA, ULCERES** des doigts ou des orteils, **MINI INFARCTUS DIGITAUX)** – Son traitement est agressif, nécessitant parfois une amputation d'un doigt ou d'un orteil pour gangrène

3	POLYARTHRITE MALIGNE
SIGNES GENERAUX	• **FIEVRE, ASTHENIE ET AMAIGRISSEMENT** au 1er plan
VASCULARITE	• Cutanée surtout : – **Purpura pétéchial** – **ULCERATIONS CUTANEES**
ATTEINTE NEUROLOGIQUE	• **Multinévrite** surtout • Atteinte centrale exceptionnelle
ATTEINTE OCULAIRE	• **Sclérite et épisclérite** sont rares, mais de mauvais pronostic en raison du risque de scléromalacie perforante
ATTEINTE CARDIAQUE	• Cardiopathie ischémique • Toutes les tuniques peuvent être atteintes : péricardite, endocardite, myocardite (rare)
ATTEINTE PLEURO-PULMONAIRE	• Pleurésie séro-fibrineuse • Pneumopathie dyspnéisante par alvéolite • Fibrose interstitielle • **POUMON RHUMATOIDE :** images denses, diffuses, cotonneuses ou réticulo-nodulaires, « en rayons de miel » • **SYNDROME DE CAPLAN-COLINET :** association silicose - PR • Pneumopathie infectieuse sur terrain immunodéprimé
ATTEINTE DIGESTIVE	• Ischémie mésentérique, perforation intestinale (exceptionnelle)
SYNDROME DE FELTY	• Il associe une **splénomégalie** isolée et une **leuconeutropénie** • Il survient au cours d'une PR ancienne, érosive, nodulaire, fortement séropositive, avec apparition de FAN, ANCA… • Le pronostic est défavorable en raison du **RISQUE D'INFECTION** (liée à la neutropénie) **et d'HEMOPATHIE MALIGNE** (lymphome non hodgkinien). • ATTENTION au **PSEUDO-FELTY :** leucémie à LGL (Large Granular Lymphocytes) • **Myélogramme et immunophénotypage** systématique

D DIAGNOSTIC DIFFERENTIEL

SPONDYLARTHROPATHIE		RHUMATISME PSORIASIQUE	• Problème diagnostique dans sa **forme périphérique** • **Atteinte asymétrique** • Atteinte des **IPD et des 3 ARTICULATIONS D'UN MEME RAYON (doigt ou orteil « en saucisse »)**
SPONDYLARTHROPATHIE		ENTERO-COLOPATHIE: CROHN, RECTOCOLITE HEMORRAGIQUE	• Oligo-arthrite subaiguë migratrice dans 25% des cas • Les **signes DIGESTIFS** précèdent généralement les signes articulaires • La poussée articulaire s'accompagne le plus souvent d'une poussée digestive
SPONDYLARTHROPATHIE		SPONDYLARTHRITE RHUMATISMALE	• Elle débute exceptionnellement par une polyarthrite subaiguë • **Atteinte axiale, talalgie, sacro-iliite** • **HLA B27 positif**
SPONDYLARTHROPATHIE		ARTHRITE REACTIONNELLE	• **Infection INTESTINALE ou URETRALE précède** de 2 à 3 semaines l'oligo-arthrite • **Asymétrique** • **Enthésopathie, doigt ou orteil « en saucisse »**
ARTHRITE INFECTIEUSE	MONO-ARTHRITE INFECTIEUSE	ARTHRITE TUBERCULEUSE	• **Patient immigré ou immunodéprimé, non vacciné** • Mise en évidence du BK : rare à l'examen direct, impose souvent une **biopsie synoviale**
ARTHRITE INFECTIEUSE	MONO-ARTHRITE INFECTIEUSE	ARTHRITE SEPTIQUE A PYOGENE	• **Arthrite aiguë, chaude et ROUGE, avec fièvre et frissons** • **PONCTION ARTICULAIRE, HEMOCULTURES** • Risque de méconnaître un sepsis compliquant une PR connue
ARTHRITE INFECTIEUSE	OLIGO-ARTHRITE INFECTIEUSE	ENDOCARDITE	• Peut associer une oligo-arthrite à un FR positif • **Fièvre élevée, frissons** • **SOUFFLE CARDIAQUE, signes cutanés, splénomégalie** • **ECHOGRAPHIE CARDIAQUE et HEMOCULTURES**
ARTHRITE INFECTIEUSE	OLIGO-ARTHRITE INFECTIEUSE	RHUMATISME GONOCOCCIQUE	• Sujet jeune avec oligo-arthrite et ténosynovite • Atteinte asymétrique • Fièvre élevée avec frissons, signes cutanés • **ATTEINTE GENITALE, ANTECEDENTS DE MST**
ARTHRITE INFECTIEUSE	OLIGO-ARTHRITE INFECTIEUSE	MALADIE DE LYME	• **Oligo-arthrite subaiguë des grosses articulations : Lyme secondaire** • **MORSURE DE TIQUE** • **ERYTHEME CHRONIQUE MIGRANS**
ARTHRITE INFECTIEUSE	OLIGO-ARTHRITE INFECTIEUSE	INFECTIONS VIRALES	• **Asymétrique** • **Diffuse** • **Contexte d'infection virale**
CONNECTIVITE		PERIARTERITE NOUEUSE	• Peut évoquer une PR « maligne » devant les signes **: nécrose cutanée, purpura ou l'atteinte neurologique**
CONNECTIVITE		SCLERODERMIE	• Elle peut débuter par les manifestations articulaires avec FR positif • **SCLEROSE CUTANEE, dysphagie et signes respiratoires** • **AAN d'aspect nucléolaire, AC anti-centromères et anti-Scl70**
CONNECTIVITE		LUPUS ERYTHEMATEUX AIGU DISSEMINE	• **Polyarthrite aiguë chez une femme jeune** • **Atteintes CUTANEES et VISCERALES** • **Leucopénie, thrombopénie, BAISSE DU COMPLEMENT, LES AC ANTI-DNA OU ANTI-SM**
CONNECTIVITE		SYNDROME DE SHARP	• **Forte positivité des AAN et des AC anti-RNP**

	DERMATO-POLYMYOSITE	• Rarement révélée par une oligo-arthrite non destructrice • **Signes cutanés et musculaires** • **Enzymes musculaires élevées, AC anti-PM ou anti-JO1, EMG** (et biopsie musculaire)
	SYNDROME DE GOUGEROT-SJOGREN PRIMITIF	• Diagnostic **difficile** car un syndrome de Gougerot-Sjögren secondaire accompagne 30% des PR • La positivité d'emblée du facteur rhumatoïde ne doit pas égarer
ARTHRITE DU SUJET AGE	PSEUDO-POLYARTHRITE RHIZOMELIQUE	• Altération importante de l'état général • Syndrome inflammatoire biologique marqué
	ARTHRITES MICRO-CRISTALLINES	• Mode **aigu** le plus souvent • **Chondrocalcinose :** polyarthrite asymétrique, liseré calcique, cristaux de pyrophosphate de calcium • **Goutte :** parfois poly-articulaire chez la femme, hyperuricémie, cristaux d'urates intra-articulaires
	RHUMATISME PARANEOPLASIQUE	• Contexte néoplasique • Parfois difficile à différencier, mais habituellement non destructeur et non déformant
	POLYARTHRITE AIGUE ŒDEMATEUSE DU SUJET AGE (Syndrome RS3PE)	• Polyarthrite aiguë symétrique, pseudo-rhumatoïde • **Œdème mou des mains, péri-articulaire, peu inflammatoire mais important** • **FR et AAN négatifs** • Régresse souvent en quelques mois, mais peut évoluer vers une authentique PR

ITEM 192

E TRAITEMENT

1		MODE DE TRAITEMENT
MESURES GENERALES		• **Hospitalisation si formes cliniques sévères** • **Repos lors des poussées :** – Arrêt de travail – Hospitalisation • **Prise en charge psychosociale :** – Psychothérapie de soutien – Education et information du patient (associations de malades) • **Prise en charge sociale :** – Exonération du ticket modérateur – Prise en charge à 100% au titre de l'ALD 30
TRAITEMENT SYMPTOMATIQUE		• **Anti-inflammatoires non stéroïdiens** • **Corticothérapie** • **Traitement local :** – **Synoviorthèse** – **Infiltration articulaire de corticoïdes**
TRAITEMENT DE FOND	TYPE	• **Antipaludéens de synthèse** • **Sulfasalazine** • **Méthotrexate** • **Léflunomide** • **Anti-TNF alpha**
MESURES PHYSIQUES	REEDUCATION FONCTIONNELLE	• Lutte contre **l'enraidissement, l'amyotrophie,** les **attitudes vicieuses** • **Economie articulaire** (**éducation** du patient)
	ORTHESE	• **Orthèses** de repos, à porter la nuit, à visée préventive des déformations (mains, genoux) • Orthèses de fonction au stade des destructions et des déformations (doigts, poignets)
	ERGOTHERAPIE	• **Adaptation des outils et des gestes usuels aux déformations**

<table>
<tr><td rowspan="3">TRAITEMENT CHIRURGICAL</td><td>CHIRURGIE PREVENTIVE</td><td>• Synovectomie :
– Chirurgicale ou arthroscopique
– Elle intéresse les articulations (genou, poignet) et les tendons fléchisseurs ou extenseurs des doigts en cas de menace de rupture tendineuse
• Résection osseuse de la tête cubitale :
– Si elle menace les tendons extenseurs des doigts</td></tr>
<tr><td>CHIRURGIE REPARATRICE</td><td>• Sutures tendineuses en cas de rupture tendineuse
• Fixation chirurgicale d'une luxation atloïdo-axoïdienne menaçant la moelle</td></tr>
<tr><td>CHIRURGIE PALLIATIVE</td><td>• Prothèse articulaire (hanche ou genou surtout)
• Arthrodèse stabilisante et antalgique (cheville, poignet)</td></tr>
<tr><td rowspan="3">SURVEILLANCE</td><td>SURVEILLANCE CLINIQUE TRIMESTRIELLE</td><td>• Evaluation de la douleur :
– Echelle visuelle analogique (EVA) et nombre de réveils nocturnes
– Indice de Ritchie (quantifie les douleurs articulaires)
• Evaluation de l'inflammation :
– Nombre de synovites et durée du dérouillage matinal.
– Evaluation des mobilités et de la fonction (indices de Lee, échelle HAQ)
• Evaluation par des scores composites :
– Le DAS 28, « Disease Activity Score » et surtout le DAS28-CRP : évalue le nombre d'articulations douloureuses, gonflées, ainsi que l'inflammation systémique par la CRP
– Le SDAI, « Simple Disease Activity Index »
• Evaluation de la qualité de vie :
– HAQ (« Health Assessment Questionnaire »)
– AIMS2 (« Arthritis Impact Measurement Scales 2 »)</td></tr>
<tr><td>SURVEILLANCE BIOLOGIQUE TRIMESTRIELLE</td><td>• Hémogramme, VS, CRP
• La répétition du dosage du FR ou des anti-CCP n'a pas d'intérêt à l'heure actuelle
• Surveillance biologique des effets secondaires des traitements</td></tr>
<tr><td>SURVEILLANCE RADIOLOGIQUE</td><td>• Scores de Larsen ou de Sharp
• Radiographies du rachis cervical (clichés dynamiques) tous les 2 ans</td></tr>
</table>

<table>
<tr><th>2</th><th>TYPE DE TRAITEMENT</th></tr>
<tr><td>ANTI-INFLAMMATOIRES NON-STEROIDIENS</td><td>• TRAITEMENT DE PREMIERE INTENTION SYSTEMATIQUE, sauf en cas de contre-indication clinique ou biologique.
• Caractéristiques :
– Rapidement efficaces sur les douleurs
– Plus lentement sur les signes inflammatoires (1 à 2 semaines)
– Pas d'effet préventif sur les destructions articulaires
– A adapter aux préférences du patient, sans hésiter à utiliser une forte dose en cas de poussée
• Molécules disponibles :
– ASPIRINE : 1 à 3 g/j, effets secondaires gastriques (hémorragies)
– AINS : Voltarène®, Profénid®
• Mesures associées :
– Protection digestive : prise au milieu du repas, en association aux IPP chez le sujet âgé ou en cas d'antécédents ulcéreux
– Contrôle de la pression artérielle des patients hypertendus
– Contrôle du poids et de la fonction rénale chez les patients âgés, polymédicamentés, en évitant l'association aux diurétiques et aux inhibiteurs de l'enzyme de conversion</td></tr>
</table>

CORTICOTHERAPIE	• Caractéristiques : – Efficace sur les **douleurs** et la **raideur** – Pas d'effet préventif sur les destructions articulaires • Molécules disponibles **:** – **PREDNISONE *PER OS* :** × A dose adaptée à l'évolution clinique et biologique (VS, CRP) × En association, parfois, aux AINS dans les formes très inflammatoires (risque digestif accru) × Avec réduction progressive de la dose pour éviter le risque d'insuffisance surrénale lors de stress physiques ou psychiques – **METHYLPREDNISOLONE EN BOLUS IV :** × A réaliser durant 3 jours de suite × Dans les formes avec **ATTEINTE VISCERALE (vascularite)** et lors des **POUSSEES TRES INFLAMMATOIRES** en **ATTENDANT L'EFFICACITE DU TRAITEMENT DE FOND** × Après éviction d'un foyer infectieux et sous contrôle de la pression artérielle, de l'équilibre ionique (kaliémie) et du scope (absence de trouble du rythme et de la conduction) • **MESURES ASSOCIEES : cf. question**
TRAITEMENT ANTALGIQUE	• Caractéristiques : – Efficace sur les **douleurs** – Utile en association • Molécules disponibles : – **Paracétamol** seul ou associé à la **codéine** ou au **dextropropoxyphène** – Traitement **morphinique** de courte durée, en cas de douleurs rebelles –
TRAITEMENT LOCAL	• Indications : – Un traitement local est utile **QUAND 1 OU 2 ARTICULATIONS RESTENT INFLAMMATOIRES** – Il faut **consigner dans le CARNET de suivi le siège et le nombre de traitements locaux réalisés** • **INFILTRATION :** – **Infiltration intra-articulaire d'un corticoïde** (Hydrocortancyl®, Altim®, Diprostène®), sans dépasser 3 injections par an et par articulation • **SYNOVIORTHESE :** – Synoviorthèse à la triamcinolone (Hexatrione®) ou synoviorthèse isotopique (yttrium, rhénium ou erbium) en cas d'**échec** ou de **récidive**
ANTIPALUDEENS DE SYNTHESE	• Indications : – **PR INCERTAINE, DE PR DEBUTANTE OU MODEREE** – **Très peu utilisé dans les formes de PR évolutive +++** • **HYDROXYCHLOROQUINE (PLAQUENIL®,** cp. 200 mg) – 2 à 3 cp/j (sans dépasser 4 à 6 mg/kg/j) • **Contre-indications :** – Allergie aux dérivés de la chloroquine – Rétinopathie • **Effets secondaires :** – Rétinopathie, irréversible ; dépôts cornéens, réversibles – Eruption cutanée, troubles de la pigmentation ; neuromyopathie ; troubles digestifs ; neutropénie • **Surveillance :** – Examen ophtalmologique annuel : acuité visuelle, vision des couleurs, électro-oculogramme et électro-rétinogramme • **Délai d'action :** – Il est très long (3 à 4 mois) avec un effet « plateau » à 6 mois

METHOTREXATIE	• **Indications :** – **TRAITEMENT LE PLUS UTILISE EN 1ere INTENTION** – **En association avec les AINS** • **NOVATREX®** (cp. 2.5 mg) OU METHOTREXATE® (amp. 5 mg, en IM) – 7,5 mg par semaine, en augmentant progressivement la dose jusqu'à 25 mg avant de conclure à son inefficacité – En association à l'**ACIDE FOLIQUE** (Spéciafoldine®) : 1 cp/j, 3 à 5 jours par semaine, les jours sans méthotrexate, pour réduire la toxicité hématologique – En association à une **CONTRACEPTION ORALE,** poursuivie 3 mois après l'arrêt du méthotrexate chez la femme en âge de procréer • **Bilan pré-thérapeutique :** – Hémogramme, créatinine, albumine, bilan hépatique (ASAT, ALAT, phosphatases alcalines, bilirubine), sérologies VHB, VHC – **BETA-hCG** chez la femme en âge de procréer, obligatoire pour la délivrance du traitement. – Radiographie du thorax et EFR chez le fumeur et le sujet âgé • **Contre-indications :** – Grossesse, allaitement – Insuffisance hépatocellulaire, cirrhose ou alcoolisme chronique – Insuffisance rénale sévère – Anémie, leucopénie, thrombopénie, pancytopénie sévère – Ulcère gastro-duodénal ou infection en évolution • **Effets secondaires :** – **Cytopénie dose-dépendante :** anémie macrocytaire, leucopénie, thrombopénie – **Pneumopathie d'hypersensibilité :** risque accru chez le sujet âgé, en cas de pathologie pulmonaire préexistante, de tabagisme – **Hépatotoxicité** accrue en cas d'hépatite virale, d'alcoolisme, d'agents toxiques – Troubles digestifs : stomatite, anorexie, nausée, vomissement, diarrhée – Troubles cutanéo-muqueux : érythème acral, alopécie, phototoxicité, aphtose ; efflorescence de nodules rhumatoïdes (doigts) – Toxicité rénale faible (sauf en cas d'associations médicamenteuses) – **Tératogénicité** • Surveillance : – **Hémogramme, transaminases, gamma-GT et PAL,** 2 fois/mois le 1er mois puis tous les mois pendant 3 mois, puis tous les 3 mois – **ARRET DU TRAITEMENT SI :** × **THROMBOPENIE $< 100.000/MM^3$** × **LEUCOPENIE $< 4.000/MM^3$** × **TOUX, DYSPNEE OU FIEVRE (EDUCATION DU PATIENT)** • **Délai d'action :** – Le délai d'efficacité du méthotrexate est **court (4 à 6 semaines)** – Le traitement choisi est poursuivi tant qu'il est bien toléré et efficace, et remplacé en cas d'inefficacité, d'intolérance ou d'échappement
LEFLUNOMIDE	• **Indications :** – Proches de celles du méthotrexate • **ARAVA®** (cp à 10, 20 et 100 mg) : – 100 mg/j en une prise pendant 3 jours puis 1 cp/j (10 ou 20 mg). – En association à une CONTRACEPTION ORALE, débutée avant le traitement et poursuivie 2 ans après son arrêt • **Bilan pré-thérapeutique :** – Contrôle de la pression artérielle – **Bêta-hCG** chez la femme en âge de procréer – **Hémogramme, bilan hépatique**

- **Contre-indications :**
  - Immunodéficience grave, allergie
  - Anémie sévère, leucopénie, thrombopénie, pancytopénie
  - Insuffisance rénale modérée à sévère ; insuffisance hépatique ; hypoprotidémie ; grossesse, refus de contraception efficace
- **Effets secondaires :**
  - Hypertension artérielle
  - Troubles digestifs, **hépatotoxicité**
  - Troubles neuro-sensoriels
  - Eczéma et sécheresse cutanée, chute des cheveux, allergie
  - **Cytopénie dose-dépendante**
  - Risque d'infection, réactivation d'une tuberculose
  - Sa demi-vie prolongée impose un wash-out (cholestyramine, charbon activé) en cas de nécessité d'arrêt (cytolyse, hypo-albuminémie, cytopénie sévère)
  - Ils imposent la surveillance de l'**hémogramme,** des **transaminases** et de l'**albuminémie** tous les 15 jours pendant 6 mois puis tous les 2 mois

ANTI-TNF ALPHA

- **Indications :**
  - **FORMES SEVERES OU REBELLES**
  - **De plus en plus utilisé, en deuxième intention dès l'inefficacité des AINS et/ou du méthotrexate**
- **AC MONOCLONAUX ANTI-TNF ALPHA :**
  - Ils sont associés au méthotrexate dans les formes évolutives
  - **Infliximab** (Rémicade®) : 0.3 mg/kg/j **en une perfusion IV** à J0 puis aux semaines 2, 6 puis toutes les 8 semaines
  - **Adalimumab** (Humira®) : une injection de 40 mg **en SC** tous les 15 jours
- **RECEPTEUR SOLUBLE AU TNF-ALPHA :**
  - Il peut s'administrer seul, sans méthotrexate
  - **Etanercept** (Enbrel®) : une injection de 50 mg SC, 1 fois par semaine
- **Contre-indications :**
  - **INFECTIONS SEVERES EVOLUTIVES (TUBERCULOSE)**
  - Allergie, insuffisance cardiaque sévère
  - Grossesse, allaitement
  - Néoplasies
  - Infections virales chroniques (VHB, VHC)
  - SEP
- **Effets secondaires :**
  - Risque d'infection, tuberculeuse notamment
  - Céphalées, nausées
  - Immunogénicité, apparemment sans conséquence : jusqu'à 50% des patients traités par infliximab développent des AC humains anti-infliximab ; possibilité d'AC antinucléaires
  - Lymphome (plutôt lié à la PR qu'au traitement)
- **Conduite à tenir en cas de suspiscion de tuberculose :**
  - **Interrogatoire (antécédents, signes cliniques)**
  - **Bilan systématique comprenant une radiographie pulmonaire**
  - **IDR à la tuberculine**
  - **Bi-antibiothérapie antituberculeuse** (INH + rifampicine pendant 2 mois) avant la mise en route du traitement en cas d'antécédents tuberculeux non ou insuffisamment traités ou d'IDR > 5 mm

SYNTHESE ET MOTS-CLES

- Plus fréquent des rhumatismes inflammatoires chroniques.
- Polyarthrite bilatérale et symétrique à tendance destructrice et déformante.
- Marqueurs biologiques particulièrement évocateurs : présence du facteur rhumatoïde et/ou présence d'anticorps anticitruline.
- Facteurs pronostiques : sévérité initiale clinique et biologique, caractère érosif d'emblée.
- Prise en charge spécialisée, précoce, individuelle et multidisciplinaire.
- Le but du traitement est d'obtenir l'indolence et l'absence de lésions structurales, donc d'éviter le handicap.
- Introduction précoce d'un traitement de fond.

Conférences de consensus - Recommandations

Année	Source	Titre
2013	HAS	Anti TNF : recommandations de bonne pratique
2007	HAS	Synthèse des recommandations professionnelles PR
2008	HAS	Guide ALD Polyarthrite rhumatoïde
2006	HAS	Recherche d'anticorps anti-protéines citrullinées

Sujets tombés à l'ECN

Année	Contenu
	Jamais tombé

Chapitre 11

SPONDYLARTHRITE ANKYLOSANTE

Item 193 - UE 7

OBJECTIF
- Diagnostiquer une spondylarthrite ankylosante.
- Argumenter l'attitude thérapeutique et planifier le suivi du patient.

MOTS-CLES
- **Spondylarthropathie**
- **HLA-B27**
- **ALD, 100%**

Pour mieux comprendre
- La physiopathologie de la spondylarthrite ankylosante (SpA) n'est pas encore élucidée.
- Influence génétique : association avec le gène HLA-B27 (80% des SpA), rôle de facteur de prédisposition.
- D'autres gènes de prédisposition sont en cours d'identification : cluster de la famille de l'Il-1, ARTS1 et Il-23B... Leur contribution semble moindre que celle du gène HLA-B27.
- Le tableau articulaire (homologie de séquence) est au premier plan, mais les manifestations cutanées ou muqueuses et digestives associées à HLA B27 peuvent être aussi présentes

ITEM 193

A INTRODUCTION

Les spondylarthropathies regroupent des rhumatismes inflammatoires chroniques qui partagent certaines de leurs manifestations cliniques, ainsi qu'un terrain génétique commun. On distingue la spondylarthrite ankylosante, le rhumatisme psoriasique, les arthrites réactionnelles, les arthrites associées aux entéro-colopathies inflammatoires et les spondylarthropathies indifférenciées.

Les manifestations cliniques des spondylarthropathies sont les suivantes, dont la prévalence est variable en fonction du type de pathologie :

– Un syndrome pelvi-rachidien ou axial (atteinte rachidienne et sacro-iliite)
– Un syndrome enthésopathique
– Un syndrome articulaire périphérique
– Un syndrome extra-articulaire (iritis, psoriasis, balanite, urétrite, diarrhée, entéro-colopathie inflammatoire).

B SPONDYLARTHROPATHIES ET MEDECINE INTERNE

SPONDYL ARTHROPATHIES	• Elles sont caractérisées par des **LESIONS INFLAMMATOIRES DES ENTHESES = ENTHESITES** • **Plusieurs types de spondylarthropathies** existent : – **Arthrites réactionnelles** – **Rhumatisme des entéro-colopathies** – **Rhumatisme psoriasique** – **SAPHO (Synovite, Acné, Pustulose palmo-plantaire, Hyperostose et Ostéite)** • Ce groupe partage un même terrain génétique de susceptibilité lié à l'antigène HLA-B27, sur lequel intervient un facteur infectieux démontré ou suspecté
MECANISMES INFLAMMATOIRES	La **REACTION INFLAMMATOIRE** implique donc un **terrain génétique favorable** et un facteur infectieux : • La parenté de structure entre certains motifs du **HLA-B27** et certains antigènes bactériens pourrait expliquer le défaut de reconnaissance de ces antigènes et/ou le développement d'une **REACTION AUTO-IMMUNE** • La présentation de peptides bactériens antigéniques aux lymphocytes T CD8+ cytotoxiques se fait par l'intermédiaire de l'antigène HLA-B27 (molécule de classe I du complexe majeur d'histocompatibilité)
EXAMENS BIOLOGIQUES	**ANTIGENE HLA-B27 :** • La positivité de l'antigène HLA-B27 est un **élément important du diagnostic au début** • La présence isolée du HLA-B27 **ne signe pas le diagnostic de SPA** • **L'ABSENCE DU HLA-B27 N'EXCLUT PAS LE DIAGNOSTIC DE SPONDYLARTHROPATHIE** • Il est inutile quand le diagnostic est certain, car sa négativité n'exclut pas le diagnostic (20% des sujets atteints sont HLA-B27 négatifs), mais devient un argument de poids si le diagnostic est douteux **Autres examens biologiques :** • Un **syndrome inflammatoire** est fréquent, mais généralement modéré • **La négativité de la sérologie rhumatoïde, des AC anti-CCP et des ACAN est utile au diagnostic différentiel** des formes de SpA débutant par une arthrite périphérique
HLAB27 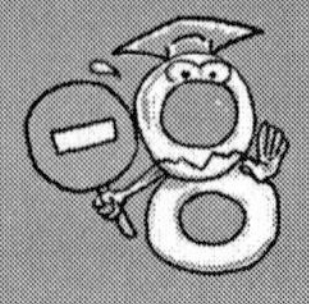 **Pour aller plus loin**	• Le HLA-B27 est un allèle normal du complexe majeur d'histocompatibilité très fortement lié à la SpA : le risque relatif de développer une SpA pour un sujet HLA-B27 positif est > 100 : – La prévalence du HLA-B27 dans la population générale est de 6 à 8% – La prévalence de la SpA en Europe varie entre 0,2 et 1% – La prévalence du HLA-B27 parmi les malades atteints de SpA est supérieure à 80% • Le HLA-B27 pourrait agir par mimétisme moléculaire, un agent infectieux mimant le HLA-B27 entraînerait une confusion et une intolérance vis-à-vis de l'allèle • L'intérêt diagnostique du HLA-B27 reste discuté. Sa présence ne fait d'ailleurs pas partie des critères diagnostiques de l'European Seronegative Spondylarthropathy Group de la SpA : – Dans une SpA certaine, sa recherche est inutile. 20% de SpA sont HLA-B27 négatifs – En cas de doute diagnostique, le typage HLA-B27 peut être utile – Mais il faut savoir que près de 8% des sujets caucasiens sont HLA-B27 positifs et que 97% des sujets HLA-B27 positifs n'auront jamais de SpA.

C DIAGNOSTIC

CRITERES DIAGNOSTICS DE NEW YORK	• **Critères cliniques :** lombalgies et raideur > 3mois, non soulagées par le repos, avec diminution de la mobilité du rachis lombaire et diminution de l'ampliation thoracique • **Critères radiologiques** : sacro-iliite de grade > ou égal à 2 bilatérale ou de stade 3 ou 4 unilatérale • Association d'un critère clinique + 1 critère radiologique
CLASSIFICATION DE L'ESSG	• RACHIALGIES INFLAMMATOIRES OU SYNOVITES asymétriques ou prédominant aux membres inférieurs • ET 1 des éléments suivants : **fessalgies à bascule, sacro-iliite radiologique**, **enthésopathie** (achilléenne ou plantaire), ATCD familial au 1er ou 2eme degré (de SpA, psoriasis, uvéite, arthrite réactionnelle, MICI) • +/- associé à du psoriasis, une MICI, une urétrite ou cervicite moins d'un moins avant l'arthrite
FORMES CLINIQUES	• **FORMES AXIALES PREDOMINANTES :** rachialgies, douleurs sternales et **fessalgies intermittentes A BASCULE** d'HORAIRES INFLAMMATOIRES • **FORMES PERIPHERIQUES ARTHRITIQUES PREDOMINANTES** : essentiellement mono ou oligo arthrite, voire polyarthrite • **FORMES PERIPHERIQUES ENTHESITIQUES PREDOMINANTES** : rachialgies inflammatoires, enthésites du membre inférieur, ostéite associée (non traumatique, non infectieuse et non tumorale)
SIGNES DE SEVERITE (1critère présent)	• Atteinte articulaire SEVERE (destructrice : COXITE), ou extra articulaire (**MICI, UVEITES A REPETITION, cardiaque)** • **Malgré AINS A FORTE DOSE** : score d'activité de la maladie élevé (BASDAI > 4, BASFI > 4) à 3 mois d'intervalle • **NECESSITE D'UN TRAITEMENT DE FOND avec rechute à l'arrêt du traitement**
Un signe particulier : L'ENTHESITE	• Inflammation de l'enthèse de l'articulation • Touche avec PREDOMINANCE le membre inférieur : **tendon d'Achille, voute plantaire (APONEVROSE PLANTAIRE)** • Caractérisé par des douleurs d'horaire inflammatoire au niveau de l'insertion osseuse du tendon • **QUASI PATHOGNOMONIQUE DE LA SPA si associé à une atteinte axiale** • **Reproduit à la palpation** de l'enthèse atteinte
MANIFESTATIONS SYSTEMIQUES	• **SIGNES GENERAUX** : AEG, contemporain de poussées inflammatoires de la maladie • OPHTALMOLOGIE : **uvéite antérieure aiguë non granulomateuse** (25%) qui peut être synéchiante et à bascule • **CARDIAQUE** : insuffisance aortique surtout (10%), voire troubles de la conduction et du rythme généralement peu symptomatique mais pouvant nécessité la pose d'un stimulateur • **VASCULAIRE** : **ectasie aortique** • **POUMON :** syndrome restrictif pariétal, maladie fibrobulleuse apicale • **REIN :** toxicité des AINS, amylose rénale de type AA • **DIGESTIF : association aux MICI,** inflammation chronique • **NEUROLOGIQUE :** risque de compression médullaire, sténose lombaire… • **AMYLOSE AA** secondaire

D BILAN PARACLINIQUE

HLA B27	• Cf ci-dessus • Intéressant à rechercher en cas de doute diagnostic mais forte suspicion clinique et/ou radiologique • Nécessite une VPP élevée
TDM SACRO ILIAQUE	• Uniquement en cas de recherche de lésions osseuses structurales • **Privilégier l'IRM +++**
IRM SACRO ILIAQUE	• Argument en faveur du diagnostic • Retrouve une sacro iliite • Intérêt de la gradation de l'atteinte inflammatoire : si grade 3 ou 4 unilatéral, argument fort pour une SPA • Si grade 2 : l'atteinte des articulations **bilatérales** est en faveur du diagnostic
RADIOGRAPHIES SIMPLES	• Bassin de face, rachis dorso-lombaire avec charnière lombo-sacrée • Recherche de signes d'**ANKYLOSE RACHIDIENNE** • Aspect typique de **COLONNE BAMBOU,** avec épaississement en rail des ligaments paravertébraux et intervertébraux antérieurs et postérieurs •
EXAMENS BIOLOGIQUES	• Un **syndrome inflammatoire** est fréquent, mais généralement modéré • **La négativité de la sérologie rhumatoïde, des AC anti-CCP et des ACAN est utile au diagnostic différentiel** des formes de SpA débutant par une arthrite périphérique
TESTS THERAPEUTIQUES	• **LA REPONSE THERAPEUTIQUE EST UN ARGUMENT FORT** • Essai d'un traitement par **AINS qui doit être rapidement efficace sur les douleurs** • Effet antalgique • Effet sur le déverrouillage matinal

E PRISE EN CHARGE THERAPEUTIQUE

PRINCIPES GENERAUX	• Traitement symptomatique : antalgiques + AINS • SI échec : traitement d'action lente (cf ci-dessous) • **ALD 100%** • **Education du patient** • **Rééducation et BALNEOTHERAPIE** • Traitements locaux • **Chirurgie** articulaire : rarement
AINS	• Prise lors des poussées inflammatoires • On peut essayer de changer de classe d'AINS en cas d'échec • Limité par la tolérance des AINS, essentiellement sur le plan digestif • **Association avec un IPP** en cas de risque d'UGD ou de gastrite (antécédent personnel d'UGD, coprescription avec anti agrégant plaquettaire et/ou corticoides)
CORTICOTTT	• Cure courte de corticothérapie en cas de lésions très inflammatoires et de douleurs importantes • Place des bolus de corticoides à discuter • **Infiltration de corticoides** sur les formes articulaires périphériques

IMMUNO SUPPRESSEURS	• Sulfasalazine 2g/j idem PR • Méthotrexate : efficacité discutable, utilisé essentiellement dans les formes avec atteintes périphériques
BIOTHERAPIES	• **ANTI TNF (infliximab, étanercept, adalimumab)** : traitement de deuxième intention de REFERENCE en cas d'atteinte axiale prédominante, et échec des cures d'AINS • **ROTATION DES ANTI TNF** possible en cas d'échec d'un premier traitement par anti TNF • **Pas d'arguments pour d'autres biothérapies** (pour l'instant !)
CHIRURGIE	• Arthroplastie par prothèse totale en cas de coxite • Risque particulier **d'OSSIFICATION PERI PROTHETIQUE** • Indication en cas de luxation atloido-axoidienne, de certaines formes de fractures de rachis • **OSTEOTOMIE VERTEBRALE** : à réserver aux formes ankylosées et évoluées, à cause du risque de complications neurologiques

SYNTHESE ET MOTS-CLES

SYNTHESE

- Maladies inflammatoires chroniques qui partagent certaines de leurs manifestations cliniques (atteinte inflammatoire du rachis et des articulations sacro-iliaques), ainsi qu'un terrain génétique commun (HLA-B27).
- Cible : l'enthèse.
- Traitement de référence : AINS.
- Le diagnostic et la prise en charge précoce des spondylarthrites ankylosantes sont essentiels.

Conférences de consensus - Recommandations

ITEM 193

Année	Source	Titre
2010	HAS	Diagnostic, prise en charge thérapeutique et suivi des spondylarthrites
2008	ALD n°27	Spondylarthrite grave

Sujets tombés à l'ECN

ITEM 193

Année	Contenu
2010	Dossier 6 : uvéite antérieure aiguë sur spondylarthrite ankylosante

Notes personnelles

TRANSPLANTATION D'ORGANES :
Aspects épidémiologiques et immunologiques ; principes de traitement et surveillance ; complications et pronostic ; aspects éthiques et légaux

Item 197 - UE 7

Chapitre 12

OBJECTIFS DE L'ECN

- Expliquer les aspects épidémiologiques et les résultats des transplantations d'organe et l'organisation administrative.
- Expliquer les principes de choix dans la sélection du couple donneur receveur et les modalités de don d'organe.
- Argumenter les principes thérapeutiques, et les modalités de surveillance d'un sujet transplanté.
- Argumenter les aspects médico-légaux et éthiques liés aux transplantations d'organes.

MOTS-CLES

- **Immunosuppresseurs et immunodépression**
- **Don d'organes**
- **Mort encéphalique**
- **Rejet**

Pour mieux comprendre

- **Alloréactivité** : réaction immunitaire dirigée contre les antigènes d'un autre individu
- **Complexe majeur d'histocompatibilité** (CMH) : permet la reconnaissance immune normale vis-à-vis des antigènes étrangers, mais est aussi la cible des lymphocytes allo réactifs du receveur. On distingue les antigènes de classe I (A et B notamment) présents sur toutes les cellules nucléées, et de classe II (DR surtout) exprimés sur les lymphocytes B et T activés.
- **Rejet hyperaigu** : allo-anticorps préexistants chez le receveur dont la cible est l'endothélium vasculaire du greffon (vascularite) avec thrombose et perte immédiate du greffon (dès le déclampage). Rarissime, normalement détecté lors de l'épreuve de compatibilité préalable.
- **Rejet aigu** (premières semaines/mois) : infiltration du greffon par les lymphocytes T CD4 et 8 et les macrophages du receveur, plus rarement lésions endothéliales et/ou thrombotiques médiées par les anticorps.
- **Rejet chronique :** persistance d'une activité allo-immune à l'origine d'une fibrose vasculaire (artériolosclérose proliférante), associée à d'autres facteurs non immunologiques.
- Prévention et traitement du rejet : meilleur couple donneur/receveur en recherchant la meilleure compatibilité HLA, immunosuppresseurs (action essentiellement ciblée sur la réponse cellulaire lymphocytaire)

ITEM 197

A INTRODUCTION

La fréquence des greffes s'accroit de façon considérable, du fait des progrès en immunologie, aux progrès thérapeutiques (conditionnement et immunosuppression), et à un plus grand nombre de greffons disponibles.

Il faut différencier les différents types de greffes : Moelle et cellules souches (traitement de certaines leucémies et lymphomes) et organes (rein, foie, coeur, poumons, pancréas, grêle...)

Les principales complications à connaitre sont infectieuses, liées aux traitements immunosuppresseurs et au terrain fragilisé (patients plus âgés, porteurs d'infections virales persistantes comme le virus de l'immunodéficience humaine, Virus de l'Hépatite C, Virus de l'Hépatite B)...

B GENERALITES SUR LA TRANSPLANTATION

DEFINITION	• **ABLATION D'UN ORGANE AU STADE D'INSUFFISANCE TERMINALE POUR LE REMPLACER PAR LE MEME TISSU ISSU D'UN DONNEUR** • **Il existe DEUX TYPES DE DONNEURS :** Soit **donneur DECEDE** ou en état de mort cérébrale : × **Carte de donneur** × Nécessité de recueillir les informations auprès des proches Soit **donneur VIVANT APPARENTE :** × **Comité d'expert et Tribunal de Grande Instance** avant le don • Les greffes **LES PLUS FREQUENTES** sont **: RENALE, HEPATIQUE, CARDIAQUE, PULMONAIRE, PANCREATIQUE (à part la greffe de cornée)** • Toute transplantation **nécessite :** **L'INSCRIPTION DU PATIENT SUR UNE LISTE D'ATTENTE D'ORGANES** Un **BILAN PRE-GREFFE** chez le **DONNEUR** Un **BILAN PRE-GREFFE** chez le **RECEVEUR** **ABSENCE DE CONTRE-INDICATIONS chez le DONNEUR et le RECEVEUR** **L'ACCORD :** × **Donneur décédé : PATIENT (CARTE) et/ou ENTOURAGE** × **L'absence de refus du don durant son vivant avec l'accord de la famille peut être suffisant** × **Donneur vivant apparenté : PATIENT et COMITE D'EXPERT (ou TRIBUNAL DE GRANDE INSTANCE)** Une **EQUIPE CHIRURGICALE SPECIALISEE** Un traitement **IMMUNOSUPPRESSEUR** Une **SURVEILLANCE RAPPROCHEE** du patient	
EPIDEMIOLOGIE	• **10% de décès chez les patients sur la liste d'attente** d'organe vital : rein, cœur, poumon, foie • **Fréquence annuelle des greffes (données 2011) :** **REIN 2.000-2200** **FOIE 800-1000** **Cœur 300-350** **Poumon 100-150** **Pancréas 50-80**	
PRINCIPALES INDICATIONS	REIN	• Cf. plus loin
	FOIE	• Cf. plus loin
	POUMONS	• **Mucoviscidose** • BPCO sévère • **Fibrose pulmonaire** • **HTAP** (greffe bloc cœur-poumons)
	CŒUR	• Cf. plus loin
	PANCREAS	• Diabète de type 1 en insuffisance chronique (bloc pancréas rein)
	INTESTIN	• Enfant en nutrition parentérale totale
	CORNEE	• Cicatrices de traumatisme perforant ou de brûlures chimiques • Dégénérescences cornéennes (kératocône) • Cicatrices de kératites infectieuses • Dystrophie bulleuse

CONTRE-INDICATIONS GENERALES	• **CANCER METASTIQUE** • **IMMUNODEPRESSION** sous-jacente/**HIV +** • Risques attendus supérieurs aux bénéfices engendrés • **AGE > 65 ans** • **INFECTIONS évolutives** • Antécédent de cancer < 5 ans • **Coronaropathie sévère non traitée** • **Mauvaise observance thérapeutique prévisible** (pour traitement IS) • **CROSS MATCH POSITIF** • <u>**Le cross-match lymphocytaire :**</u> BUT : **étudier la compatibilité donneur/receveur,** pour **prévenir le rejet de greffe hyperaigu** (médié par la pré-existence chez le receveur d'anticorps anti HLA du donneur) <u>TECHNIQUE :</u> ajout des lymphocytes T et B du donneur sur le sérum du receveur, **réalisé au préalable de la greffe**, de quelques minutes à quelques heures. <u>RESULTATS :</u> Si lyse des lymphocytes (présence d'anticorps anti-HLA chez le receveur), **transplantation contre-indiquée** Si pas de lyse (test négatif) : greffe possible
REGLES DE COMPATIBILITE TISSULAIRE	• **Autorisation de la greffe**, si donneur-receveur sont : **GROUPES ABO IDENTIQUES** **Rhésus non pris en compte systématiquement** • **HLA PRIS EN COMPTE POUR LA TRANSPLANTATION RENALE (pas pour les autres) :** Greffons rénaux distribués en fonction de la compatibilité HLA : × **Classe I :** locus HLA-A, HLA-B × **Classe II :** locus HLA-DR, HLA-DQ
TRAITEMENTS IMMUNO-SUPPRESSEURS	• **PREVIENNENT LE REJET AIGUE plus que le rejet chronique** • **DEBUTES EN PEROPERATOIRE** • Poursuivis **TOUT AU LONG DE LA VIE** • Arrêt ou **mauvaise observance du traitement exposent à un** risque **de rejet**, même après des années de traitement • **ASSOCIATION DE PLUSIEURS IMMUNOSUPPRESSEURS DE MODES D'ACTION DIFFERENTS :** **INDUCTION :** × Anti-thymocytes ou antilymphocytes T (sérums polyclonaux de cheval ou de lapin) × Anticorps monoclonaux anti-CD3 (OKT3) ou anti-récepteur de l'IL-2 : basliximab ou daclizumab **ENTRETIEN :** × Inhibiteurs de calcineurine (ciclosporine et tacrolimus) × Corticoïdes × Inhibiteurs de synthèse des purines (azathioprine ou mycophénolate mofétil) × Inhibiteurs de mTOR (sirolimus et evérolimus)

MECANISMES GENERAUX DU REJET	**Le mécanisme de rejet découle d'un MECANISME DE RECONNAISSANCE ALLOGENIQUE :** • **RECONNAISSANCE DIRECTE :** Responsables des **REJETS AIGUS (<6 mois)** Réaction violente, **propre à la transplantation** **Migration des cellules dendritiques du greffon vers les organes lymphoïdes secondaires du receveur** Maturation des cellules dendritiques avec expression de nombreuses molécules du CMH qui **interagissent avec les TCR des lymphocytes du receveur** • **RECONNAISSANCE INDIRECTE :** Surtout dans le **REJET CHRONIQUE (> 6 mois)** Disparition progressive des cellules dendritiques du receveur Migration vers le greffon, capture des molécules de HLA du donneur et présentation sous forme de peptides par **HLA II aux lymphocytes T CD4** **Activation du lymphocyte T** **PHASE EFFECTRICE DU REJET D'ALLOGREFFE :** • **Migration vers le greffon et** agression

ITEM 197

C ASPECTS MEDICO-LEGAUX

LEGISLATION	• Premières **LOIS DE BIOETHIQUES :** Datent de 1994 Ont précisé les règles concernant : Le **respect du corps humain** Le **don** L'utilisation des éléments du corps humain – Ont créé l'**EFG : ETABLISSEMENT FRANÇAIS DES GREFFES** • **CODE DE LA SANTE PUBLIQUE :** **LES MEDECINS QUI CONSTATENT LA MORT DU DONNEUR ET CEUX QUI REALISENT LE PRELEVEMENT OU LA GREFFE FONT PARTIE DE SERVICES OU D'UNITES FONCTIONNELLES DIFFERENTS** **ANONYMAT ENTRE DONNEUR ET RECEVEUR** **RESTAURATION DECENTE DU CORPS APRES PRELEVEMENT** **GRATUITE** Révisions des **lois en 2004 :** – Création de l'**ABM** (mise en place en 2005) : **AGENCE DE LA BIOMEDECINE** – Précisions sur les **modalités de prélèvements et de greffes** – Notion de **consentement présumé : don libre et consenti** – Obligation de **restauration du corps** Prise en charge intégrale des frais liés aux prélèvements – **Donneur vivant :** Père, mère, fils, frère, sœur, conjoint, 2ème degré possible **Comité d'expert, consentement devant le Tribunal de Grande Instance**
AGENCE DE LA BIOMEDECINE	• **L'ENSEMBLE DES ACTIVITES DE PRELEVEMENTS ET DE TRANSPLANTATIONS D'ORGANES EST MAINTENANT SOUS LA RESPONSABILITE :** **DE L'AGENCE DE BIOMEDECINE (ABM) QUI REMPLACE L'ETABLISSEMENT FRANÇAIS DES GREFFES (EFG) DEPUIS LE 10 MAI 2005**

<table>
<tr><td>DEFINITION DE LA MORT ENCEPHALIQUE</td><td>• TROIS CRITERES CLINIQUES indispensables :
ABSENCE TOTALE DE CONSCIENCE ET D'ACTIVITE MOTRICE SPONTANEE
ABOLITION DES REFLEXES DU TRONC CEREBRAL
ABOLITION DE LA RESPIRATION SPONTANEE
• ET UN EXAMEN PARACLINIQUE :
DEUX EEG DE 30 MIN A 4 HEURES D'INTERVALLE AVEC TRACE NUL ET AREACTIF
Angiographie montrant l'arrêt de la circulation encéphalique</td></tr>
<tr><td rowspan="2">NOTION DE CONSENTEMENT PRESUME</td><td>• Le prélèvement d'organe sur une personne dont la mort a été dûment constatée ne peut être effectué qu'à des FINS :
THERAPEUTIQUES
SCIENTIFIQUES
• La notion de consentement présumé signifie que le prélèvement d'organe peut être réalisé, excepté les cas suivants :
– La personne a fait connaître, de son vivant, son refus d'un tel prélèvement :
Inscription sur un registre national automatisé prévu à cet effet
Voix orale</td></tr>
<tr><td>Si le médecin n'a pas directement connaissance de la volonté du défunt :
× Il doit s'efforcer de recueillir auprès des proches l'opposition au don d'organes éventuellement exprimée de son vivant par le défunt, par tout moyen,
× Il les informe de la finalité des prélèvements envisagés
• Notion de consentement présumé chez les enfants ou les cas de tutelle/curatelle :
– Pour les mineurs, le consentement écrit de chacun des titulaires de l'autorité parentale est nécessaire
– Pour les patients majeurs sous tutelle, le consentement écrit du tuteur est nécessaire (pas pour les curatelles)</td></tr>
<tr><td>REGLES D'ATTRIBUTION D'UN GREFFON</td><td>L'ATTRIBUTION D'UN GREFFON SE FAIT SUR CERTAINS CRITERES :
• Groupe sanguin, HLA receveur et donneur
• Antécédents du donneur et du receveur
• Morphologie du donneur et du receveur
• Durée et attente sur la liste du receveur
• Age du donneur et du receveur

Un greffon peut être attribué de façon prioritaire dans certains cas :
• Age < 16 ans
• Receveur hyperimmunisé
• Receveur et donneur : parfaite identité HLA
• Urgence vitale (notamment pour le foie)</td></tr>
</table>

D GREFFE RENALE

GENERALITES	**Epidémiologie :** • Fréquence annuelle des greffes de reins en France : **2.000/AN** avec 90% de rein cadavérique et 10% de donneur vivant • Age moyen des greffés : **45 ans** **La transplantation est supérieure à l'hémodialyse :** • Meilleure **espérance de vie** • Meilleure **qualité de vie** • Traitement moins cher **La prise en compte de la COMPATIBILITE HLA entre donneur et receveur est un facteur majeur à identifier :** • **La greffe de rein nécessite une compatibilté ABO, mais aussi une compatibilité HLA** • La compatibilté HLA est indispensable car elle **PREVIENT LE REJET SURAIGU** • Cette compatibilté est diagnostiquée par un **TEST DE CROSS MATCH** • Ainsi, en cas de **CROSS MATCH POSITIF, LA TRANSPLANTATION EST CONTRE-INDIQUEE** • Les greffons rénaux distribués en fonction de la compatibilité HLA : Classe I : locus HLA-A, HLA-B Classe II : locus HLA-DR, HLA-DQ
INDICATIONS	• **INSUFFISANCE RENALE CHRONIQUE TERMINALE :** **Néphropathie diabétique** **Glomérulonéphrite chronique** **Pyélonéphrite chronique** **Néphropathie vasculaire** **Polykystose rénale**
BILAN PRE-OPERATOIRE	• **IMMUNOLOGIQUE :** **GROUPE ABO, RHESUS, RAI** **HLA TISSULAIRE ET AC ANTI-HLA** **CROSS MATCH** • **INFECTIEUX :** **ERADICATION DES FOYERS INFECTIEUX** **SEROLOGIES HIV, HBV, CMV, EBV, HTLV, TOXO, TPHA/VDRL** • **CARDIOVASCULAIRE :** **ECG** **ECHOGRAPHIE DOPPLER CARDIAQUE ET DES AXES ARTERIELS** • **RENAL :** **ECBU** **Echographie rénale et vésicale** • **Consultation ORL, bilan hépatique et osseux**

MODALITES DU TRAITEMENT	CHIRURGICAL : TRANSPLANTATION	• **EXAMEN DU GREFFON sur table** • Temps chirurgical : Abord iliaque du receveur En **POSITION HETEROTOPIQUE (greffon transplanté dans un endroit différent de l'organe déficient), RETRO-PERITONEALE** Trois types d'**ANASTOMOSES : ARTERIELLE, VEINEUSE ET URINAIRE** × Les vaisseaux utilisés chez le receveur sont les vaisseaux iliaques externes × L'uretère du greffon est anastomosé à la vessie du receveur (anastomose urétéro-vésicale) ou à l'uretère natif (anastomose urétéro-urétérale)
	MEDICAL : IMMUNOSUPPRESSEURS	• Les traitements ont pour **CIBLE SPECIFIQUE LES LYMPHOCYTES ACTIVES PAR LE GREFFON :** inhibition de leur activation, de leur migration, de leur prolifération, destruction • Les protocoles actuels sont basés sur la **CYCLOSPORINE** (inhibiteur de la calcineurine), à laquelle sont **ASSOCIEES DE FAÇON VARIABLE D'AUTRES MOLECULES** (prednisolone, OKT3, aziathioprine, anticorps antilymphocytes T, tacrolimus, rapamycine, mycétophile-mofétil) • Les **types de traitements utilisés** sont : les corticoïdes, la cyclosporine A, l'aziathioprine, l'ATG/ALG (anti-thymocyte globulin/antilymphocyte globulin), l'OKT3, le tacrolimus, la rapamycine, le mycophénolate-mofétil
COMPLICATIONS	PRECOCES	• **Complications de la CHIRURGIE et de l'ANESTHESIE :** thrombose vasculaire, désunion urétéro-vésicale ou nécrose urétérale, lymphocèle • **REJET HYPERAIGU :** Quelques minutes ou heures après la greffe Dû aux anticorps préexistants à la greffe, synthétisés par le receveur Cible : endothélium vasculaire du greffon, thrombose artérielle complète, ischémie puis nécrose du greffon Prévention par cross match • **REJET AIGU :** Du 4ème jour au 6ème mois Infiltration du greffon par des cellules mononucléées du receveur Fièvre, douleur au niveau du greffon, parfois aucun signe clinique Suspecté devant la dégradation de la fonction du greffon Diagnostic de certitude : **BIOPSIE RENALE** pour étude histologique de la viabilité du greffon • **Perturbations hémodynamiques :** lésions tissulaires d'ischémie perfusion, insuffisance cardiaque par augmentation brutale du débit cardiaque • **Infection précoce** (site opératoire)

COMPLICATIONS	TARDIVES	• **Infections opportunistes** • **REJET CHRONIQUE :** **DEGRADATION DE LA FONCTION DU GREFFON, PROGRESSIVE ET NON ATTRIBUABLE A UNE AUTRE CAUSE** (rejet aigu, obstruction urétérale, infection) **Cause principale de défaillance tardive du greffon :** incidence de 5% par an après la 1ère année (à 5 ans, 60% des greffons sont fonctionnels) Facteurs impliqués dans son apparition : × Donneur × Incidence d'un rejet aigu × Incidents post-transplantations (ischémie, infection) × Type de traitement immunosuppresseur × Compliance aux immunosuppresseurs Traitement : hémodialyse et 2ème transplantation • **SYNDROME LYPHOPROLIFERATIF ET CANCERS** • **Complications cardiovasculaires** (HTA, coronaropathies…) • **Complications iatrogènes :** Des immunosuppresseurs (infections) Des corticoïdes (ostéomalacie, ostéodystrophie…) • **RECICIDIVE de la maladie rénale sur greffon**
PRONOSTIC		• **Taux de décès < 10%** • **Survie des** greffons : A un an : × > 85% (rein de cadavre) × > 90% (donneur vivant apparenté) **A 5 ans 80% de greffons fonctionnels** **A 10 ans, plus de 55% de greffons fonctionnels** • Pronostic fonctionnel : Amélioré par les progrès chirurgicaux et médicaux (immunosuppression) **Cause principale de perte de fonction : rejet chronique** Perte de fonction à long terme imputable dans 10% des cas à un défaut de compliance au traitement immunosuppresseur d'où l'intérêt de ne jamais interrompre le traitement immunosuppresseur

ITEM 197

E GREFFE HEPATIQUE

GENERALITES	• Fréquence annuelle des greffes hépatiques en France : **800/AN** • **Les procédures sont nombreuses et varient notamment en fonction du type de greffon :** **FOIE ENTIER :** le plus fréquent **Foie partagé :** lobe droit pour un adulte, lobe gauche pour un enfant la plupart du temps **Foie de donneur vivant :** pour les enfants surtout, lobe gauche **Transplantation auxilliaire :** laisse en place tout ou une partie du foie natif, dans les insuffisances hépatiques aiguës (hépatites fulminantes médicamenteuses ou virales) **Transplantation domino :** patient atteint de neuropathie amyloïde
BILAN PRE-OPERATOIRE	• **IMMUNOLOGIQUE :** **GROUPE ABO, RHESUS, RAI** **HLA TISSULAIRE ET AC ANTI-HLA** **CROSS MATCH** • **INFECTIEUX :** **ERADICATION DES FOYERS INFECTIEUX** **SEROLOGIES HIV, HBV, CMV, EBV, HTLV, TOXO, TPHA/VDRL** • **CARDIOVASCULAIRE :** **ECG** **ECHOGRAPHIE DOPPLER CARDIAQUE ET DES AXES ARTERIELS**

	• **HEPATIQUE :** **BIOLOGIE : ASAT, ALAT, GGT, PAL, BILIRUBINE TOTALE ET LIBRE** **ECHOGRAPHIE HEPATIQUE** **ANGIO-TDM/ANGIO-IRM/ARTERIOGRAPHIE : EXPLORATION DU SYSTEME PORTE, DE LA VASCULARISATION HEPATIQUE** **BILI-IRM : EXPLORATION DE L'ARBRE BILIAIRE**
INDICATIONS	• **INSUFFISANCE HEPATIQUE :** **Stade :** × **Aigu : HEPATITE FULMINANTE** × **Chronique : CIRRHOSE** Child C ou cirrhose Child B avec ascite réfractaire, infection du liquide d'ascite ou encéphalopathie hépatique **Etiologies : alcool** (la prise en charge de l'intoxication alcoolique est fondamentale pour le sevrage pré-greffe et sa poursuite, **LE DELAI THEORIQUE DE SEVRAGE ETANT DE 6 MOIS AVANT L'INSCRIPTION SUR LA LISTE D'ATTENTE), VHC, VHB** • **CARCINOME HEPATOCELLULAIRE :** Les CHC rentrant dans les critères de Milan (1 nodule de moins de 5 cm, 2 ou 3 nodules de moins de 3 cm) constituent la meilleure indication de TH • **HYPERTENSION PORTALE** • **MALADIES CHOLESTASIANTES CHRONIQUES :** Atrésie des voies biliaires (enfant) Cholangite sclérosante primitive Cirrhose biliaire primitive
CONTRE-INDICATIONS	**CONTRE-INDICATIONS SPECIFIQUES :** • **ABSENCE DE SEVRAGE ALCOLIQUE DEPUIS 6 MOIS** • **REPLICATION VIRALE B AU MOMENT DE LA TRANSPLANTATION** **CONTRE-INDICATIONS GENERALES :** • **CANCER METASTATIQUE** • **IMMUNODEPRESSION** sous-jacente/**HIV +** • Risques attendus supérieurs aux bénéfices engendrés • **AGE > 65 ans** • **INFECTIONS évolutives** • Antécédent de cancer < 5 ans • **Coronaropathie sévère non traitée** • **Mauvaise observance thérapeutique prévisible** (pour traitement IS)
MODALITES DU TRAITEMENT CHIRURGICAL	• **EXAMEN DU GREFFON sur table** • Temps chirurgical : – **EXERESE DU FOIE NATIF ET EXAMEN ANATOMOPATHOLOGIQUE** – **Transplantation en POSITION ORTHOTOPIQUE,** – **TROIS TYPES D'ANASTOMOSES :** × **Cave :** classique (2 anastomoses termino-terminales) ou une latéro-latérale (piggy-back) × **Porte et artérielle :** termino-terminale × **Biliaire :** cholédoco-cholédocienne ou bilio-digestive
COMPLICATIONS	• **COMPLICATIONS CHIRURGICALES :** **DYSFONCTION PRIMAIRE DU GREFFON :** × Diagnostiquée par : taux d'ASAT, d'ALAT, le TP ou les besoins en PFC et la bilirubine × Risque de non-fonction du greffon × Retransplantation en urgence Hémorragie post-opératoire Sténoses ou fistules biliaires Thromboses portale, cave et artère hépatique • **COMPLICATIONS INFECTIEUSES :** **Bactériennes :** bactériémies, infections urinaires, respiratoires, intra-abdominales et pariétales **Fungiques :** *Candida* **Virus :** infection à cytomégalovirus

	• **COMPLICATIONS IMMUNOLOGIQUES :** **REJET HYPERAIGU :** × Mécanisme humoral × Lié en général à une transplantation anisogroupe **REJET AIGU :** × Lié à l'immunité à médiation cellulaire × Entre 7 et 21 jours après la transplantation × Biologie : élévation des enzymes de cholestase avec ictère à bilirubine conjuguée × Histologie : confirmation diagnostique montrant un infiltrat inflammatoire polymorphe portal, infiltrat lymphocytaire des canaux biliaires, endothélite × Traitement : 3 bolus de 500 mg ou 1 g de méthylprednisone +/- anticorps antitlymphocytaires (OKT3t®) • **Complications néoplasiques :** Syndrome **lymphoprolifératif :** immunodépression, infection par l'EBV Tumeurs **cutanées :** sarcome de Kaposi Tumeurs des voies aéro-digestives supérieures (alcool et tabac) • **Récidive de la maladie initiale :** **Carcinome hépatocellulaire** **Cholangiocarcinome** **Récidive de l'hépatite B et C** **Syndrome de Budd-Chiari** **Récidive alcoolique** **Récidive de l'hépatite auto-immune** • **Récidive de la cirrhose biliaire primitive ou d'une cholangite sclérosante primitive**

ITEM 197

F GREFFE CARDIAQUE

GENERALITES	• La transplantation cardiaque est à envisager dans les **CAS EXTREMES OU LE TRAITEMENT MEDICAL MAXIMAL N'EST PLUS EFFICACE :** **Poussées d'insuffisance cardiaque** de plus en plus fréquentes et de plus en plus difficiles à juguler (stades III et IV persistant) **Troubles du rythme** (malgré les anti-arythmiques) **menaçants** … • **Technique chirurgicale :** **TRANSPLANTATION ORTHOTOPIQUE :** le cœur du donneur est greffé à la place du cœur du receveur (en réalité la paroi postérieure des oreillettes est laissée en place et suturée aux oreillettes du donneur) **CIRCULATION EXTRACORPORELLE** durant l'intervention • Une **ASSISTANCE CIRCULATOIRE TEMPORAIRE** avec pose d'un ballon de contrepulsion intra-aortique ou d'une assistance uni ou bi-ventriculaire (cœur artificiel), peut permettre d'attendre une transplantation en cas de défaillance cardiaque aiguë
INDICATIONS	• **INSUFFISANCE CARDIAQUE EN STADE III OU IV DE LA NYHA AVEC UNE VO2 BASSE (< 14 ML/MIN/KG) SOUS TRAITEMENT MEDICAL OPTIMAL, EN L'ABSENCE DE CONTRE-INDICATIONS** • Les étiologies sont multiples : Cardiopathie **dilatée** Cardiopathie **ischémique** **Troubles de rythme en relation avec une cardiopathie** Cardiopathie valvulaire Cardiopathie congénitale

CONTRE-INDICATIONS	**CONTRE-INDICATIONS SPECIFIQUES :** • **Hypertension artérielle pulmonaire fixée : HTAP pré-capillaire** Nécessite un cathétérisme droit pour mesurer la PAP moyenne, la pression capillaire d'occlusion, le débit cardiaque et les résistances pulmonaires. Si résistances pulmonaires > 3 ou 4 Unités Wood (1 unité Wood = 80 dynes/cm-5/s), test à la Dobutamine ou au NO, si absence de baisse des résistances pulmonaires, contre-indication transplantation • **Cœur pulmonaire chronique post-embolique** **CONTRE-INDICATIONS GENERALES :** • **CANCER METASTATIQUE** • **IMMUNODEPRESSION** sous-jacente/**HIV +** • Risques attendus supérieurs aux bénéfices engendrés • **AGE > 65 ans** • **INFECTIONS évolutives** • Antécédent de cancer < 5 ans • **Coronaropathie sévère non traitée** • **Mauvaise observance thérapeutique prévisible** (pour traitement IS) • Maladie psychiatrique sévère, addiction sévère (alcool, drogues) • Affection systémique évolutive (amylose, sclérodermie…) • Insuffisance rénale sévère, cirrhose hépatique • Impossibilité de suivre un traitement au long cours (incompatibilité psychologique ou sociale) • Antécédents d'AVC avec séquelles sévères • DNID avec atteinte multi-viscérale • Obésité sévère
COMPLICATIONS	• **Aiguës : REJET**, **défaillance circulatoire**, infection • **Chronique :** iatrogène, liées aux immunosuppresseurs • **INFECTIONS** (bactéries, CMV...) • **Tumeurs** (syndromes lymphoprolifératifs) • HTA, insuffisance rénale (ciclosporine) • **ATHEROME CORONAIRE :** maladie coronaire du greffon, inéluctable

SYNTHESE ET MOTS-CLES

- Don d'organe : donneur décédé/vivant apparenté
- Règles de compatibilité tissulaire : autorisation, groupes, HLA
- Lois de l'ABM 2004 sur la transplantation : aspects médico-légaux
- Mort encéphalique : absence totale de conscience + abolition des réflexes du TC + abolition de la respiration spontanée avec 2 EEG à 30 minutes d'intervalles nuls et aréactifs

Conférences de consensus - Recommandations

ITEM 197

Année	Source	Titre
2007	HAS	Suivi ambulatoire de l'adulte transplanté rénal au-delà de 3 mois après transplantation
2005	HAS	Indications de la transplantation hépatique

Sujets tombés à l'ECN

ITEM 197

Année	Contenu
2008	Homme jeune/accident de la voie publique/polytraumatisé Diagnostic de l'état de mort encéphalique Conditions nécessaires au don d'organe
2011	Diagnostic de mort encéphalique – conditions du don d'organe

Notes personnelles

BIOTHERAPIES ET THERAPIES CIBLEES

Chapitre 13

OBJECTIFS DE L'ECN

- Connaitre les principes des thérapies cellulaires et géniques.
- Expliquer les principes d'évaluation des biothérapies.
- Connaitre les bases cellulaires et tissulaires d'action des thérapies ciblées.
- Argumenter les principes de prescription et de surveillance.

MOTS-CLES

- **Anticorps monoclonal**
- **Action ciblée**
- **Inhibiteurs de cytokines**
- **Immuno-MODULATEURS**
- **Risque infectieux/tuberculose**

Pour mieux comprendre

- Les anticorps monoclonaux sont identifiables par leur DCI
- Le suffixe indique l'origine de la molécule : -momab pour anticorps murins, -ximab pour anticorps chimériques (homme/souris), -zumab pour les anticorps humanisés (régions murines uniquement uniquement situés sur les zones variables) et –mumab pour les anticorps humains.
- Le sous segment indique le groupe cible : bactéries –ba-, virales –vi-, immunomodulateur –li-, …
- D'autres biothérapies sont des molécules de FUSION, c'est-à-dire obtenues par fusion d'une molécule humaine avec une protéine de transport (suffixe : -cept)

ITEM 198

A INTRODUCTION

Une biothérapie est une thérapeutique fabriquée à partir du vivant. Il s'agit d'un outil biologique dirigé contre une cible spécifique de la réaction immunitaire. L'objectif est d'identifier la cible thérapeutique spécifique de la maladie à traiter, afin de minimiser au maximum les effets secondaires des traitements. La première molécule a été utilisé dans la polyarthrite rhumatoide (infliximab) dès 1994, puis de nombreuses molécules se sont développées ensuite dans cette pathologie ; 20 ans plus tard, un item complet est enfin consacré aux biothérapies dans le programme de l'ECN.

Schématiquement, les outils biologiques développés dans les maladies inflammatoires peuvent avoir comme objectifs :

- **Bloquer une cytokine pro inflammatoire (Il-1, 6, TNF)**
- **Inhibiteur bloquant une cellule (anti CD20)**
- **Neutraliser l'activité d'une cellule (abatacept)**
- **Utiliser une protéine recombinante ayant des propriétés anti-inflammatoires**
- **…**

B LES ANTI-TNF

1	GENERALITES	
MOLECULES DISPONIBLES	Molécules de fusion	• **ETANERCEPT**
	Anticorps monoclonaux	• **INFLIXIMAB** • **ADALIMUMAB** • **GOLIMUMAB** • **CERTOLIZUMAB**
PHYSIOPATHOLOGIE	• **Blocage du TNF-alpha** • Rôle du TNF : molécule pro-inflammatoire majeure, produite par les cellules de l'immunité innée (macrophages, monocytes) • Recrutement de cellules inflammatoires (PNN) • PYROGENE : favorise la fièvre • Stimulation hépatique des protéines de la phase aiguë (CRP) • **Immunité innée**	
INDICATIONS	• **Polyarthrite rhumatoïde (cf)** • **SPA (cf item)** • **Rhumatisme psoriasique** • **Psoriasis** • **Arthrite Chronique Juvénile** • **MICI (Crohn, RCUH)** pour l'infliximab	
INDICATIONS HORS AMM	• Maladie de BEHCET • Vascularite des gros troncs, et essentiellement la maladie de TAKAYASU • SARCOIDOSE dans sa forme systémique • UVEITES idiopathiques dans sa forme sévère et réfractaire	

2	EFFETS INDESIRABLES
INFECTIONS	• **TUBERCULOSE : Risque de réactivation,** d'où dépistage systématique avant l'initiation du traitement et traitement préventif si doute (INH+RIF) • **HBV/HCV :** risque de réactivation (idem BK) • **INFECTIONS SEVERES :** PNP graves, infections opportunistes rares (histoplasmose, aspergillose…) • **D'autant plus que ces patients font moins de fièvre+++** • Bien consulter en cas de fièvre ou de frissons
HYPERSENSIBILITE RETARDEE	• EFFET INDESIRABLE FREQUENT (20-25%) • Sd pseudo-grippal (myalgies, arthralgies, fièvre, rash) dans les 10 jours qui suivent la perfusion • Ne doit pas faire arrêter le traitement si signes modérés • Souvent mieux toléré ensuite • **PREVENIR LE PATIENT +++**
IMMUNOGENECITE	• APPARITION D'AC ANTI- ANTI-TFN • Pas forcément corrélé avec la clinique • **En cas de taux d'ac important, risque d'efficacité diminuée du traitement** • Changer d'anti TNF • **POSSIBLE LUPUS INDUIT (apparition d'ACAN sous traitement)**
CANCERS/HEMOPATHIES	• **Pas de sur-incidence du risque néoplasique sous anti TNF** • Cependant, principe de précaution • Surveillance accrue des patients sous anti TNF

3	PRESCRIPTION
BILAN PRETHERAPEUTIQUE	• **ATCD :** contage tuberculeux, séjours en zone tropicale, infections et/ou sepsis récurrents • **EXAMEN CLINIQUE :** température, recherche de foyers infectieux, état bucco-dentaire • **BILAN STANDARD :** NFS, EPS, BH, CRP, ACAN • **BILAN SEROLOGIQUE :** sérologies HBV, HCV, VIH +/- CMV (risque de réactivation théorique) • **TUBERCULOSE :** IDR + radiographie pulmonaire, voire QUANTIFERON (ou ELISPOT) • **BU +/- ECBU** • **Frottis cervico-vaginal :** recherche de lésions HPV+ • **MISE A JOUR DES VACCINS** – **Rappels et primo-vaccination avant la mise en route du traitement** – **Concerne le DTCP, haemophilus B et HBV** – **Vaccination recommandé pour le pneumocoque** tout les 3 ans (chez l'ID) – **Vaccination GRIPPALE annuelle** – **ROR (vaccin vivant atténué)** à faire avant l'initiation du traitement (15 jours minimum), contre-indiqué au cours du traitement – **FIEVRE JAUNE : uniquement avant traitement** (vaccin vivant atténué)
MESURES ASSOCIEES	• TUBERCULOSE : bithérapie systématique si doute sur l'IDR (tuberculose latente) : INH + RIF 3 mois • BACTRIM si lymphopénie et autres immunosuppresseurs (pneumocystose) • Surveillance température • **Consignes de consulter si fièvre ou frissons**
CONTRE INDICATIONS	• INFECTIONS AIGUES OU CHRONIQUES • Situation à haut risque d'infection (BK, ulcère cutanée…) • NEOPLASIE OU HEMOPATHIE (sauf si cancer guéri > 5A) • Lésions précancéreuse • Pathologie démyélinisante • Insuffisance cardiaque sévère • Grossesse / allaitement (principe de précaution)
MODALITES	• **PRESCRIPTION HOSPITALIERE INITIALE** • Les antiTNF en SC peuvent ensuite être poursuivi en ambulatoire • La perfusion IV (infliximab…) est hospitalière (HDJ) • Par un praticien habilité (rhumatologue, interniste, neurologue, gastro-entérologue…)
SURVEILLANCE	• **A CHAQUE PERFUSION** • Efficacité (score d'activité de la maladie) • **TOLERANCE** (NFS, BH, créatinine) • **REEVALUER LA POSOLOGIE ET L'INDICATION DU TRAITEMENT**

Pour aller plus loin

		LES VACCINATIONS
GENERALITES		• **SONT AUTORISES LES VACCINS INACTIVES** • **SONT CONTRE INDIQUES SOUS TRAITEMENT LES VACCINS VIVANTS ATTENUES**
CALENDRIER VACCINAL		• **Faire tous les vaccins et rappels avant le traitement (au moins deux semaines avant)** • Pas de BCG • DTCP-HiB, puis rappel tous les 10ans en cas de biothérapies
GRIPPE SAISONNIERE		• **ANNUEL** • **Indispensable (remboursé)**
RECOMMANDES	HEPATITE B	• VACCIN HEXAVALENT avec DTCPHiB • Schéma M0-1-6 • A proposer systématiquement avant traitement • Le schéma peut être poursuivi sous traitement • RISQUE D'EFFICACITE DIMINUEE • Contrôle ac anti HbS
	PNEUMOCOQUE	• **Prevenar puis Pneumo23 à 8 semaines** • Si traitement urgent, privilégier le pneumo23 • Valable 3 ans chez le patient sous traitement, 5 ans normalement • Réponse inférieure au sujet sain • MAIS EFFICACITE POSSIBLE
	MENINGOCOQUE	• **Méningo C : une injection** • **ACYW135 :** si asplénisme ou Rituximab • **A PREVOIR AVANT TRAITEMENT,** surtout si voyage prévu et/ou prévisible dans des pays étrangers (Afrique…) • **RECOMMANDATION VALABLE POUR TOUT LES VACCINS OBLIGATOIRE POUR LES VOYAGES A L'ETRANGER** • **Cf recommandations vaccinales**
	ROR	• **V Vivant atténué** • A faire avant traitement • Le proposer systématiquement • 2 doses à un mois d'intervalles • Pas de rappel • PRIORIX ®
VOYAGES		• **FIEVRE JAUNE** : obligatoire dans certains pays d'Amérique du Sud et Asie, vaccin vivant atténué à faire avant traitement • **Autres vaccins au cas par cas à discuter**

ITEM 198

C RITUXIMAB

	ANTICORPS MONOCLONAL ANTI CD20
GENERALITES	• **Anticorps monoclonal dirigé contre le CD20** • **Cible exclusivement les LYMPHOCYTES B** exprimant le CD20 • **Première AMM dans la PR** • Extrêmement efficace dans les vascularites à ANCA et peut être utilisé en traitement d'attaque et/ou de maintenance à la place de l'immunosuppresseur classique
POSOLOGIE	• **2 schémas posologiques :** 375 mg/m2 une injection IV par semaines pendant 4 semaines • **OU** 1g 2 fois à 15 jours d'intervalle • **Perfusion longue de 6 à 8 heures** (la première fois pour réduire le risque d'effet indésirable) puis augmentation de la vitesse si bonne tolérance • **PERMET UNE EFFICACITE PROLONGEE (minimum 6 mois)** avant de nécessiter une nouvelle injection • **Suivi sur le taux de lymphocytes B (CD19+)** pour dicter le risque de réapparition de la pathologie initiale.
AMM	• **INDICATION HEMATOLOGIQUE (lymphomes B)** • **Extension dans la PR** • Indications hors AMM : lupus, cytopénies auto-immunes, cryoglobulinémie, maladies auto-immunes
EFFETS SECONDAIRES	• **HYPERSENSIBILITE lors de la première perfusion** : prescription systématique 1 heure avant la perfusion de Rituximab de corticoides et d'1 antihistaminique. • **Caractéristique : fièvre, frissons, bronchospasme, hypotension…** qui ne contre-indique le Rituximab qu'en cas de réactions sévères ; une réaction modérée doit faire diminuer la vitesse de perfusion avec augmentation de la surveillance • **REACTIONS CYTOKINIQUES : fièvre, dyspnée, hypotension** par libération de cytokines lors de la lyse cellulaire induite par le rituximab (essentiellement hémopathies avec masse tumorale importante) • **INFECTIONS** : réactivation des hépatites, tuberculose, sepsis à point de départ pulmonaire, et/ou urinaire • **LEMP** par réactivation du virus JC RARISSIME • **IMMUNOGENECITE :** apparition d'ac anti Rituximab RARE (1% dans les séries hématologiques, 5-10% dans le lupus) • **CYTOPENIES :** neutropénies transitoires, voire anémies et/ou thrombopénies • **HYPOGAMMAGLOBULINEMIES SECONDAIRES** : transitoire • **MALADIE SERIQUE (HS de type III), vascularites…**
CONTRE INDICATIONS	• **Cf anti TNF** • **HYPERSENSIBILITE SEVERE AU RITUXIMAB**
MODALITES DE PRESCRIPTION	• Idem anti TFN • Cf • Rôle important de la **VACCINATION : l'immunodépression induite par le Rituximab est > 6mois,** la vaccination doit donc être anticipée +++ • Contre-indication pendant 6 mois des vaccins vivants atténués

D ANAKINRA

	PROTEINE RECOMBINANTE (IL1-Ra) anti IL-1
GENERALITES	• **Protéine recombinante de type récepteur à l'IL1** • Bloque l'IL1 et empêche son action sur son récepteur physiologique • L'IL1 est sécrétée par les monocytes et macrophages • EFFET : libération de prostanglandines, fièvre, inflammation, recrutement de cellules inflammatoires • D'autres anti-IL1 se développent : **rilonacept, canakinumab…** •
POSOLOGIE	• **Une injection sous cutanée quotidienne de 100mg** • Action nécessitant un minimum de traitement de 4 semaines avant de juger de l'efficacité • Peut être associé à un IS de type *méthotrexate* • Pas de modification posologie en cas d'insuffisance rénale ou hépato-cellulaire, ne pas utiliser si Cl<30 ml/min
INDICATIONS	• **AMM :** PR • **Extension d'AMM récente pour les maladies auto-inflammatoires** : fièvre périodiques héréditaires, FMF, CAPS… • **AJI, Still**
EFFETS SECONDAIRES	• **Réactions allergiques systémiques :** rare • **Réactions locales au point d'injection :** fréquent, nécessitant un traitement antiH1 et des dermocorticoides • **RARES CYTOPENIES** • **INFECTIONS :** moindre que le rituximab, mais identique
CONTRE INDICATION	• **HYPERSENSIBILITE** • **Idem Rituximab**

E AUTRES

INHIBITEUR DE L'IL2	• **Deux molécules : daclizumab, basiliximab** • UTILISATION ESSENTIELLEMENT EN GREFFE • Dans les MAI : MICI, uvéites inflammatoires • Essentiellement essai de phase II
INHIBITEUR DE L'IL6	• **TOCILIZUMAB** • Nouvelle biothérapie avec un intérêt MAJEUR dans les MAI (PR, lupus, AJI, Behcet) • Bloque le récepteur de l'IL6, molécule proinflammatoire majeur (avec le TFN et l'IL1) • Une perfusion IV mensuelle avec tolérance excellente
INHIBITEUR DE L'IL5	• **Mépolizumab** • Bloque la voie TH2, responsable des manifestations allergiques • **EFFICACITE DANS L'ASTHME, OESOPHAGITE HYPEREOSINOPHILIQUE…** • Essai de phase II et III

INHIBITEUR DU COMPLEMENT	• **Eculizumab** • **Bloque la voie finale du complément** • AMM : hémoglobinurie paroxystique nocturne, SHU atypique +/- myasthénie
INHIBITEUR DU RECRUTEMENT CELLULAIRE	• **NATALIZUMAB** • Ac monoclonal anti-intégrine alpha4 • Bloque le chimiotactisme des lymphocytes au sein du tissu atteint • INDICATION : SEP+++, MICI
ANTI-BLYS	• **BELIMUMAB** • BLYS = B Lymphocyte Stimulator • Bloque la stimulation lymphocytaire B de manière continue • **AMM DANS LE LUPUS EN 2eme intention**
ANTI-CD52	• **ALEMTUZUMAB** • **Inhibiteur globale des lymphocytes B et T** • UTILISATION DANS LE CADRE DES GREFFES, HEMOPATHIES (LLC), et développement dans les MAI (SEP, cytopénies…)
INHIBITEUR DE LA COSTIMULATION	• **ABATACEPT** • **Molécule de fusion CTLA4-IG** qui bloque la costimulation dans le cadre du signal 2 d'activation lymphocytaire T • **Bloque ce signal** • Utilisé dans la PR, phase II pour les autres MAI.

ITEM 198

F EVALUATION

GENERALITES	• **Applications principales en dehors de la cancérologie : antiTNF dans la PR et les SPA, et les anti-Il1 dans la PR** • **AMM :** plan de développement important comportant plusieurs milliers de malades pour chaque molécule • **Phase 2 et 3 controlées** • Comprenant souvent un PLACEBO
EVALUATION SYMPTOMATIQUE	• **Utilisation de critères (= indicateurs) validés** • Ex : critères ACR ou le DAS dans la PR • BASDAI dans les SPA • Scores articulaires et cutanées spécifiques (rhumatisme psoriasique) • **EVALUER L'OBJECTIF :** ACR20 (amélioration de 20% des paramètres des critères ACR), ACR50, 70, 90 voire même rémission complète (20 à 40% des cas des patients sous antiTNF pour une PR)
EVALUATION STRUCTURALE	• **Signifie que l'évolution destructrice de la PR/SPA peut etre réduite voire bloquée** • PR : score de SHARP, permet d'apprécier l'évolution des érosions osseuses et du pincement articulaire • Rôle des biothérapies : effet protecteur d'où la nécessité d'une utilisation précoce, pour éviter les dégâts ostéo-articulaires irréversibles responsables de la douleur et du handicap • SPA : évaluation en cours d'étude

EVALUATION COMPAREE	• **Comparaison des biothérapies entre elles** • Ex : anakinra et antiTNF • Pas d'études prolongées de « face à face » pour l'instant • Idem pour les divers anti-TNF entre eux • En revanche, CI de l'association des anti IL1 et TNF (**RISQUE INFECTIEUX**)
IMPLICATIONS PRATIQUES	• **800 000 patients traités par anti TNF** • Nécessité de critères d'évaluation pour l'indication de traitement et pour le suivi évolutif (cf ci-dessus) • Traitement initial « agressif » et précoce à visée d'amélioration structurale • **POURSUITE DE LA SURVEILLANCE POST AMM (PHASE 4)**

ITEM 198

G DANS L'AVENIR

DEVELOPPEMENT	• **AUGMENTATION DE L'AFFINITE DES ANTICORPS MONOCLONAUX** • **Nouvelles modalités d'administration** (prolongation de la demi-vie, voie sous-cutanée, adjonction de PEG)
NOUVELLES CIBLES THERAPEUTIQUES	• **UNE CIBLE POUR UNE MALADIE INFLAMMATOIRE ?** • **Voire plusieurs cibles simultanées** • **Blocage des LyT + LyB ?**
NOUVELLES INDICATIONS	• **Chaque nouvelle indication nécessite une validation rigoureuse** • **Expérimentation et essai thérapeutique** • Contredise parfois la théorie (ex : efficacité théorique des anti-TNF dans le SGS n'a jamais été prouvée en pratique clinique)
EVALUATION DES STRATEGIES D'UTILISATION	• **« TAPER FORT » D'EMBLEE ?** • **ESCALADE THERAPEUTIQUE PROGRESSIVE ?** • Et plusieurs autres stratégies à évaluer…
EFFETS INDESIRABLES	• **EVALUATION CONTINUE DES EFFETS INDESIRABLES AU LONG COURS** • **LEMP ?** • **NEOPLASIES ?**

SYNTHESE ET MOTS-CLES

- BIOTHERAPIES et THERAPIES CIBLEES
- Moins d'effets indésirables que les immunosuppresseurs conventionnels
- Risque d'immunodépression, sensibilité aux infections
- Développement majeur dans les années à venir
- RITUXIMAB / ANTI TNF / TOCILIZUMAB / …
- VACCINS obligatoires et fortement recommandés

Conférences de consensus - Recommandations

ITEM 198

Année	Source	Titre

Sujets tombés à l'ECN

ITEM 198

Année	Contenu
	NOUVEL ITEM : jamais tombé à l'ECN

PNEUMOPATHIES INTERSTITIELLES DIFFUSES

Item 206 - UE 7

Chapitre 14

OBJECTIFS DE L'ECN

- Diagnostiquer une pneumopathie interstitielle diffuse.

MOTS-CLES

- **Aiguë/chronique**
- **Sarcoïdose**
- **Fibrose pulmonaire idiopathique**
- **LBA**
- **Opacités infiltratives, micronodulaires et réticulaires**

Pour mieux comprendre

- L'atteinte interstitielle au sein du tissu pulmonaire correspond à l'atteinte des septas interlobulaires, où l'on trouve les veines pulmonaires et les vaisseaux lymphatiques.
- On retrouve dans les PID une infiltration diffuse et anormale de l'interstitium pulmonaire, constituée par des cellules inflammatoires, associées à une désorganisation de l'architecture conjonctive du poumon par une fibrose collagène ou des dépôts d'autres substances.

ITEM 206

A INTRODUCTION

Les PID regroupent une liste de maladies ayant en commun **la présentation radiologique (opacités infiltratives diffuses)** ; l'atteinte de l'intersticium pulmonaire y est au premier plan. La présentation clinique (aiguë/chronique), l'interrogatoire, la sémiologie radiologique et le lavage bronchiolo-alvéolaire sont les éléments essentiels du diagnostic. L'évolution se fait souvent vers la fibrose et nécessite donc une exploration étiologique complète du fait du pronostic pulmonaire engagé.

B GENERALITES

PNEUMOPATHIES INTERSTITIELLES DIFFUSES

CHRONIQUE

CAUSES CONNUES

- **Proliférations néoplasiques :**
  - Lymphangite carcinomateuse
  - Cancer bronchiolo-alvéolaire
  - Lymphomes
- **Œdème pulmonaire, insuffisance cardiaque gauche**
- **Infections :**
  - Tuberculose miliaire
  - Pneumocystose
- **Pneumoconiose :**
  - Silicose
  - Asbestose
  - Bérylliose
  - Métaux durs
- **Alvéolite allergique extrinsèque = PNP d'hypersensibilité :**
  - Maladie éleveurs d'oiseaux
  - Poumon de fermier
  - Autres (nombreuses causes)
- **PNP médicamenteuses**

CAUSES NON CONNUES

- **PNP infiltrantes diffuses idiopathiques = PIDI :**
  - Fibrose Pulmonaire Idiopathique = FPI
  - PNP interstitielle non spécifique (NSIP)
  - PNP infiltrative desquamative = PID (pneumonie alvéolaire à macrophages)
  - PNP organisée cryptogénique (COP)
  - PNP interstitielle lymphocytaire = LIP
  - Bronchiolite respiratoire avec PNP interstitielle
- **Granulomatoses :**
  - Sarcoïdose
  - Granulomatose à cellules de Langerhans pulmonaire = Histiocytose X
- **PID au cours connectivites et vascularites**
- **PID à éosinophiles (chroniques/aiguës)**
- **Autres PID :**
  - Lymphangio-léiomyomatoses
  - Lipoprotéinose alvéolaire
- **Amyloses**

AIGUE

- **Œdèmes pulmonaires** (hémodynamique et lésionnel)
- **PNP infectieuses :**
  - Pneumocystose
  - Pneumocoque
  - *Mycoplasma pneumoniæ*
  - *Chlamydia pneumoniæ*
  - Tuberculose (miliaire)
  - Grippe
  - *Légionella pneumophilia*
  - *Coxiella burnetti*
  - VRS
- **PNP médicamenteuses**

DEFINITION	• **GROUPE D'AFFECTIONS TOUCHANT DE FAÇON PREDOMINANTE L'INTERSTITIUM PULMONAIRE, caractérisé radiologiquement par des opacités infiltrantes diffuses :** – Correspondant à un **processus réactionnel inflammatoire** suite à des **agressions exogènes ou endogènes** – Pouvant aboutir à une **FIBROSE** • Il existe **3 grandes classes étiologiques :** – **PNEUMOPATHIES AIGUES** – **PNEUMOPATHIES CHRONIQUES DE CAUSE CONNUE** – **PNEUMOPATHIES CHRONIQUES DE CAUSE INCONNUE** • La démarche diagnostique est basée sur : – L'interrogatoire – L'examen clinique – Les examens complémentaires • L'**orientation diagnostique** se base sur : – L'**EXAMEN CLINIQUE** – La présence de **FIEVRE** – Les signes **RADIOLOGIQUES** – Le résultat du **LAVAGE BRONCHO-ALVEOLAIRE**
PHYSIO-PATHOLOGIE	• **AGRESSION INITIALE PAR UN AGENT (EXOGENE OU ENDOGENE) :** – **Connu** (poussière minérale ou organique, toxique) – Ou **inconnu,** de nature probablement antigénique ou toxique • **ACTIVATION DES CELLULES INFLAMMATOIRES ET IMMUNOCOMPETENTES :** – Activation des **lymphocytes B et T :** × Production de complexes immuns × Activation d'autres cellules par l'intermédiaire des lymphokines – Activation des **macrophages :** × Libération d'enzymes et de radicaux libres × Libération de facteurs chimiotactiques pour les PNN – Activation des **PNN** • **REMANIEMENT DE LA MATRICE CONJONCTIVE INTERSTITIELLE : FIBROSE :** – La fibrose résulte de 2 types de remaniements qui semblent s'opposer : × Processus de destruction secondaire à la libération de protéases et radicaux libres par les cellules activées × Processus de reconstruction par recrutement/activation de (myo)fibroblastes – La fibrose se caractérise par une accumulation de collagène qualitativement et quantitativement anormale se déposant sur un tissu lésé – La fibrose est considérée comme un stade cicatriciel **IRREVERSIBLE**

ETIOLOGIES	**PNEUMOPATHIES CHRONIQUES** **CAUSES CONNUES**	• **Proliférations néoplasiques** – Lymphangite carcinomateuse – Cancer bronchiolo-alvéolaire – Lymphomes • **Œdème pulmonaire,** insuffisance cardiaque gauche • **Infections :** – Tuberculose miliaire – Pneumocystose • **Pneumoconiose :** – Silicose – Asbestose – Bérylliose – Métaux durs • **Alvéolite allergique extrinsèque = PNP d'hypersensibilité :** – Maladie éleveurs d'oiseaux – Poumon de fermier – Autres (nombreuses causes) • **PNP médicamenteuses**
	PNEUMOPATHIES CHRONIQUES **CAUSES INCONNUES**	• **PNP infiltrantes diffuses idiopathiques :** – Fibrose Pulmonaire Idiopathique **= FPI** – PNP interstitielle non spécifique **= NSIP** – PNP Infiltrative desquamative **= PID** (pneumonie alvéolaire à macrophages) – PNP organisée cryptogénique **= COP (ex-BOOP)** – PNP interstitielle lymphocytaire **= PIL** – Bronchiolite respiratoire avec PNP interstitielle • **Granulomatoses :** – Sarcoïdose – Granulomatose pulmonaire à cellules de Langerhans = Histiocytose X • **PID au cours de connectivites et de vascularites** • **PID à éosinophiles** (chroniques/aiguës) • **Autres PID :** – Lymphangio-léiomyomatoses (LAM) – Lipoprotéinose alvéolaire – Amyloses
	PNEUMOPATHIES AIGUES	• **Œdèmes pulmonaires** (hémodynamique et lésionnel) • **PNP infectieuses :** – Pneumocystose – Pneumocoque – *Mycoplasma pneumoniæ* – *Chlamydia pneumoniæ* – Tuberculose (miliaire) – Grippe – *Légionella pneumophilia* – *Coxiella burnetti* – VRS • **PNP médicamenteuses**

C DIAGNOSTIC

1	EXAMEN CLINIQUE
SIGNES FONCTIONNELS	• **RESPIRATOIRES :** – **DYSPNEE :** × **APPARITION A L'EFFORT** × **ABSENCE DE SIGNE BRONCHIQUE** × **ABSENCE DE PAROXYSME EN DEHORS DE L'EFFORT** – **TOUX SECHE** parfois associée, déclenchée par l'inspiration profonde – **Cyanose** essentiellement lors des efforts • **EXTRA-RESPIRATOIRES :** – Une **connectivite** ou une **vascularite** devront faire rechercher une atteinte respiratoire • Découverte peut être **FORTUITE** lors d'un examen radiologique, en l'absence de signe clinique
INTERROGATOIRE	• **Contexte ou antécédents :** – **CARDIOPATHIE** – **NEOPLASIE** – **TUBERCULOSE** – **IMMUNODEPRESSION** – **CONNECTIVITE, VASCULARITE** • **Exposition à des facteurs environnementaux :** – **PROFESSIONNELS :** précis et exhaustif – Domestiques : habitat, hobbies – **POUSSIERES MINERALES (PNEUMOCONIOSE) : AMIANTE, SILICE** – **POUSSIERES ORGANIQUES :** agents multiples responsables des alvéolites allergiques extrinsèques ou pneumopathies d'hypersensibilité (PHS) : poumons de fermier, éleveurs d'oiseaux... • **Tabagisme :** – Les granulomatoses à cellules de Langerhans (ex-histiocytose X) surviennent volontiers chez les fumeurs – Le tabagisme est rare dans les sarcoïdoses et PHS • **Consommation MEDICAMENTEUSE :** – Non seulement les prescriptions (**CORDARONE®, METHOTREXATE, BLEOMYCINE, AINS** et plus de 200 médicaments incriminés) – Mais aussi les automédications (huile de paraffine, gouttes nasales, désinfectants urinaires, etc.)

<table>
<tr><td rowspan="2">CLINIQUE</td><td>Signes d'orientation étiologique</td><td>• Présence de FIEVRE
• Examen des TEGUMENTS :
– HIPPOCRATISME DIGITAL EN FAVEUR D'UNE FPI
– Connectivite (sclérodermie, lupus, nodules rhumatoïdes)
– Sarcoïdose
– Neurofibromatose
• Examen des articulations (recherche de PR, de spondylarthrite ankylosante)
• Examen des aires ganglionnaires (sarcoïdose)
• Recherche de signes orientant vers une maladie de système :
– Syndrome sec (syndrome de Gougerot-Sjögren)
– CREST syndrome, entrant dans le cadre de certaines sclérodermies (Calcinose, Raynaud, atteinte Œsophagienne, Sclérodactylie, Télangiectasies)</td></tr>
<tr><td>Signes de gravité évoquant un stade fibrotique</td><td>• Petit thorax, à respiration rapide, peu ample
• CREPITANTS « VELCRO » EVIDENTS (en faveur d'une FPI ou une PHS évoluée)
• Signes d'HTAP fréquents : éclat de B2 au foyer pulmonaire
• SIGNES DROITS : signes de Carvalho (SS médio-thoracique d'IT se majorant à l'inspiration profonde, témoignant de la dilatation du VD mieux qu'un signe de Harzer), RHJ, OMI</td></tr>
</table>

<table>
<tr><th>2</th><th colspan="2">EXAMENS COMPLEMENTAIRES</th></tr>
<tr><td rowspan="2">RADIO DE THORAX</td><td>Caractéristiques générales du syndrome interstitiel</td><td>• A LIMITES NETTES, NON CONFLUANTES
• NON SYSTEMATISEES, SANS BRONCHOGRAMME AERIEN
• BILATERALES MAIS PAS FORCEMENT SYMETRIQUES</td></tr>
<tr><td>Aspects élémentaires</td><td>• Les LIGNES DE KERLEY : opacités linéaires à la périphérie des champs pulmonaires :
– Lignes de Kerley A (apex) ou lignes septales longues : le plus souvent obliques, de 3 à 5 cm de longueur, siégeant aux sommets et partie moyenne
– Lignes de Kerley B (bases) - lignes septales courtes : les plus fréquentes, fines, rectilignes et horizontales, siégeant aux bases, à raccordement pleural
– Les lignes de Kerley C (croisées, visibles en avant, associant les 2 aspects précédents)
• D'autres opacités LINEAIRES, TRABECULAIRES et RETICULAIRES
• Des opacités NODULAIRES liées aux amas cellulaires ou tissulaires en nombre et taille variables :
– Ponctiformes
– Micronodulaires ou miliaires, de 1 à 3 mm de diamètre
– Miliaires à gros grains, de 6 mm de diamètre
– Nodulaires, de 6 à 10 mm de diamètre
– Macronodulaires, > 10 mm de diamètre
• Un aspect en VERRE DEPOLI est difficile à affirmer en radiographie standard</td></tr>
</table>

SCANNER	• Les anomalies **LINEAIRES :** – Elles correspondent le plus souvent à un **épaississement des septas interlobulaires et/ou de l'interstitium pariéto-alvéolaire** – Leur siège est variable : × Lignes septales péri-lobulaires périphériques pouvant participer aux images d'arcades, courtes, perpendiculaires à la plèvre viscérale × Lignes hilifuges longues × Lignes arciformes sous-pleurales • Les anomalies **RETICULAIRES :** – Réseau à larges mailles, lobulaire (10 à 25 mm) – Réseau à fines mailles, pariéto-alvéolaire, plus rarement observé – Réseau à mailles intermédiaires, beaucoup plus fréquent (6 à 12 mm) • Les **NODULES INTERSTITIELS** (2 à 20 mm), aux contours nets : non confluents, ne fusionnant avec des nodules voisins que très tard dans leur évolution à l'opposé des nodules alvéolaires • Les nodules angio-centrés • Les nodules troués (nécrose ou bronchiolectasie) • Les **opacités en plage :** – **VERRE DEPOLI,** n'effaçant pas les contours vasculaires et les parois bronchiques – Zones de condensation alvéolaire et pseudo-alvéolaire par confluence de nodules effaçant les contours vasculaires et bronchiques, avec bronchogramme aérien • Les **opacités curvilignes sous-pleurales** • Les masses (amas de fibrose ou de granulomes) • Le **POUMON EN RAYON DE MIEL** (nids d'abeille) en faveur d'une fibrose pulmonaire
EFR	• **SYNDROME RESTRICTIF (CPT < 80% DE THEORIQUE) : LE PLUS SOUVENT** • **SYNDROME MIXTE (OBSTRUCTIF + RESTRICTIF) : SARCOIDOSE ET HISTIOCYTOSE LANGHERANSIENNE** • **CONSERVATION RAPPORT VEMS/CV** • **BAISSE DLCO +++ (ATTEINTE DE LA MEMBRANE ALVEOLO-CAPILLAIRE) caractéristique** • **BAISSE COMPLIANCE**
GDS	• **EFFET SHUNT**
BIOLOGIE	• **FAN ET ANCA** • **SEROLOGIE VIH** • Electrophorèse des protéines sériques • ECAT • Autres examens en fonction de l'orientation
FIBRO-BRONCHIQUES **LBA** **BIOPSIES BRONCHIQUES +/- TRANS-BRONCHIQUES**	• **L'ENDOSCOPIE BRONCHIQUE avec :** – **Le LBA** – **Les BIOPSIES BRONCHIQUES étagées systématiques** • Des précautions doivent être prises en cas d'insuffisance respiratoire, le **LBA est contre-indiqué :** – **Si la PaO_2 est < 60mmHg sous oxygène** – **Si le VEMS est < 30% théorique** • Technique : – Injection de 200 à 300cc de sérum salé isotonique par fractions successives de 50 à 100 mL – Recueil des produits par aspiration – Le lieu d'injection est le plus souvent lobaire moyen, mais il pourra être éventuellement modifié d'après les données de l'imagerie – Analyses des produits du lavage

	• **Résultats :** – **Etude cytologique :** × Compte cellulaire total : normalement 100 000 cellules/mL sont recueillies. Ce compte total est doublé voire quadruplé chez les fumeurs × Compte différentiel : Il montre normalement 85 à 90% de macrophages alvéolaires, 10 à 12% de lymphocytes, < 2% de PNN, < 1% de PNE × Etude des phénotypes de membrane des lymphocytes (CD4/CD8 : 1 < N < 2) × Recherche de **cellules anormales** × Recherche de **sidérophages (coloration de Perls avec score de Golde),** évocateur d'une hémorragie alvéolaire **si > 100** × Autres colorations ou études en fonction de l'orientation – Recherche de **BAAR** systématique – Recherche **minéralogique** de particules inhalées (si suspicion de pneumoconiose) – Recherche particulière d'agents **infectieux** (si suspicion d'infection opportuniste), parasitologie, virologie, bactériologie. • Des **BIOPSIES TRANS-BRONCHIQUES (en l'absence de contre-indication : HTAP, suspicion de DDB associée, lésions bulleuses associées)** seront demandées secondairement, surtout si l'on soupçonne une sarcoïdose ou une lymphangite carcinomateuse, en cas de 1er examen négatif
BIOPSIES PULMONAIRES	• Réalisées sous **vidéothoracoscopie** • **Si échec des investigations précédentes**
BILAN CARDIAQUE	• **ECG ET ECHOGRAPHIE CARDIAQUE** • **RECHERCHANT UNE HTAP SUR CŒUR PULMONAIRE CHRONIQUE**

D ORIENTATION DIAGNOSTIQUE

1	CLINIQUE
INTERROGATOIRE	• **Contexte ou antécédents :** – **CARDIOPATHIE** – **NEOPLASIE** – **IMMUNODEPRESSION** – **CONNECTIVITE, VASCULARITE** • **POUSSIERES MINERALES (PNEUMOCONIOSE) :** – **Asbestose : plaquettes de freins** – **Silicose : prothésiste dentaire** • **POUSSIERES ORGANIQUES** : alvéolites allergiques extrinsèques ou pneumopathies d'hypersensibilité (PHS) : – **Poumon de fermier (allergène du foin)** – **Maladie des éleveurs d'oiseaux** (allergène des fientes d'oiseaux) • **Consommation MEDICAMENTEUSE : CORDARONE®, METHOTREXATE, BLEOMYCINE, AINS**

CLINIQUE	• Examen des **TEGUMENTS :** – **HIPPOCRATISME DIGITAL EN FAVEUR D'UNE FPI** – Connectivite (sclérodermie, lupus, nodules rhumatoïdes) – Sarcoïdose – Neurofibromatose • Examen des **articulations** (recherche de PR, de spondylarthrite ankylosante) • Examen des **aires ganglionnaires** (sarcoïdose) • Recherche de **signes orientant vers une maladie de système :** – **Syndrome sec** (Gougerot-Sjögren) – **CREST (syndrome),** entrant dans le cadre de certaines sclérodermies (Calcinose, Raynaud, atteinte œsophagienne, Sclérodactylie, Télangiectasies)

2	FIEVRE	
FIEVRE	VIH +	• Pneumocystose • CMV • Miliaire BK • LNH
	VIH -	• PNP virale (grippe, VRS, *parainfluenzæ, adénovirus,* HSV, CMV) • PNP germes atypiques (*mycoplasme/chlamydia*/légionnelle, *Coxiella burnetti* = fièvre Q) • Miliaire BK • Syndrome de Löffler
APYRETIQUE		• OAP • Médicamenteuses • Sarcoïdose • Lymphangite carcinomateuse • LNH • Fibrose pulmonaire idiopathique • Pneumoconioses (asbestose/silicose) • Polyarthrite rhumatoïde • Sclérodermie • Histiocytose langerhansienne

3	LESIONS RADIOLOGIQUES		
STADE PRECOCE	LESIONS RADIOLOGIQUES	LESIONS ANATOMIQUES HISTOLOGIQUES	ETIOLOGIES A EVOQUER
	Adénopathies médiastinales	Hypertrophie du système lymphatique médiastinal	• Sarcoïdose • Lymphangite carcinomateuse • Silicose • Tuberculose • Lymphome

	Verre dépoli (densité pulmonaire augmentée sans effacer les contours vasculaire ou bronchique) 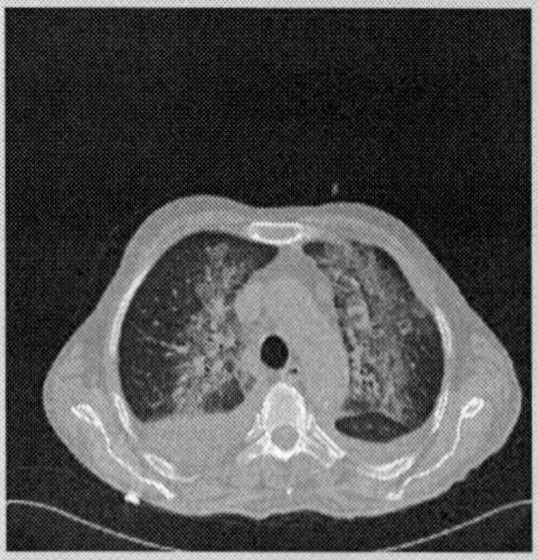	Hypertrophie du tissu interstitiel des lobules pulmonaires	• PNP d'hypersensibilité
	Opacités linéaires = lignes de Kerley A ou B de RP (lignes dans parenchyme pulmonaire souvent sous-pleurale) **épanchement pleural** associé	Répartition péri-broncho-vasculaire épanchement interlobulaire	• Œdème pulmonaire • Lymphangite carcinomateuse • Sarcoïdose
	Opacités réticulées = ligne de Kerley C de RP (opacités linéaires entrecroisées, irrégulières)	Septas épaissis superposés dans l'espace	• FPI • Asbestose
	Opacités réticulo-nodulaires ou **micronodulaires** 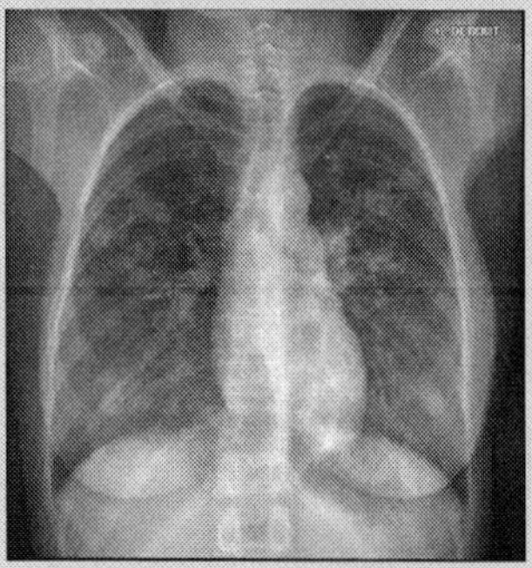 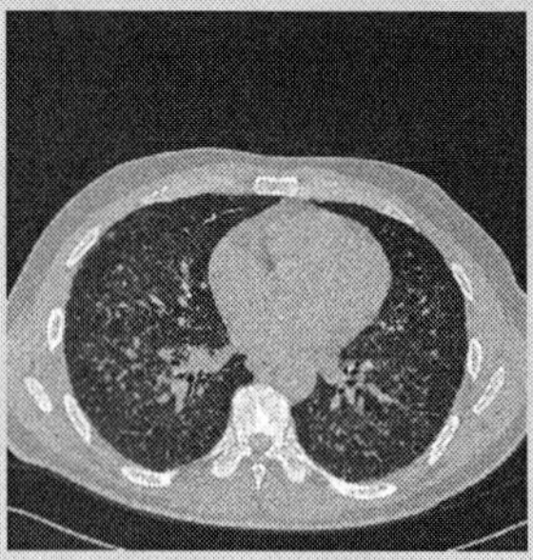	Micronodules : sommation dans l'espace des opacités réticulées	• Sarcoïdose • Pneumopathie d'hypersensibilité • Silicose • Métastases • Miliaire BK • Granulomatose à cellules de Langerhans

	Opacités alvéolaires sous-pleurales Opacités migratrices	PNP organisée cryptogénique (ancien terme BOOP = Bronchiolite Oblitérante Organisée Pneumopathie) bourgeon fibro-congestif dans les espaces aériens distaux	• Connectivites • PNP médicamenteuse • Radiothérapie • PNP chronique à éosinophiles • Lymphome • Cancer bronchiolo-alvéolaire • Protéinose alvéolaire • PNP infectieuses
STADE TARDIF	**Kystes Pneumothorax Distension thoracique**		• Granulomatose à cellules de Langerhans • Lymphangio-léiomyomatose
STADE TARDIF	**Opacités en rayons de miel Travées fibreuses +/- confluentes Rétractions parenchymateuses**	Déformations/Cavités dues à une destruction par la fibrose, accolées les unes aux autres Fibrose irréversible	• Fibrose pulmonaire idiopathique • Connectivite • Asbestose • PID stade tardif

4	LAVAGE BRONCHO-ALVEOLAIRE
• **FORMULE NORMALE :** – **80-95 DE MACROPHAGES** – **< 15% DE LYMPHO** – **< 5% NEUTRO/EOSINO** – **RATIO NORMAL LT : 1 < CD4/CD8 < 2** • **ALVEOLITE :** – **> 150.000 ELMT/ML (NON FUMEUR)** – **> 250.000 ELMT/ML (FUMEUR)**	
PREDOMINANCE DE MACROPHAGES	• Granulomatose à cellules de Langerhans = Histiocytose langheransienne
PREDOMINANCE DE LYMPHOCYTES	• Sarcoïdose (CD4 > CD8) (cf. QS) • PNP d'hypersensibilité : alvéolite extrinsèque (CD8 > CD4) • Infection (BK) • Lymphangite carcinomateuse (cancer mammaire, bronchique, gastrique) • LNH (MALT/LB diffus grandes cellules) : immunomarquage des lymphocytes du LBA • LIP (Lymphocytaire Infiltrative Pneumopathie) : connectivite = SGS • Connectivites : PR, LES, sclérodermie, myopathies inflammatoires • PNP organisée cryptogénique • PNP interstitielle non spécifique • PNP médicamenteuses • Lymphangio-léiomyomatose (femme en âge de procréer, association avec STB) • Protéinose alvéolaire
PREDOMINANCE DE NEUTROPHILES	• Infections (bactériennes) • FPI • Asbestose • Connectivite • PNP médicamenteuse • PNP organisée cryptogénique • PNP interstitielle non spécifique • Lymphangio-léiomyomatose (femme en âge de procréer, association avec STB) • Protéinose alvéolaire
PREDOMINANCE D'EOSINOPHILES	• PNP chronique à éosinophile (poumon de Carrington) • PNP médicamenteuse • FPI • Infections parasitaires

PREDOMINANCE DE SIDEROPHAGES (= HEMATIES = HEMORRAGIE INTRA-ALVEOLAIRE)	• Vascularites à ANCA : MPA, Wegener, syndrome de Churg et Strauss • Syndrome de Goodpasture • Connectivites (LES, PR, sclérodermie) • PNP médicamenteuses • Infections (bactériennes, leptospirose)
PRESENCE DE PARTICULES	• Pneumoconiose • Silicose • Asbestose • Bérylliose, métaux durs

E PRINCIPALES ETIOLOGIES DETAILLEES

1	PNEUMOPATHIES DE CAUSE CONNUE
CARDIOPATHIE	• Antécédent : **cardiopathie ischémique, valvulaire, hypertensive ou cardiomyopathie** • Radiologie : signes vasculaires d'**HTAP post-capillaire** • **ECG, échographie cardiaque** : type de cardiopathie • Traitement : étiologique
NEOPLASIE **LYMPHANGITE OU MILIAIRE CARCINOMATEUSE**	• Antécédent néoplasique : **CANCERS SOLIDES OU HEMOPATHIES, LYMPHANGITE CARCINOMATEUSE** • **Manifestations indirectes** en rapport avec les traitements antinéoplasiques : – Pneumopathie **RADIQUE** – Pneumopathie liée à la **chimiothérapie : BLEOMYCINE**, agents alkylants (Endoxan®), **méthotrexate** – **INFECTION OPPORTUNISTE liée à l'immunodépression** thérapeutique
PNP D'HYPERSENSIBILITE = ALVEOLITE EXTRINSEQUE (CD8 > CD4)	• **Inhalation d'antigènes organiques :** – Actinomycètes thermophiles (foin moisi) ➔ « **POUMON DE FERMIER** » – Déjections d'oiseaux ➔ « **MALADIE DES ELEVEURS D'OISEAUX** » • **TDM :** – **Images micronodulaires – réticulo-nodulaires** – Mosaïque = trapping (bronchiolite) • **Précipitines sériques positives** • Présence de **GRANULOMES**
PNP MEDICAMENTEUSES	• De **nombreux médicaments** responsables (> 300) • **DIAGNOSTIC D'EXCLUSION** • **LA RESOLUTION APRES ARRET DU TRAITEMENT EST UN ARGUMENT MAJEUR** • Plusieurs présentations : – PNP aiguës (présentation proche des alvéolites extrinsèques) – PNP à éosino – PID chroniques fibrosantes (présentation proche de FPI) – PID aiguës fibrosantes – PID **AMIODARONE :** asymétrique, associant opacités infiltrantes et foyers alvéolaires – PNP organisée cryptogénique

2	PNEUMOPATHIES DE CAUSE INCONNUE
GRANULOMATOSE A CELLULES DE LANGERHANS PULMONAIRES **HISTIOCYTOSE LANGHERANSIENNE (EX-HISTIOCYTOSE X)**	• Destruction des bronchioles avec formations kystiques, respect des bases • Homme jeune et **GRAND FUMEUR** • **PNEUMOTHORAX REPETES** • Signes systémiques : **diabète insipide, atteinte osseuse, signes cutanés** • Le scanner est très suggestif dans 2/3 des cas avec l'association de nodules pleins, de nodules troués et de kystes à parois épaisses (les nodules pleins évoluent en kystes au cours du temps). Cet aspect est spécifique à 80% 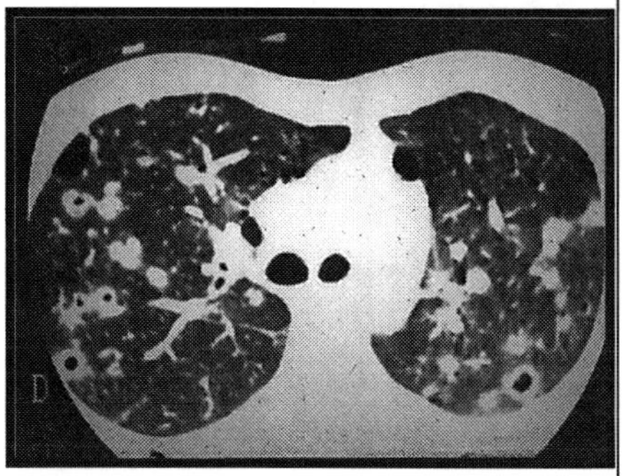 LBA : alvéolite macrophagique (avec cellules de Langerhans CD1A+) ou neutrophilique • **EFR : trouble ventilatoire obstructif** • **Traitement par chimiothérapie +/-** discussion de la transplantation pulmonaire

PNP INFILTRANTES DIFFUSES IDIOPATHIQUES	**Dénomination**	**Fibrose pulmonaire idiopathique FPI = PNP interstitielle commune**	**PNP interstitielle non spécifique**
	Contexte	**La plus fréquente et la plus sévère des PIDI** **Diagnostic d'élimination,** la TDM est parfois suffisante pour poser le diagnostic, mais le diagnostic formel est **confirmé par la biopsie pulmonaire** Histologie : UIP = Usual Interstitial Pneumonia lésions d'âges différents, foyers fibroblastes, rayons de miel	Associée aux **connectivites,** PNP **médicamenteuses,** PNP d'**hypersensibilité, infections**
	Début	50 et 70 ans	40-50 ans
	TDM	**Opacités réticulaires/rayons de miel,** prédominance aux bases et en sous-pleural 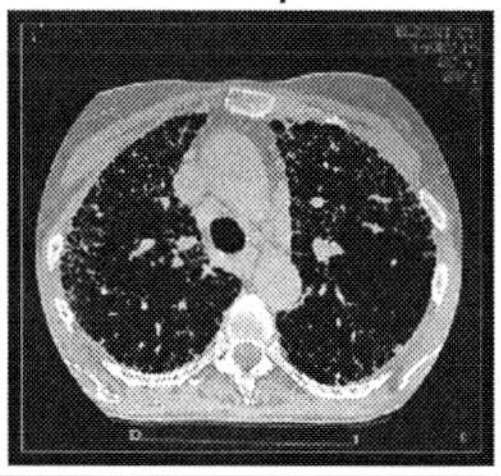	**Verre dépoli**
	EFR	**Restrictif**	Participation obstructive 40%
	LBA	Alvéolite **neutrophilique**	Alvéolite **lymphocytaire** = élément d'orientation
	Evolution	Traitement par CT + IS (EDX) +/ INF gamma Pronostic réservé/discussion de la transplantation pulmonaire	Bonne réponse au traitement corticoïdes +/- IS Meilleur pronostic (60% survie à 10 ans)

CONNECTIVITES	• Pathologies : **sclérodermies, PR, Gougerot-Sjögren, LEAD, polymyosite et dermatomyosite** • Survenue : survient souvent **après plusieurs années d'évolution,** mais peut être antérieure ou contemporaine d'une 1ère poussée évolutive • Le diagnostic est facile à rattacher à une connectivite en poussées. Mais la multiplicité des mécanismes possibles peut rendre le diagnostic exact difficile : – Pneumopathie **opportuniste** (corticoïdes, cytostatiques, immunodépresseurs) – Pneumopathie **iatrogène** (sels d'or, méthotrexate et D-pénicillamine) – Atteinte **neuro-musculaire** (dermatomyosite, vascularite) – RGO ou fausses routes (sclérodermie, dermatomyosite)

SYNTHESE ET MOTS-CLES

SYNTHESE

- Radio pulmonaire : opacités interstitielles diffuses.
- Classement en fonction de leur caractère aigu et chronique, et de leur cause (connue/inconnue).
- Etiologies aiguës : infectieuses, hémodynamiques.
- Etiologies chroniques : sarcoïdose, fibrose pulmonaire idiopathique ou associée aux connectivites, lymphangite carcinomateuse, insuffisance cardiaque…
- Bilan systématique : LBA, bilan cardiologique, TDM thoracique.
- PEC multidisciplinaire.

Conférences de consensus - Recommandations

Année	Source	Titre
-	-	Aucune conférence de consensus ou recommandations

Sujets tombés à l'ECN

Année	Contenu
-	Jamais tombé aux ECN depuis 2004

SARCOIDOSE

Item 207 - UE 7

Chapitre 15

OBJECTIFS DE L'ECN

- Diagnostiquer une sarcoïdose.
- Décrire les principes de traitement et de la prise en charge au long cours.

MOTS-CLES

- **Granulome épithélioïde sans nécrose caséeuse**
- **Syndrome de Löfgren**
- **ECAT : enzyme de conversion de l'angiotensine**
- **Alvéolite lymphocytaire**

Pour mieux comprendre

- Granulome : processus résultant d'une réaction immunitaire cellulaire spécifique dirigée contre un antigène inconnu. Action essentielle des lymphocytes T et des cellules présentatrices d'antigènes (monocytes et macrophages qui se différencient en cellules épithélioïdes et cellules géantes).
- Les granulomes peuvent rester actifs pendant un temps variable, puis régresser sans séquelle ou en laissant une cicatrice fibreuse inconstante.
- Il existe une prédisposition génétique (HLA) et une influence environnementale probable.
- L'étiologie est inconnue, mais différentes hypothèses sont proposées, notamment les causes infectieuses (mycobactéries, virus du groupe herpès, propionibactéries...). La persistance de l'antigène au centre des lésions granulomateuses ou la persistance d'une activation du système immunitaire malgré la disparition de l'antigène sont les principales étiologies envisagées.

ITEM 207

A INTRODUCTION

La sarcoïdose est une maladie multi-systémique caractérisée par une infiltration granulomateuse des organes cibles, dont l'étiologie est inconnue. Le diagnostic se fait donc sur un faisceau d'arguments cliniques (atteinte pulmonaire, syndrome de Lofgren), paracliniques (scanner thoracique, EFR, LBA) et histologiques associés, à l'exclusion des autres causes de granulomatoses connues.

Il n'existe pas d'examens paracliniques permettant d'affirmer le diagnostic. Il faut donc bien veiller à être systématique dans le cadre de l'exploration des diagnostics différentiels.

B GENERALITES

DEFINITION	• **MALADIE DE SYSTEME** de type **GRANULOMATOSE MULTI-SYSTEMIQUE :** **A expression thoracique prédominante** Secondaire à une **réponse immunitaire :** × De **cause inconnue** × Dominée par des interactions complexes entre les cellules du système des **phagocytes mononucléés (monocyte/macrophage)** et les lymphocytes • Maladie ubiquitaire et fréquente/20-35 cas/100.000 • **LOCALISATION : PULMONAIRE ET EXTRAPULMONAIRE**
	• Sujets atteints : De 25 à 35 ans Prédominance sujets de RACE NOIRE Sex-ratio en faveur des HOMMES • Evolution : **REGRESSION SPONTANEE DU PROCESSUS AVEC OU SANS SEQUELLES MINIMES** dans la majorité des cas Dans certains cas, la réaction granulomateuse détermine une **REACTION FIBREUSE** qui peut, chez certains sujets, avoir des **CONSEQUENCES GRAVES**
TERRAIN	• Age : **Jeune** le plus souvent : 25-35 ans Chez la femme, 2ème pic de fréquence entre 45 et 65 ans • **Ethnie :** prédominance chez les **noirs** et les métis originaires des Caraïbes où l'on constate une sévérité particulière • **Facteur génétique :** Sarcoïdoses familiales : indiscutables mais peu fréquentes (< 5%) Syndrome de Blau (rarissime) : maladie autosomique dominante caractérisé par la triade arthrites, uvéites et atteinte cutanée granulomateuse (mutation activatrice de CARD15). • Tabac : la plupart des patients sont non fumeurs ou fumeurs modérés (facteurs protecteurs ?)
ANATOMO-PATHOLOGIE	• **GRANULOMES** • **AVEC CELLULES EPITHELIOIDES ET GIGANTO-CELLULAIRES** • **SANS NECROSE CASEEUSE (différence majeure avec la tuberculose)**
CYTOLOGIE LAVAGE BRONCHO-ALVEOLAIRE	• **LAVAGE BRONCHO-ALVEOLAIRE :** **ALVEOLITE LYMPHOCYTAIRE (cellularité du LBA > 100 000 cellules/mm3 avec une prédominance de lymphocytes > 10% du nombre total de cellules)** **AVEC RAPPORT CD4/CD8 ELEVE typiquement > 1.5**

C DIAGNOSTIC DIFFERENTIEL

GENERALITES	• Autres **GRANULOMATOSES** dont les principales à évoquer sont : **Infectieuses : tuberculose +++** **Lymphomes et maladies hématologiques** **Maladies inflammatoires et auto-inflammatoires : Crohn, Wegener, histiocytose langheransienne...** • **PNEUMOPATHIES INTERSTITIELLES DIFFUSES**

1	GRANULOMATOSES	
ETIOLOGIES GENERALES	INFECTIONS	• **Bactéries :** Mycobactéries : **BK, MA (mycobactéries atypiques),** lèpre – Autres : **brucelloses, pasteurelloses,** rickettsioses et fièvre Q, actinomycoses, listérioses, yersinioses, infections à chlamydia, **syphilis**, **salmonelloses et fièvre typhoïde**, nocardioses, borrélioses (maladie de **Lyme**), donovanoses, bartonelloses, *Tropheryma whippelii* (maladie de **Whipple**) • **Mycotiques :** aspergilloses, candidoses, histoplasmose, cryptococcoses, coccidomycoses • **Parasitaires : histoplasmose,** paludisme, **bilharzioses**, **toxoplasmose, distomatose, leishmaniose** viscérale, ascaridiose, amibiase, échinococcose alvéolaire, larva migrans viscérale, pneumocystose, lambliase, coccidomycose, cysticercose, sporotrichose… • **Virales : VIH,** EBV, **CMV, VHC,** Coxsackievirus
	AGENTS PHYSIQUE, CHIMIQUE, MEDICAMENTS	• **Corps étrangers** – silicone, paraffine/interventions chirurgicales (fils de suture, prothèses, silicone…) • **Particules minérales : béryllium, silice,** aluminium, mercure, cuivre, zirconium… • **Médicaments : sulfamides, cotrimoxazole, interféron α,** ampicilline, méticilline, rifampicine, spiramycine, AINS, paracétamol, furosémide, spironolactone, isoniazide, aspirine, procaïnamide, quinidine, méthyldopa, diltiazem, carbamazépine, diphénylhydantoïne, diazépam, nitrofurantoïne, clofibrate, œstroprogestatifs, allopurinol, fluoxétine…
	CONNECTIVITES	• Vascularites granulomateuses : Maladie de **Horton/**Takayasu/Buerger • Vascularites à ANCA : maladie de **Wegener/**Churg et Strauss • **Autres connectivites : PR, sclérodermie** systémique, LES, RAA
	CANCERS	• **Lymphomes** (maladie de Hodgkin/LMNH/LAI/lymphome NK, **granulome malin centro-facial**) • Granulomatose lymphomatoïde de Liebow • Histiocytoses malignes • Myélome • Leucémie aiguë lymphoblastique • Cancers solides (divers sièges)
	DIVERS	• **Sarcoïdose/**granulomatose nécrosante sarcoïdosique • **MICI (maladie de Crohn)** • **Maladie cœliaque** • **CBP** • **Histiocytose** langerhansienne • Alvéolite allergique extrinsèque • SAPHO • Granulomatose septique familiale • Malakoplakie • Granulome dentaire • Granulomatose systémique idiopathique

2	PNEUMOPATHIES INTERSTITIELLES
PNEUMOPATHIES CHRONIQUES **CAUSES CONNUES**	• **Proliférations néoplasiques** – Lymphangite carcinomateuse – Cancer bronchiolo-alvéolaire – Lymphomes • **Œdème pulmonaire,** insuffisance cardiaque gauche • **Infections :** – Tuberculose miliaire – Pneumocystose • **Pneumoconiose :** – Silicose – Asbestose – Bérylliose – Métaux durs • **Alvéolite allergique extrinsèque = PNP d'hypersensibilité :** – Maladie éleveurs d'oiseaux – Poumon de fermier – Autres (nombreuses causes) • **PNP médicamenteuses**
PNEUMOPATHIES CHRONIQUES **CAUSES INCONNUES**	• **PNP infiltrantes diffuses idiopathiques = PIDI :** – Fibrose Pulmonaire Idiopathique **= FPI** – PNP interstitielle non spécifique – PNP Infiltrative Desquamative **= DIP** (pneumonie alvéolaire à macrophages) – PNP organisée cryptogénique – PNP Interstitielle Lymphocytaire **= LIP** – Bronchiolite respiratoire avec PNP interstitielle • **Granulomatoses :** – Sarcoïdose – Granulomatose à cellules de Langerhans pulmonaire = histiocytose X • **PID au cours de connectivites et vascularites** • **PID à éosinophiles** (chroniques/aiguës) • **Autres PID :** – Lymphangio-léiomyomatoses – Lipoprotéinose alvéolaire – Amyloses
PNEUMOPATHIES AIGUES **DOMMAGES ALVEOLAIRES DIFFUS**	• **Œdèmes pulmonaires** (hémodynamique et lésionnel) • **PNP infectieuses :** – Pneumocystose – Pneumocoque – *Mycoplasma pneumoniæ* – *Chlamydia pneumoniæ* – Tuberculose (miliaire) – Grippe – *Légionella pneumophilia* – *Coxiella burnetti* – VRS • **PNP médicamenteuses**

ITEM 207

D EXAMEN CLINIQUE

1		DEMARCHE DIAGNOSTIQUE

CIRCONS-TANCES DE DECOUVERTE		• Découverte fortuite par une **radiographie systématique**
		• Manifestations fonctionnelles respiratoires : **dyspnée, toux**
		• **Altération de l'état général :** asthénie, anorexie, amaigrissement
		• Une atteinte **extrapulmonaire :**
		  – **Erythème noueux**
		  – **Uvélte**
		  – **Atteinte cardiaque**
		  – **Atteinte neurologique…**

EXAMEN CLINIQUE		• Souvent **pauvre au moment du diagnostic :**
		  – **Crépitants** rares à l'auscultation du thorax
		  – Splénomégalie parfois présente
		  – **Adénopathies superficielles** et **lésions cutanées** peuvent orienter et faciliter le diagnostic (biopsie superficielle)
		• Recherche minutieuse de **signes cliniques par organes** (cf. ci-après)

EXAMENS COMPLEMENTAIRES	**Orienter le diagnostic**	• Examens **biologiques**
		• **Radiographie** et **scanner thoracique**
		• **GDS, EFR**
		• **Lavage broncho-alvéolaire :**
		  – **Alvéolite lymphocytaire**
		  – **Avec rapport CD4/CD8 élevé**

	Affirmer le diagnostic
	
	Eliminer les diagnostics différentiels
		Preuve histologique :
		• Un maître mot : **biopsier le site clinique le plus facilement accessible :** privilégier les biopsies superficielles, puis les biopsies profondes en l'absence de lésions superficielles
		• Réalisable par :
		  – BGSA : **BIOPSIES DE GLANDES SALIVAIRES ACCESSOIRES (sensibilité : 30%)**
		  – Biopsies d'**adénopathies périphériques**
		  – Biopsies de **sarcoïdes cutanées**
		  – **Fibroscopie bronchique avec biopsies étagées**
		  – Ponction trans-bronchique (sensibilité : 60%)
		  – Médiastinoscopie avec biopsies
		  PBH (si tests hépatiques anormaux, sensibilité 90%)

		• PBR (si atteinte rénale) montrant :
		  – **GRANULOMES**
		  – **AVEC CELLULES EPITHELIOIDES ET GIGANTO-CELLULAIRES**
		  – **SANS NECROSE CASEEUSE**

	Préciser les atteintes associées extra-thoraciques	• Examens orientés par les signes cliniques extra-thoraciques

	Apprécier la gravité	• **Signes d'activité** (cf. ci-après)
		• **Signes de gravité :**
		  – Par la **localisation des atteintes**
		  – Par la **gravité des atteintes (fibrose pulmonaire…)**

2	SIGNES CLINIQUES PAR ORGANE
GENERAL	• **ALTERATION DE L'ETAT GENERAL** • **FIEVRE** • **ADENOPATHIES périphériques** (uniques ou multiples) • **SPLENOMEGALIE**
PNEUMOLOGIQUE	• **Dyspnée** d'effort • **Toux sèche** persistante • **Crépitants** des bases pulmonaires • **INSUFFISANCE RESPIRATOIRE CHRONIQUE PAR FIBROSE PULMONAIRE (stade ultime)**
CARDIOLOGIQUE	• **BLOC AURICULO-VENTRICULAIRE (troubles de conduction** graves par atteinte du faisceau de His) • **Myocardite sarcoïdosique** • **Péricardite** • Cœur pulmonaire chronique secondaire à une insuffisance respiratoire chronique
NEUROLOGIQUE	• **Manifestations centrales :** – Méningite lymphocytaire (stérile asymptomatique) – **PARALYSIE DES NERFS CRANIENS : VII,** VIII, V – Méningo-encéphalite (rare) – Atteinte parenchymateuse (images pseudo-tumorales) : hypothalamo-hypophysaire/SIADH **(risque HTIC)** • **Manifestations périphériques :** – Neuropathie périphérique
OPHTALMO-LOGIQUE	• **UVEITES** (postérieure > antérieure) souvent asymptomatiques • Neuropathie optique • **SYNDROME SEC**
RHUMATOLOGIQUE MUSCULAIRE +++	• **Polyarthrite** non destructrice • Géodes à l'emporte-pièce sur carpe et phalanges • **Myosites**
DIGESTIF	• **Hépatomégalie, diarrhées** • **Cirrhose, hypertension portale**
METABOLIQUE	• **HYPERCALCEMIE liée à la synthèse de 1,25 OH vit D3 par le granulome**
DERMATOLOGIQUE +++	• **ERYTHEME NOUEUX+++ :** classique, pas de particularités physiques liées à la sarcoidose. • **SARCOIDES :** nodules rouges sous-cutanés, siégeant préférentiellement sur les cicatrices cutanées 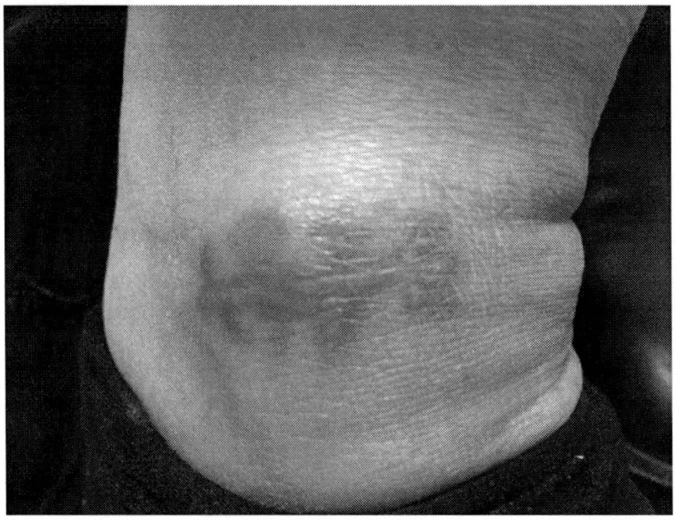

NEPHROLOGIQUE UROLOGIQUE	• **NEPHROPATHIE INTERSTITIELLE** • **LITHIASE CALCIQUE** et **NEPHROCALCINOSE** (secondaires à l'hypercalcémie)
ORL	• Polypes sinusiens granulomateux • Granulome trachéal, risque de sténose

3	DIAGNOSTIC SYNDROMIQUE
SYNDROME DE LOFGREN 4 critères :	• **Fièvre** • **Ganglions médiastinaux (stade 1)** avec possibilité d'atteinte pulmonaire (20%) dans le cadre d'un stade 2 • **Erythème noueux** • **Arthralgies** (genoux, chevilles) • **Terrain :** femme jeune (20-40 ans) sans antécédents particuliers et sans arguments pour une pathologie systémique • **ABSENCE D'ATTEINTE D'ORGANES (cœur, neurologie, oculaire) OU METABOLIQUE (calcémie)**
SYNDROME DE HEERFORDT Triade diagnostique	• **Uvéite antérieure aiguë,** souvent bilatérale • **Parotidite** bilatérale avec **paralysie faciale périphérique** • **Fièvre**

SYNDROME DE MIKULICZ	• **Hypertrophie chronique bilatérale des glandes lacrymales et salivaires** (parotides et sous mandibulaires)
	• **Syndrome sec**
	• Diagnostic différentiel :
	  - Syndrome de Gougerot-Sjogren
	  - Hémopathies
	  - Syndrome hyper-IgG4

ITEM 207

E EXAMENS COMPLEMENTAIRES

1	PNEUMOLOGIQUE
RADIO PULMONAIRE SCANNER THORACIQUE Coupes fines	• Visualise les **ADENOPATHIES INTRATHORACIQUES** • Précise les **IMAGES PARENCHYMATEUSES** évocatrices : lésions **MICRONODULAIRES** prédominantes, distribution **PERIBRONCHIQUE, POLYGONES SEPTAUX IRREGULIERS** • Donne le **DIAGNOSTIC LESIONNEL PRECIS :** lésions **GRANULOMATEUSES REVERSIBLES** et **FIBROSANTES IRREVERSIBLES** • Apprécie la **REPONSE THERAPEUTIQUE** • Permet la recherche de **COMPLICATIONS**

EFR	• **SPIROMETRIE :**
	  - **NORMALE** le plus souvent
	  - **SYNDROME RESTRICTIF** par l'atteinte interstitielle
	  - **SYNDROME OBSTRUCTIF,** véritable signe de gravité
	• **GDS** :
	  - Normaux
	  - **Désaturation à l'effort** due aux troubles de la diffusion
	  - Hypoxie-hypocapnie si atteinte interstitielle sévère
	• **DIMINUTION DES DLCO** et DLCO/volume alvéolaire : troubles de **diffusion liés à l'atteinte interstitielle**

FIBROSCOPIE BRONCHIQUE	• **LAVAGE BRONCHO-ALVEOLAIRE :** - **ALVEOLITE :** hypercellularité > 150.000/mm^3 - **LYMPHOCYTAIRE :** augmentation du % de lymphocytes - **RAPPORT CD4/CD8 ELEVE** - **Absence de BAAR** pour un diagnostic différentiel • Visualisation de granulations intrabronchiques : épaississement de la muqueuse bronchique et élevures blanchâtres • **BIOPSIES ETAGEES SYSTEMATIQUES +++** • Dosage : ECAT possible sur le LBA

<u>CLASSIFICATION DE L'ATTEINTE PULMONAIRE :</u>

<table>
<tr><th>TYPE</th><th>DEFINITION</th><th colspan="2">DESCRIPTIF</th><th>REVER-SIBILITE</th></tr>
<tr><td>0</td><td>Normale</td><td colspan="2">Normale</td><td rowspan="4">OUI</td></tr>
<tr><td>I</td><td>Adénopathies
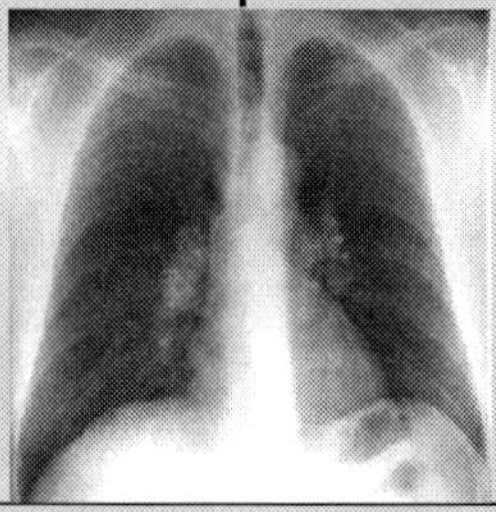</td><td colspan="2">Adénopathies (médiastinales symétriques non compressives)</td></tr>
<tr><td>II</td><td>Adénopathies + PID non fibrosante (prédominance atteinte sous-pleurale)
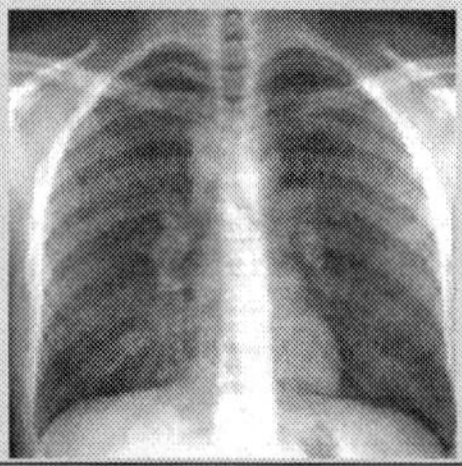</td><td>Adénopathies</td><td rowspan="2">• MICRONODULES
• EPAISSISSEMENT PERI-BRONCHO-VASCULAIRE (territoires lymphatiques)
• VERRE DEPOLI
• CONDENSATION ALVEOLAIRE
• Prédominance SOUS-PLEURALE</td></tr>
<tr><td>III</td><td>PID non fibrosante « pure » (sans adénopathies)
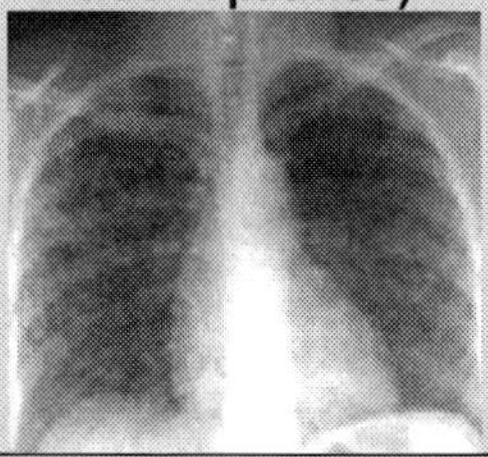</td><td>Pas d'adénopathies</td></tr>
<tr><td>IV</td><td>Fibrose pulmonaire (rétractions)
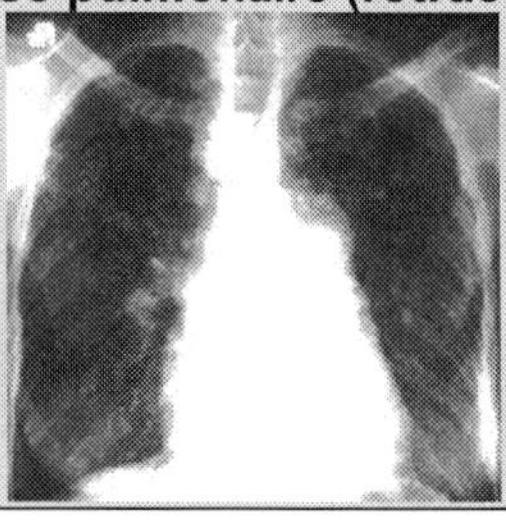</td><td colspan="2">• Distorsion (bronches déformées), traction, cassure
• Rayons de miel territoire supérieur
• Opacités linéaires
• Bronchectasies kystiques
• Cavitations et ses complications
• Prédominance territoire supérieur et moyen</td><td>NON</td></tr>
</table>

2	GENERAUX
BIOLOGIQUE	• NFS : Lymphopénie (prédominant sur les lymphocytes T CD4) Pas d'anomalies des lignées en règle générale • VS, CRP, albuminémie : PAS DE SYNDROME INFLAMMATOIRE EXCEPTE LE SYNDROME DE LOFGREN • EPS : **HYPERGAMMAGLOBULINEMIE POLYCLONALE** • **HYPERCALCEMIE** et hypercalciurie avec phosphorémie normale
	• **AUGMENTATION DE L'ACTIVITE SERIQUE DE L'ENZYME DE CONVERSION DE L'ANGIOTENSINE** (ECA) : **Sérum +++** Lavage broncho-alvéolaire Liquide céphalo-rachidien • **BILAN HEPATIQUE** complet : Cholestase hépatique anictérique • **BILAN RENAL :** urée, créatininémie, protéinurie
AUTRES	• Examen **OPHTALMOLOGIQUE** systématique : - **Uvéite** - **Syndrome sec** • Bilan **CARDIAQUE :** - **ECG SYSTEMATIQUE** à la recherche d'un BAV - Exploration du faisceau de His si doute diagnostique sur des troubles de la conduction • Bilan **NEUROLOGIQUE : en cas de signes cliniques (neurosarcoidose)** - TDM - IRM cérébrale (gado +)
ENZYME DE CONVERSION DE L'ANGIOTENSINE (ECA)	• Peut être dosée dans : **SANG, LBA, LCR** • Sensibilité 50-60% pour diagnostic de sarcoïdose • Faible spécificité, nombreux faux positifs : - Hyperthyroïdie - Diabète - Maladie de Gaucher - Tuberculose miliaire - Cirrhose biliaire primitive - Pneumoconiose (silicose, asbestose, bérylliose) - En règle générale, **la plupart des autres étiologies de granulomatoses peuvent constituer des faux positifs du taux d'ECA** • Faux négatif : - Prise IEC - Cause génétique (polymorphisme gène de l'ECA)

3	CONFIRMATION DU DIAGNOSTIC
MOYENS	• **DIAGNOSTIC HISTOLOGIQUE** +++ : – Examens de 1ère intention : × **BGSA = BIOPSIES DE GLANDES SALIVAIRES ACCESSOIRES** × **Biopsies d'ADENOPATHIES PERIPHERIQUES** × **Biopsies de SARCOIDES CUTANEES** × **FIBROSCOPIE BRONCHIQUE AVEC BIOPSIES ETAGEES** – **Autres examens en cas de négativité des précédents examens ou si absence d'atteinte de ces organes :** × Ponction trans-bronchique × Médiastinoscopie avec biopsies × PBH (si tests hépatiques anormaux) × PBR (si atteinte rénale) • **EXCEPTION FAITE DU SYNDROME DE LOFGREN QUI SUFFIT POUR POSER LE DIAGNOSTIC (= aucun examen complémentaire)**
RESULTATS	• **GRANULOMES TUBERCULOIDES** • **AVEC CELLULES EPITHELIOIDES ET GIGANTO-CELLULAIRES** • **SANS NECROSE CASEEUSE**

F EVOLUTION

INDICATEURS D'ACTIVITE	• **Clinique :** – Signes généraux – Fièvre – Atteinte d'organe • **Paraclinique :** Biologie : × Augmentation de la **calciurie** et de la **calcémie** × Augmentation de l'**ECA** × Augmentation de l'**hypergammaglobulinémie** Dégradation des **EFR** Augmentation de l'**alvéolite** lymphocytaire au LBA Signes paracliniques d'atteintes d'organes
EVOLUTION EN FONCTION DU STADE	• Syndrome de Löfgren : 90% de guérison spontanée • Stade I : 90% de guérison spontanée • Stade II : 60% de rémission à 2 ans • Stade III : 40% de rémission à 2 ans • Stade IV : 0% de rémission à 2 ans
REVERSIBILITE DES ATTEINTES PULMONAIRES	• **Stades I, II, III : réversibles** • **Stade IV : non réversible**

G TRAITEMENT

PAS DE SIGNE DE GRAVITE PRONOSTIC VITAL NON ENGAGE	**SYNDROME DE LOFGREN**	**Abstention**	• **Repos** • **Abstention** thérapeutique • Surveillance de l'évolution
	PRONOSTIC FONCTIONNEL NON SEVERE • Polyarthrite, myosite • Parotidomégalie, SMG • Atteinte hépatique cholestatique • Ophtalmo : uvéite antérieure	**Abstention +/- Corticothérapie**	• **+/- AINS** si arthralgies invalidantes (surveillance rénale) • **+/- Plaquenil®** si polyarthrite • **+/- Corticothérapie locale** si uvéite antérieure • **+/- Corticothérapie générale** en fonction du pronostic fonctionnel
SIGNE DE GRAVITE PRONOSTIC ENGAGE : VITAL OU FONCTIONNEL SEVERE	**PRONOSTIC VITAL ENGAGE** **PRONOSTIC FONCTIONNEL SEVERE** • Pneumo : stades 2 et 3 • Cardio : trouble de la conduction, myocardite • Neuro • Ophtalmo : uvéite postérieure • Rénale • Laryngée • Hypercalcémie sévère	**Corticothérapie +/- immunosuppresseurs**	• Mise en condition : Urgence, hospitalisation Scope si trouble de la conduction Oxygène si dyspnée • **CORTICOTHERAPIE :** Traitement d'attaque de 0.5 à 1 mg/kg/j, *per os,* pour 3 mois Mesures associées à la corticothérapie **Pas de supplémentation vitamino-calcique si hypercalcémie/hypercalciurie** **Décroissance progressive** jusqu'à la dose minimale efficace Traitement prolongé pendant 12-18 mois • **IMMUNOSUPPRESSEURS POUR EPARGNE CORTISONIQUE :** Méthotrexate (☝ contraception obligatoire et contre-indiqué si cirrhose) délai de réponse long (2-8 mois) Azathioprine : 2 à 3 mg/kg Biothérapies, en particulier anti-TNFα (formes résistantes et atteinte SNC) • MESURES SPECIFIQUES : Protection oculaire si paralysie faciale SEES si BAV • Surveillance clinique et paraclinique du traitement : Efficacité (radio de thorax, ECA, EFR, ECG, ophtalmo, calcémie…) Tolérance (corticothérapie : poids, TA, NFS, iono, glycémie…)

SYNTHESE ET MOTS-CLES

- Infiltration des organes atteints par des granulomes épithélioïdes sans nécrose caséeuse.
- Atteinte médastino-pulmonaire : > 90% des patients.
- Atteinte extra-thoracique : oculaires, cutanées, ganglionnaires, hépatiques.
- Syndrome de Löfgren : érythème noueux + fièvre + adénopathies médiastinales et hilaires bilatérales.
- Traitement : corticothérapie orale, en fonction du retentissement de l'atteinte pulmonaire et de certaines localisations extra-thoraciques sévères.
- Risque évolutif principal de l'atteinte pulmonaire : fibrose pulmonaire.

Conférences de consensus - Recommandations

Année	Source	Titre
-	-	Aucune conférence de consensus ou recommandations

Sujets tombés à l'ECN

Année	Contenu
-	Jamais tombé aux ECN depuis 2004

Chapitre 16

ANEMIE

Item 209
-
UE 7

OBJECTIF TRANSVERSALITE ECN

- Ce chapitre est à traiter dans votre livre d'hématologie afin de conserver votre mémoire visuelle.
- Cependant, s'identifiant comme question transversale, cet item sera traité et ne concernera uniquement que la partie médecine interne.

MOTS-CLES

- **Anémie hémolytique auto-immune**
- **Maladie de Biermer**
- **Anticorps anti-facteur intrinsèque et cellules pariétales**
- **Test de Coombs direct**

Pour mieux comprendre

- Caractérisation auto-immune de la maladie de Biermer : le tubage gastrique est abandonné au profit de dosages biologiques.
- Carence en vitamine B12, mise en évidence du facteur intrinsèque.
- Recherche d'anticorps anti-facteur intrinsèque (sensibilité : 50%, spécificité : 80-90%).
- Recherche d'anticorps anti-cellules pariétales gastriques (sensibilité : 75%, spécificité plus faible).
- Dosage de la gastrine : toujours augmentée en cas d'achlorhydrie.

ITEM 209

A INTRODUCTION

L'anémie est la diminution de l'hémoglobine au-dessous des valeurs de référence à l'hémogramme, cette norme varie en fonction du sexe et de l'age. Le nombre d'hématies, l'hématocrite, n'entre pas en ligne de compte dans la définition d'une anémie.

Le bilan clinique et biologique s'attachera à rechercher des signes de gravité, ainsi qu'une étiologie en fonction notamment du volume globulaire moyen.

Le bilan biologique minimal est traité dans le livre d'hématologie. Nous traiterons ici des principales maladies auto-immunes et systémiques pouvant être à l'origine d'une anémie, mais qui constituent des causes rares à rechercher en deuxième intention.

Il s'agit essentiellement de l'anémie hémolytique auto-immune, de la maladie de Biermer en dehors des anémies inflammatoires pouvant être causées par toutes les maladies auto-immunes chroniques.

B RAPPELS GENERAUX

1	ELEMENTS BIOLOGIQUES		
1ère intention	**Hémoglobine**	**12-16 g/dL (femme)** **13-17 g/dL (homme)**	**Anémie en dessous** **Femme enceinte** (< 2ème trimestre) : taux inférieur à 10,5 g/dL **Nouveau-né :** taux inférieur à 14 g/dL
	VGM (Hb/nombre de GR)	**80-100 fL**	Anémie **microcytaire en dessous** **macrocytaire au-dessus**
Chromie	**CCMH (Hb/hématocrite)**	**> 32 g/dL**	Anémie **hypochrome en dessous**
2ème intention	**Réticulocytes**	**> 100-150 Giga/L**	Anémie **arégénérative en dessous :** oriente vers pathologie centrale (médullaire)
	Coefficient de saturation de la transferrine	< 45%	Bilan d'une anémie ferriprive
	Ferritinémie	> 20 µg/dL (femme) > 30 µg/dL (homme)	

2	ELEMENTS CLINIQUES
PRINCIPES	• Les éléments cliniques sont la conséquence de l'**HYPOXIE TISSULAIRE** • Ils peuvent nécessiter, **en cas de signe de GRAVITE, UNE TRANSFUSION DE CULOTS GLOBULAIRES**
SIGNES GENERAUX	• **Pâleur cutanéo-muqueuse généralisée :** prédominant au niveau des conjonctives et des ongles • **Manifestations fonctionnelles anoxiques :** – Asthénie – Dyspnée d'effort puis de repos – Autres : vertiges, céphalées, tachycardie, souffle cardiaque fonctionnel
SIGNES DE GRAVITE	• **Signes fonctionnels par retentissement sur les organes (hypoxie/anoxie liée à l'anémie) :** – Cerveau : vertiges, acouphènes, scotome, céphalées, crise convulsive – Système respiratoire : dyspnée au moindre effort, décompensation d'une insuffisance respiratoire – Cœur : décompensation ou aggravation d'une pathologie préexistante, tachycardie, angor fonctionnel • **Signes de choc :** sueurs, soif, tachycardie, hypotension artérielle voire vrai tableau de choc hypovolémique • **TOUJOURS VERIFIER LES CONSTANTES HEMODYNAMIQUES**

3 ORIENTATION ETIOLOGIQUE

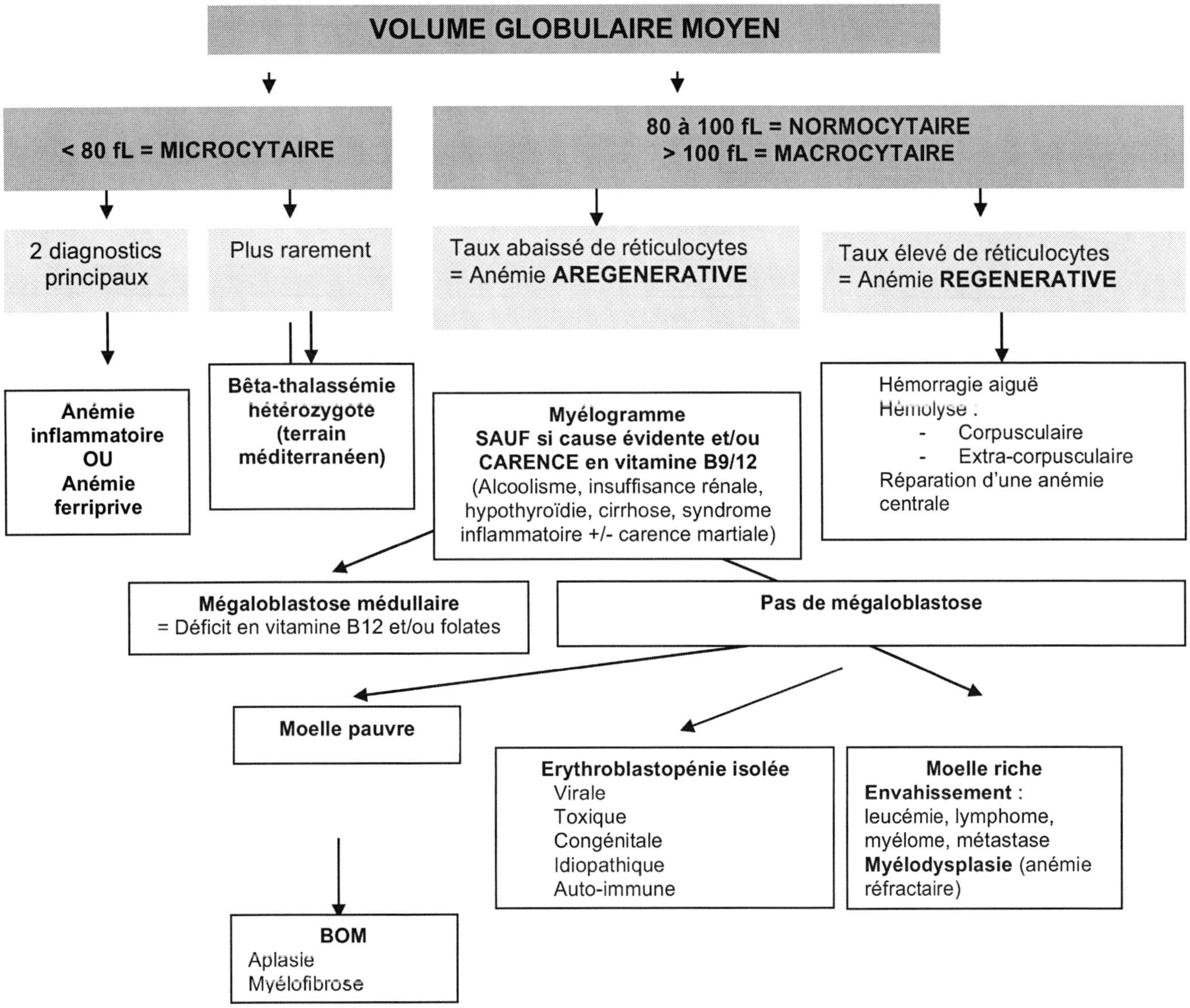

C ANEMIE ET MEDECINE INTERNE

1	MALADIE DE BIERMER
TERRAIN	• **Femme** âgée • **AUTRES PATHOLOGIES AUTO-IMMUNES associées :** vitiligo, thyroïdite auto-immune, diabète… • **Peut rentrer dans le cadre d'une polyendocrinopathie auto-immune**
SIGNES CLINIQUES	• **Syndrome anémique :** bien toléré, d'installation progressive • **SIGNES DE CARENCE EN B12 :** – **Glossite atrophique** – **Amaigrissement** – Douleurs abdominales – Troubles du transit – Troubles des phanères (peau sèche, ongles cassants, hyperpigmentation) – Stérilité – Ictère – Troubles neurologiques : paresthésies, multinévrite voire **troubles neuropsychologiques**
PARACLINIQUE	• **Anémie MACROCYTAIRE AREGENERATIVE** • Dosage en folates sériques normal et **VITAMINE B12 EFFONDREE** • **DEFICIT EN FACTEUR INTRINSEQUE** • **Dosage biologique : augmentation des Ac anti-facteur intrinsèque** (le plus spécifique) **et des Ac anti-cellules pariétales gastriques** • **Myélogramme** à discuter: il permet de poser rapidement le diagnostic en montrant une **moelle riche, mégaloblastique, bleutée** • **FOGD avec biopsie gastrique :** atrophie gastrique, diagnostic différentiel
TRAITEMENT	• **VITAMINE B12 parentérale :** traitement d'attaque de 10 jours puis traitement d'entretien par injection IM 1 fois tous les 3-4 mois **A VIE** • **Surveillance (risque de CANCER GASTRIQUE) :** fibroscopie gastrique tous les 3 ans

2	ANEMIES HEMOLYTIQUES AUTO-IMMUNES PNDS (HAS) – OCTOBRE 2009
DEFINITION	• Anémie • Par **destruction des globules rouges (= hémolytiques)** • **Par des auto-anticorps (= auto-immunes)**
CLINIQUE	• Syndrome anémique • Signes d'hémolyse chronique ou aiguë • Signes se rapportant à l'étiologie propre
BIOLOGIE	• **Anémie normocytaire normochrome régénérative** • Hyperleucocytose et thrombocytose • Frottis : anisocytose, poïkilocytose • **HEMOLYSE : HAPTOGLOBINE EFFONDREE, AUGMENTATION DE LA BILIRUBINE LIBRE ET DES LDH** • Bilan rénal : risque d'**INSUFFISANCE RENALE AIGUE PAR NECROSE TUBULAIRE** • **TEST DE COOMBS DIRECT :** indispensable pour affirmer la présence d'anticorps et déterminer si ce sont des Ac chauds ou froids **(élution)**

ETIOLOGIES	• **AHAI à anticorps chauds** (IgG) **:** la plupart du temps idiopathiques (80%) ; les causes secondaires sont essentiellement les hémopathies lymphoïdes, les pathologies auto-immunes (lupus) ou les causes iatrogènes (traitement par alpha-méthyldopa…) • **AHAI à anticorps froids** (C3-IgM) **:** essentiellement liée à une pathologie infectieuse (infection bactérienne à *Mycoplasma pneumoniæ,* infection virale (CMV, MNI, VIH)) ou maladie des agglutinines froides
TRAITEMENT	• **SYMPTOMATIQUE : HYDRATATION, supplémentation en folates** systématique (prévention de la carence secondaire à la régénération médullaire) • **TRANSFUSION INUTILE** sauf en cas de mauvaise tolérance, risque de consommation des globules rouges transfusés • **TRAITEMENT ETIOLOGIQUE :** corticothérapie et splénectomie en cas d'anticorps chauds, plasmaphérèse si maladie des agglutinines froides • **EDUCATION** du patient sur les signes d'anémie, les conséquences des traitements

SYNTHESE ET MOTS-CLES

- L'anémie dépend de la valeur de l'hémoglobine.
- Les réticulocytes doivent être demandés systématiquement.
- En urgence : recherche de signes de gravité, groupage sanguins..
- Le classement est fonction du VGM et des réticulocytes
- Le dosage du fer sérique, de la ferritinémie, de la vitamine B12 et des folates, lorsqu'ils est nécessaire, doit être pratiqué avant tout traitement.

Conférences de consensus - Recommandations

ITEM 209

Année	Source	Titre
2011	HAS	Diagnostic biologique d'une carence en fer : en 1ère intention, doser la ferritine seule
2011	HAS	Choix des examens du métabolisme du fer en cas de suspicion de carence en fer - Rapport d'évaluation
2009	ALD n°2	Anémies hémolytiques auto-immunes

Sujets tombés à l'ECN

ITEM 209

Année	Contenu
2004	Dossier 5 (anémie hémolytique)/9 (anémie hémolytique auto-immune)
2006	Dossier 2 (anémie carentielle)/8 (purpura thrombopénique sur lupus)
2007	Dossier 2 (anémie ferriprive)/4 (paludisme)
2009	Dossier 8 (anémie ferriprive)
2010	Dossier 3 (anémie de la grossesse)/7 (anémie ferriprive)
2011	Dossier 6 (épistaxis)

iECN

VG Editions

DOSSIERS

Les dossiers de spécialité version iECN

QCM ET QROC

- Les dossiers avec QCM et QROC couvrant l'ensemble de la spécialité
- Conformes aux **nouvelles modalités d'examen** et au nouveau programme organisé en **Unités d'Enseignement**
- **Coaching personnalisé : classement, zéros, mots-clés et réflexes**
- **Grilles de cotation** et **commentaires avec méthodologie et astuces des meilleurs de l'ECN**
- **Items abordés**
- Le + : **les fiches à QCM et QROC**

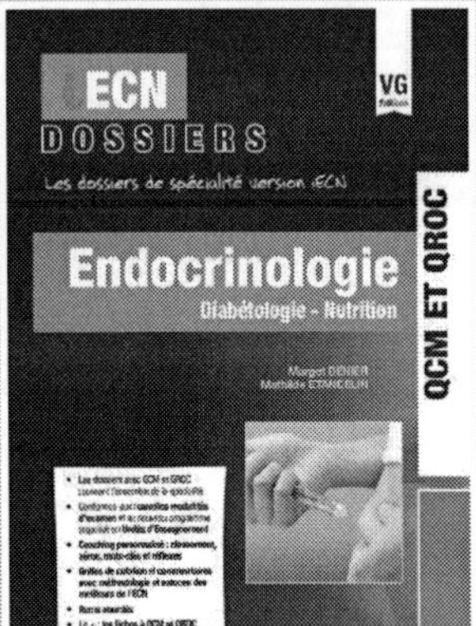

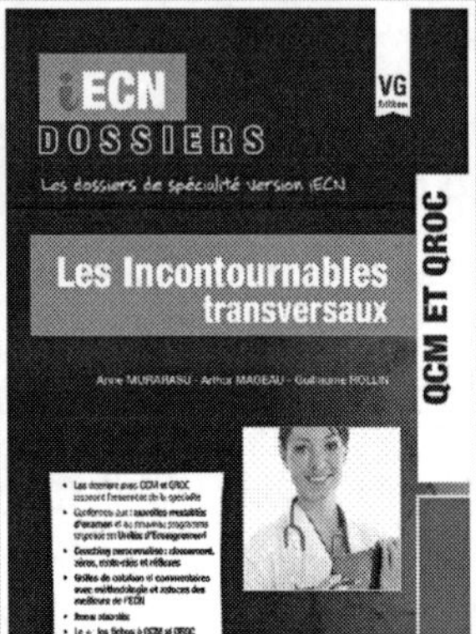

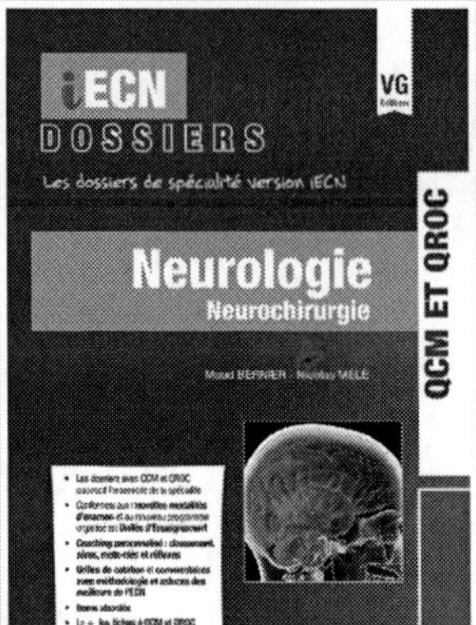

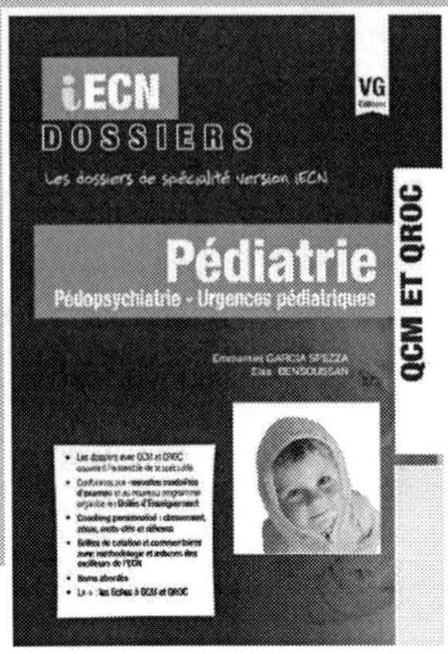

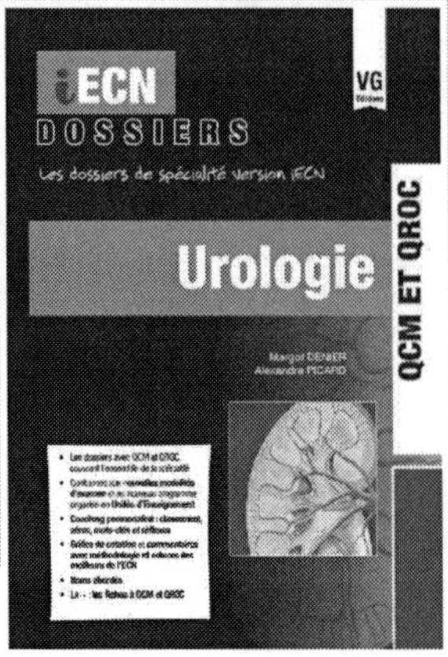

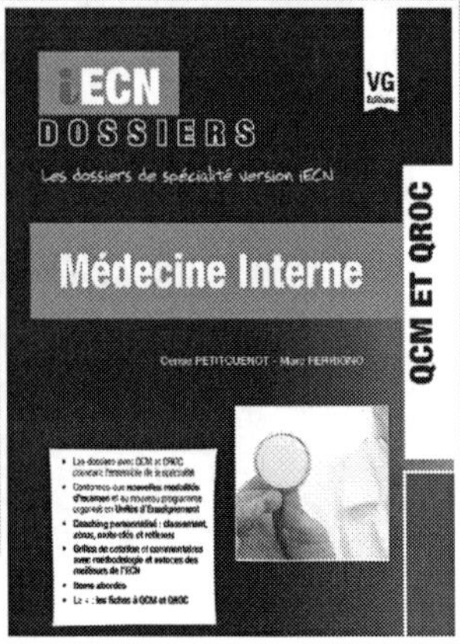

Retrouvez tous les ouvrages de cette collection en scannant ce code

http://www.vg-librairies.com/ecn/dossiers-et-annales/iecn-dossiers.html

www.vg-editions.com

THROMBOPENIE CHEZ L'ENFANT ET CHEZ L'ADULTE

Item 210 - UE 7

Chapitre 17

OBJECTIF TRANSVERSALITE ECN

- Ce chapitre est à traiter dans votre livre de spécialité concerné afin de conserver votre mémoire visuelle.
- Cependant, s'identifiant comme question transversale, cet item sera traité et ne concernera uniquement que la partie médecine interne.

MOTS-CLES

- **Purpura thrombopénique idiopathique**
- **Thrombopénie induite par l'héparine**
- **Plaquettes < 150 G/L**
- **Myélogramme systématique**
- **Signes de gravité : hémorragie**

Pour mieux comprendre

- Plaquettes = cellules anucléées de diamètre de 3 µm et de 1 µm d'épaisseur, séparées les unes des autres et restant à distance de la paroi vasculaire à laquelle elles n'adhèrent pas dans les conditions physiologiques. La membrane de la plaquette est formée d'une bi-couche phospholipidique dans laquelle sont insérés des récepteurs pour le facteur Willebrand (récepteur glycoprotéique GPIb) et le fibrinogène (GPIIb/IIIa), ainsi que pour l'ADP, le collagène, la thrombine.
- Rôle dans l'hémostase primaire : formation du clou plaquettaire par adhésion plaquettaire au sous-endothélium : le facteur Willebrand est nécessaire à cette phase de la fonction plaquettaire en favorisant un pont entre le collagène sous-endothélial et la plaquette *via* la GPIb. Cela génère une activation plaquettaire qui s'accompagne de phénomènes physiques et biochimiques qui vont permettre le changement de forme de la plaquette (formation de sphères plaquettaires et de pseudopodes), la sécrétion rapide du contenu des granules recrutant des plaquettes *via* leurs récepteurs spécifiques à la surface plaquettaire (essentiellement sérotonine et thromboxane A2 issu du métabolisme des prostanglandines et également puissant vasoconstricteur) et une exposition de l'intégrine GPIIb/IIIa qui, activée, fixe le fibrinogène et permet l'agrégation plaquettaire.

ITEM 210

A INTRODUCTION

Une thrombopénie est définie par une numération plaquettaire inférieure à 150 G/L. Elle peut classiquement se compliquer d'hémorragies, qui ne surviennent cependant que pour des chiffres inférieurs à 50 G/L, en l'absence de troubles de l'hémostase ou de la coagulation associés. Les atteintes sévères (hémorragies viscérales en particulier cérébro-méningés) sont caractérisées par des chiffres inférieurs à 20 G/L habituellement.

Les étiologies sont multiples, centrales et périphériques, et le contexte clinique, le myélogramme et l'hémogramme associé à un bilan simple de l'hémostase permettent le plus souvent de préciser le mécanisme de la thrombopénie.

B POUR COMPRENDRE : RAPPELS GENERAUX

<table>
<tr><td>DEFINITION</td><td colspan="3">• NOMBRE DE PLAQUETTES < 150 GIGA/L SOIT 150.000/MM^3
• DIAGNOSTIC = HEMOGRAMME
• LE REFLEXE : RECHERCHER DES SIGNES DE GRAVITE :
– SYNDROME HEMORRAGIQUE : épistaxis abondantes et répétées, pétéchies du voile ou bulles intrabuccales, hématurie à la BU, hémorragies au fond d'œil, signes d'hémorragie méningée…
– Fièvre : tout purpura fébrile est un PURPURA FULMINANS JUSQU'A PREUVE DU CONTRAIRE</td></tr>
<tr><td>FAUSSES THROMBOPENIES</td><td colspan="3">• Cause : AGGLUTINATION DES PLAQUETTES DANS LE TUBE A EDTA (éthylène diamine tétra-acétique = rôle anticoagulant) utilisé lors du prélèvement sanguin
• Clinique : il n'existe aucun signe clinique hémorragique
• Conduite à tenir :
– RECONTROLER LE NOMBRE DE PLAQUETTES EN UTILISANT UN TUBE CITRATE : dans ce type de tube, il ne peut pas y avoir d'agglutination plaquettaire
– Réaliser un frottis sanguin pour obtenir un compte plaquettaire et rechercher des amas plaquettaires traduisant l'agglutination</td></tr>
<tr><td>SIGNES DE GRAVITE</td><td colspan="3">• Signes de gravité :
– Un taux de PLAQUETTES INFERIEUR A 20 GIGA/L (20.000/mm^3)
– Le purpura EXTENSIF OU MUQUEUX (bulles buccales)
– La présence d'une CIVD (coagulation intravasculaire disséminée)
– La prise de traitements anti-agrégants ou anticoagulants
– La présence d'hémorragies au fond d'œil
– L'origine centrale de cette thrombopénie
• Conduite à tenir :
– Hospitalisation en urgence
– LA TRANSFUSION PLAQUETTAIRE EST INDIQUEE EN CAS DE THROMBOPENIE < 20 GIGA/L AVEC SIGNES HEMORRAGIQUES DIGESTIFS ET/OU CEREBRAUX
– Traitement symptomatique adapté au type de saignement</td></tr>
<tr><td rowspan="2">ETIOLOGIES</td><td rowspan="2">MECANISME CENTRAL</td><td>Acquises</td><td>• Envahissement médullaire : leucémie aiguë, myélome, métastase, lymphome
• Syndrome myélodysplasique
• Aplasie médullaire
• Myélofibrose
• Thrombopoïèse inefficace : carence en B12, B9
• Thrombopénie toxique : alcool</td></tr>
<tr><td>Constitutionnelles</td><td>• Amégacaryocytose congénitale
• Maladie de Fanconi</td></tr>
</table>

	MECANISME PERIPHERIQUE	Destruction plaquettaire	• **Cause IMMUNOLOGIQUE :** – **Auto-anticorps : facteur rhumatoïde, lupus, hépatite chronique active, PTI** – **Allo-anticorps : post-transfusion, allo-immunisation materno-fœtale** • Cause infectieuse : VIH, CMV, EBV, VHC, VHB, rougeole, rubéole • Cause **MEDICAMENTEUSE : HEPARINE**
		Séquestration plaquettaire	• Hypersplénisme des rates congestives
		Consommation plaquettaire	• CIVD • Infection bactérienne • Micro-angiopathie thrombotique : HTA maligne, purpura thrombopénique et thrombotique, syndrome hémolytique et urémique • Cause mécanique : circulation extracorporelle, valve cardiaque désinsérée
GESTES A EVITER CHEZ UN THROMBOPENIQUE	• **Plaquettes < 50 Giga/L :** – Injection intramusculaire – Biopsie percutanée – Toute intervention chirurgicale • **Plaquettes < 20 Giga/L :** – Ponction lombaire – Ponction pleurale ou péricardique – Tout sport traumatisant		

C THROMBOPENIE ET MEDECINE INTERNE

1	PURPURA THROMBOPENIQUE IMMUNOLOGIQUE DE L'ENFANT ET DE L'ADULTE (HAS 2009)
GENERALITES	• **Synonyme :** – Purpura thrombopénique **immunologique = PTI** – Purpura thrombopénique **idiopathique = PTI** – Purpura thrombopénique **auto-immun = PTAI** • **Définition :** – **THROMBOPENIE DUE A LA PRESENCE D'ANTICORPS ANTI-PLAQUETTES** • **Epidémiologie :** – Cause inconnue – Prédominance féminine
PRESENTATION CLINIQUE	• **Clinique :** – **Syndrome hémorragique** avec purpura thrombopénique – **Splénomégalie en cas de PTI chronique** (plus de 12 mois) • **Biologique : THROMBOPENIE PROFONDE SANS AUTRE ANOMALIE EN GENERAL** • **Myélogramme :** aspect de thrombopénie périphérique avec **moelle riche, mégacaryocytes nombreux**

EXAMENS COMPLEMENTAIRES	• **Principes des examens complémentaires :** – Il n'existe pas d'examen spécifique, le diagnostic reposant sur un faisceau d'arguments – **Le but est surtout d'ELIMINER LES DIAGNOSTICS DIFFERENTIELS** • **Examens systématiques :** – **Hémogramme, frottis sanguin, bilan de coagulation, EPS, ACAN, TSH, TRAK, sérologies VIH-VHB-VHC, bilan hépatique, bilan rénal, groupe-Rhésus-RAI :** – **EXAMENS NORMAUX A PART LA THROMBOPENIE** • **Examens non systématiques :** – Recherche d'anticoagulants circulants, échographie abdominale, durée de vie des plaquettes, recherche d'anticorps anti-plaquettes, – Myélogramme à discuter • **Examens inutiles :** temps de saignement, dosage du complément
TRAITEMENT	• **Plaquettes > 30 Giga/L (10 Giga/L chez l'enfant) :** pas de traitement spécifique sauf en cas de saignement grave (corticothérapie ou immunoglobulines IV et transfusion plaquettaire) • **Plaquettes ≤ 30 Giga/L (10 Giga/L chez l'enfant) :** traitement par corticoïdes ou immunoglobulines IV : si échec à 12 mois ou rechute, splénectomie puis rituximab, voire immunosuppresseurs en dernier recours • **Dans tous les cas : EDUCATION DU PATIENT** concernant les précautions à prendre pour éviter les hémorragies et information sur les signes annonciateurs d'hémorragie grave devant amener à consulter en urgence

2	THROMBOPENIE INDUITE À L'HEPARINE	
TYPE	TYPE 1	TYPE 2
FREQUENCE	• **Fréquente** • 20% avec HNF	• **Rare** • 3% avec HNF • (1% avec HBPM)
THROMBOPENIE	Diminution modérée des plaquettes **< 30%**	• Réduction importante des plaquettes **> 40%** • **Ou < 100.000/MM^3**
DELAI DE SURVENUE	Dans les **1ers jours**	• **Après le 5ème JOUR** • Plus court si traitement par héparine dans les 3 mois précédents • Plus long si HBPM • Exceptionnellement après le 21ème jour
MECANISME	Non immunologique	• **Immunologique** • **PAR IMMUNISATION CONTRE LE COMPLEXE HEPARINE – FACTEUR 4 PLAQUETTAIRE**
SEVERITE	• **Bénigne** • **Transitoire** • Non compliquée	• **Sévère** • **Compliquée**

COMPLICATIONS	**Rares**	• Fréquentes et graves • Associée parfois à un tableau de coagulopathie de consommation **(CIVD)** • **THROMBOSES artérielles** (cérébrales, coronaires, des membres…) • **Thromboses veineuses** extensives (30 à 40% des cas) • **HEMORRAGIES,** avec mortalité dans 20 à 30% des cas
TRAITEMENT	Ne nécessite pas l'arrêt de traitement héparinique	**Cf. ci-après**
TRAITEMENT PREVENTIF DE LA THROMBOPENIE DE TYPE II	• **Utilisation des héparines uniquement dans les indications validées** • Utilisation **préférentielle d'HBPM** par rapport à HNF • Si possible, **ne pas dépasser 1 semaine de traitement** par héparine • Demander une **numération plaquettaire au moins 2 fois/semaine** si le traitement dépasse 5 jours (UNIQUEMENT POUR LES HNF, non obligatoire pour les HBPM) • **Relais précoce par AVK** • **Respecter les contre-indications** au traitement héparinique (y compris les antécédents de TIH)	
APARTE **Autres thrombopénies médicamenteuses (quinolones, digoxine, quinine…)**	• **FORMATION D'ANTICORPS CONTRE LES ANTIGENES PLAQUETTAIRES** • **THROMBOPENIE PROFONDE survenant entre le 6ème ET LE 12ème JOUR** • Traitement : **ARRET du médicament en cause**	

PRISE EN CHAGE D'UNE THROMBOPENIE DE TYPE 2

- THROMBOPENIE
- SEVERE
- APRES LE 5e JOUR
- SOUS HEPARINE

PAS d'autre raison de faire une thrombopénie

La clinique prime
Pas de bilan biologique

→ **THROMBOPENIE DE TYPE II**

AUTRES RAISONS de faire une thrombopénie

- Infectieuse
- Médicamenteuse
- Post-CEC
- Pathologies multiples

→ **Bilan biologique pour préciser le diagnostic :**

- Tests fonctionnels (agrégation plaquettaire)
- Tests immunologiques ELISA : identification d'**ANTICORPS ANTI-FP4**

\+ → THROMBOPENIE DE TYPE II

\- → Discuter l'arrêt de l'héparine car tests comportant quelques faux négatifs

Traitement

- **ARRET** de l'héparine (HBPM, HNF)
- **MEDICAMENTS DE SUBSTITUTION DE L'HEPARINE** (cf.) :
  - Danaparoïde sodique (Orgaran®)
  - Lépirudine (Refludan®)
- AVK de durée de vie courte :
  - Jamais seul
  - Secondairement, lors de la réascension des plaquettes
- JAMAIS de transfusion de plaquettes

Surveillance

- **NFS AVEC NUMERATION PLAQUETTAIRE** (au moins 2/semaine)
- **Danaparoïde sodique (Orgaran®) : anti-Xa**
- **Lépirudine (Refludan®) :**
  - TCA
  - Temps d'écarine (ECT) sur plasma ou sur sang total
  - Activité antithrombine plasmatique par méthode chromogénique

SYNTHESE ET MOTS-CLES

- Etapes essentielles au diagnostic d'une thrombopénie :
  - Reconnaître une fausse thrombopénie à l'EDTA
  - Risque de signes de gravité et évaluation du risque hémorragique : bilan de coagulation et examen physique
  - Bilan étiologique : myélogramme +++, hémogramme, frottis, EPS, sérologies virales, bilan hépatique et rénal, FAN
  - Etiologies : centrales (défaut de production), périphériques (destruction, consommation ou séquestration)
  - Gestes à éviter absolument : intramusculaire, biopsies percutanées et toutes interventions chirurgicales (si thrombopénie < 50 G/L), ponction lombaire, ponction pleurale, sports violents et traumatisants si thrombopénie < 20 G/L.

Conférences de consensus - Recommandations

ITEM 210

Année	Source	Titre
2011	HAS	Biologie des anomalies de l'hémostase - Rapport d'évaluation
2005	HAS	Recherche d'anticorps potentiellement responsables d'une thrombopénie induite par l'héparine
1997	HAS	Lecture critique de l'hémogramme : valeurs seuils à reconnaître comme probablement pathologiques et principales variations non pathologiques

Sujets tombés à l'ECN

ITEM 210

Année	Contenu
2004	Dossier 4 : surveillance d'un traitement par héparine
2007	Dossier 4 : paludisme

Notes personnelles

Chapitre 18

PURPURAS CHEZ L'ENFANT ET CHEZ L'ADULTE

Item 211 - UE 7

OBJECTIF TRANSVERSALITE ECN

- Ce chapitre est à traiter dans votre livre de spécialité concerné afin de conserver votre mémoire visuelle.
- Cependant, s'identifiant comme question transversale, cet item sera traité et ne concernera uniquement que la partie médecine interne.

MOTS-CLES

- **Purpura vasculaire versus thrombopénique**
- **Biopsie cutanée AVEC immunofluorescence**
- **Signes hémorragiques**
- **VHC et cryoglobulinémie**
- **VHB et PAN**

Pour mieux comprendre

- Peu de progrès ont été réalisés dans la compréhension du purpura rhumatoïde.
- Il s'agit probablement d'une réponse immunitaire anormale à une agression antigénique externe.
- Le rôle central des IgA oriente vers un antigène présenté par les cellules immunitaires des muqueuses (augmentation du taux sérique d'IgA, déséquilibre en faveur des sous-classes IgA1, complexes immuns circulants composés d'IgA, augmentation des lymphocytes B circulants porteurs d'IgA membranaires).
- La maladie est souvent précédée d'une infection ORL ou respiratoire (streptocoque, adénovirus, *Parvovirus, Mycoplasma pneumoniæ,* etc.) ou d'une prise médicamenteuse, toxique ou alimentaire. D'autres viroses pourraient être en cause (*Parvovirus* B19, EBV, CMV, VIH).

ITEM 211

A INTRODUCTION

Le purpura est une lésion cutanée (possible atteinte muqueuse) liée à l'extravasation de sang dans le derme. Le bilan étiologique est capital du fait de l'hétérogénéité de causes et de physiopathologies. La gravité de certains purpuras impose la réalisation de ce bilan en urgence ; il s'agit bien souvent d'un signe d'alarme, en particulier chez l'enfant et l'adulte jeune, qui il doit toujours faire évoquer une infection invasive à méningocoque.

Les particularités étiologiques du purpura en médecine interne concerne essentiellement les vascularites des petits vaisseaux, que ce soit les vascularites à IgA (purpura rhumatoïde ou purpura d'Henoch-Schonlein) ou les cryoglobulinémies (liées à l'hépatite C, une hémopathie ou idiopathique) ou les vascularites des moyens vaisseaux et en particulier la périartérite noueuse (PAN).

B POUR COMPRENDRE : RAPPELS GENERAUX

1 GENERALITES

DEFINTION

- **LESIONS CUTANEES A TYPE DE TACHES ROUGE-POURPRE, NE S'EFFAÇANT PAS A LA VITROPRESSION**
- **DIAGNOSTIC = CLINIQUE**
- **Deux types :**
  - Purpura **D'ORIGINE HEMATOLOGIQUE (= THROMBOPENIQUE)**
  - Purpura **D'ORIGINE VASCULAIRE**
- **Evolution :** les lésions **disparaissent progressivement** en suivant les **couleurs de la biligenèse.** Il peut donc coexister des lésions d'âges différents et de couleurs différentes
- **LE REFLEXE : RECHERCHER DES SIGNES DE GRAVITE :**
  - **SYNDROME HEMORRAGIQUE :** épistaxis abondants et répétées, pétéchies du voile ou bulles intrabuccales, hématurie à la BU, hémorragies au fond d'œil, signes d'hémorragie méningée…
  - **Fièvre :** tout purpura fébrile est un ***PURPURA FULMINANS*** **JUSQU'A PREUVE DU CONTRAIRE**
  - Rechercher un **souffle cardiaque** qui doit faire suspecter une **ENDOCARDITE** et aboutir à la réalisation d'une échographie cardiaque en urgence

TYPES DE PURPURAS

Etiologies	Hématologique	Vasculaire
Biologie	Thrombopénie Troubles de l'hémostase primaire	Plaquettes normales Pas de troubles de l'hémostase primaire
Aspect du purpura	Non infiltré Jamais déclive	Infiltré, polymorphe Parfois déclive
Autres lésions cutanées	Absentes	Présentes
Hémorragies cutanéo-muqueuses	Présentes	Absentes
Antécédents	Accidents hémorragiques	Variables

Purpura rhumatoïde de l'adulte

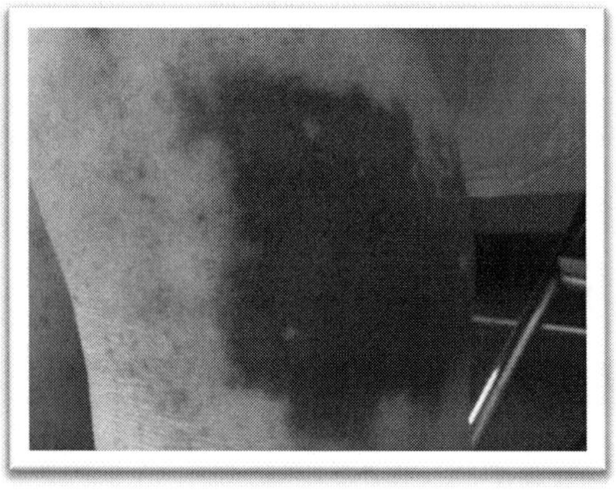

PTI

2 ORIENTATION ETIOLOGIQUE

NUMERATION DES PLAQUETTES

→ **NORMALES**

- **Coagulation anormale** → **THROMBOPATHIE**
- **Coagulation normale** → **PURPURA VASCULAIRE**

Vascularite nécrosante :
- Infection
- Maladie de système : purpura rhumatoïde, PAN, cryoglobulinémie
- Maladie auto-immune
- Hémopathie
- Médicaments

Autres :
- Fragilité vasculaire
- Insuffisance veineuse
- Infection

→ **DIMINUEES**

PURPURA THROMBOPENIQUE

- Thrombopénie périphérique
- Thrombopénie centrale

Thrombopénie périphérique :

Non immunologique :
- CIVD
- Hypersplénisme
- micro-angiopathie thrombotique : SHU/PTT

Immunologique :
- PTI
- Infection
- Immuno-allergique

Cf chapitre item 210 !

C PURPURAS ET MEDECINE INTERNE

1	PURPURAS VASCULAIRES SUR VASCULARITES NECROSANTES
DEFINITION	• **Définition histologique : ASSOCIATION DE NECROSE FIBRINOIDE SUR LA PAROI DES VAISSEAUX ET D'UN INFILTRAT DE POLYNUCLEAIRES A PETIT NOYAU** • Le purpura est alors dû à une **extravasation des globules rouges suite à l'atteinte de la paroi vasculaire**

CLINIQUE	• Le **purpura** a les caractéristiques suivantes :
	  - Il prédomine sur les **zones déclives**
	  - Il est souvent **déclenché par l'orthostatisme**
	  - Il est **infiltré**
	  - Il est en général **associé à d'AUTRES LESIONS CUTANEES :** urticaire, *livedo,* ulcérations nécrotiques…
	• Des **ATTEINTES EXTRA-CUTANEES** sont fréquemment retrouvées :
	  - **Arthralgies**
	  - **Atteinte rénale qui conditionne le pronostic**
	  - Douleurs abdominales avec troubles du transit
	  - Atteinte **cardiovasculaire**
	  - Atteinte neurologique…

EXAMENS COMPLE-MENTAIRES	• **A VISEE DIAGNOSTIQUE ET ETIOLOGIQUE, ils comprennent :**
	  - **Bilan INFECTIEUX :** Ac anti-streptococciques (ASLO), sérologies virales (VHB, VHC, VIH, *Parvovirus* B19)...
	  - **Bilan IMMUNOLOGIQUE :** cryoglobuline, facteurs antinucléaires, ANCA, facteur rhumatoïde, dosage du complément, électrophorèse des protéines plasmatiques et immunofixation...
	  - Radiographie thoracique
	  - **Le DIAGNOSTIC DE CERTITUDE repose sur l'examen histologique d'un PRELEVEMENT BIOPSIQUE de l'organe atteint**

ETIOLOGIES	• **Maladies de système :**
	  - **PERIARTERITE NOUEUSE = PAN**
	  - **PURPURA RHUMATOIDE (vascularite à IgA)**
	  - **Lupus érythémateux disséminé**
	  - **Polyarthrite rhumatoïde**
	  - **Dermatomyosite**
	• **Infections :**
	  - Bactériennes : streptocoques, endocardite, lèpre, tuberculose, gonococcie, foyer infectieux ORL…
	  - Virales : VHB, VHB, VIH, MNI, CMV, *Parvovirus* B19
	• **Causes médicamenteuses :**
	  - Antibiotiques dont sulfamides
	  - AINS et ASA
	  - Produits iodés
	• **Hémopathies :**
	  - Myélomes
	  - Leucémies
	  - Myélodysplasie
	• **Causes immunologiques :**
	  - **CRYOGLOBULINEMIE**
	  - Hypergammaglobulinémie
	  - Déficit en certaines fractions du complément

2	PERIARTERITE NOUEUSE
DEFINITION	• **VASCULARITE NECROSANTE SYSTEMIQUE** évoluant par **POUSSEES** • Pas de cause connue retrouvée en dehors d'une association avec un virus dans 10-20% des cas, essentiellement le virus de l'hépatite B, mais aussi avec VHC, *Parvovirus* B19, VIH… • Touche les **artères de moyen calibre** • Association aux **VIRUS : VHB+++, VHC, VIH, *Parvovirus* B19**
CLINIQUE	• Signes **GENERAUX : altération de l'état général, fièvre** • Manifestations **neurologiques :** – Neuropathie périphérique, souvent précoce, parfois inaugurale à type de **MULTINEVRITE SENSITIVOMOTRICE D'INSTALLATION RAPIDE,** touchant préférentiellement les branches du nerf sciatique – Atteinte du système nerveux central dans les formes graves 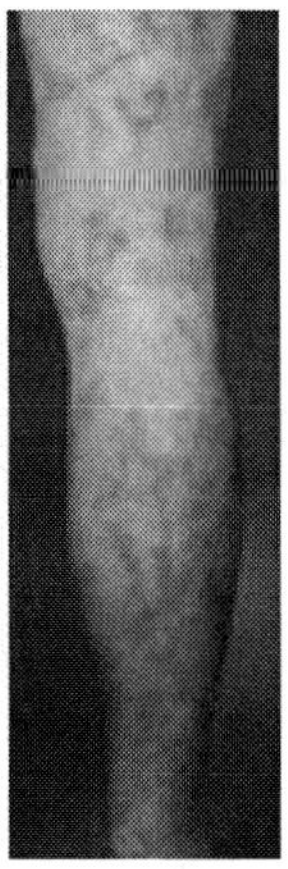 • Manifestations **cutanées :** – **NODULES DERMO-HYPODERMIQUES SUR LES TRAJETS ARTERIELS DES MEMBRES →** caractéristiques de la maladie, – **Purpura vasculaire** infiltré 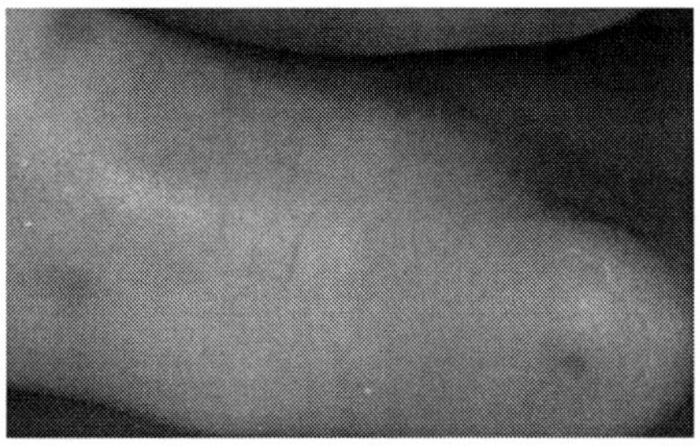 – Autres signes de vascularite : *livedo* réticulé ulcérations nécrotiques • Atteintes **articulaires et musculaires :** – Myalgies intenses avec amyotrophie rapide – Arthralgies ou arthrites des grosses articulations • Manifestations **cardiaques :** – Tachycardie, quasi constante, résistante aux digitaliques et aux bêtabloquants – **HYPERTENSION ARTERIELLE** – Plus rarement : insuffisance cardiaque, troubles du rythme et de la conduction en rapport avec une atteinte myocardique (elle-même due à l'HTA et/ou à une atteinte spécifique des coronaires), atteinte péricardique • Manifestations **DIGESTIVES :** – **DOULEURS ABDOMINALES** fréquentes – Complications **GRAVES : PERFORATIONS OU HEMORRAGIES DIGESTIVES**
	• Manifestations **RENALES** de 2 types : 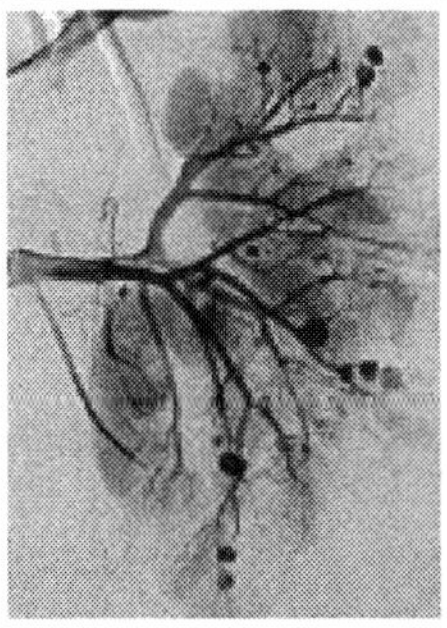 – **NEPHROPATHIE VASCULAIRE** spécifique de la **PAN se manifestant par une HTA sévère et une insuffisance rénale aiguë oligo-anurique : micro-anévrismes et sténoses vasculaires, infarctus rénaux, nécrose corticale** – **Néphropathie glomérulaire :** glomérulonéphrite proliférative épithéliale à croissants évoluant vers l'insuffisance rénale (manifestations glomérulaires discutées)

EXAMENS COMPLE-MENTAIRES	**Biologique :** • Syndrome inflammatoire (cf. chapitre concerné) • Créatininémie (atteinte rénale) • Hyper éosinophilie rare • **ANCA négatif** • **FAN négatif** • **Sérologie VHB (et PCR si Ag HbS+)** **Imagerie :** • **Si suspicion d'atteinte rénale/digestive : angio-IRM pour rechercher des micro-anévrismes** **Diagnostic de certitude histologique :** • Etudiée sur : - La biopsie neuro-musculaire, guidée par la clinique et l'EMG, - La **PONCTION-BIOPSIE RENALE, APRES CONTROLE ANGIOGRAPHIQUE** - La biopsie cutanée d'une **lésion nodulaire** • Aspect caractéristique : - **Panartérite** (atteinte de toute la paroi artérielle) - Des artères de petit et moyen calibre - Nécrosante - Granulomateuse - Segmentaire - Avec présence de lésions d'âges différents (témoins des poussées successives)
TRAITEMENT	• **CORTICOIDES :** - Quand **PAN liée au VHB, corticothérapie courte de 1 à 2 semaines** - Dans les **autres cas : durée des corticothérapies = 1 an** (bolus solumédrol IV puis 1 mg/kg *per os*) • **ENDOXAN® :** 0.6 g/m²/15jours pendant 1 mois, puis 1 x/3 semaines pendant 4 à 6 mois • Traitement d'entretien : Azathioprine ou méthotrexate • Traitement **anti-VHB si + : interféron α + lamivudine**

3	CRYOGLOBULINEMIE
DEFINITION	• **Définition :** - **IMMUNOGLOBULINES SERIQUES PRECIPITANT AU FROID MAIS SE REDISSOLVANT AU CHAUD** - Il en existe de 3 types : × **TYPE I : MONOCLONALE** × **TYPE II : MIXTE AVEC COMPOSANT MONOCLONALE** × **TYPE III : MIXTE POLYCLONALE** • **Complications :** - Les cryoglobulinémies peuvent se compliquer de manifestations de **VASCULARITE PAR DEPOTS DE COMPLEXES IMMUNS** - Anatomo-pathologie : atteinte des vaisseaux de petits calibres, infiltrat lymphocytaire périvasculaire • **Résultats :** - **Les cryoglobulines mixtes asymptomatiques** sont fréquentes au décours d'une stimulation antigénique (infections virales…) **transitoire, fréquentes, à taux minime < 0.1 g/L et souvent sans signification pathologique** - **Le principal facteur stimulant les cryoglobuline est le VHC** - **Risque d'émergence d'un LMNH de type B avéré** (cryo type II → clone B) : LBGC, lymphome du manteau

<table>
<tr><td>ETIOLOGIES</td><td colspan="3">• VHC :
– Principale cause des cryoglobulines (50-80%)
– Type : CRYO DE TYPE 2 le plus souvent
– Cryo retrouvée chez 50% des VHC répliquants (la cryo est le + souvent asymptomatique)
– Le traitement repose, en fonction de la gravité, sur l'association d'un TRAITEMENT ANTIVIRAL C et d'un traitement IMMUNOSUPPRESSEUR
– Autres manifestations extrahépatiques secondaires au VHC :
× Syndrome sec mais histologie différente du SGS
× Thyroïdite auto-immune (anti-TPO)
× Porphyrie cutanée tardive/dermatose bulleuse
• Syndrome lymphoprolifératifs = LNH, Waldenström, myélomes
• Maladies auto-immunes = SGS, LES, PR
• Infections = endocardites, Lyme, syphilis…
• Autres virus = VIH, VHB
• Gammapathies monoclonales
• Non déterminée = dites cryo « essentielles »</td></tr>
<tr><td rowspan="3">TYPE</td><td>1</td><td>CRYO MONOCLONALE

Souvent IgM monoclonale

Apparition rapide et symptomatique

Taux souvent élevés (1 à 30 g/L)</td><td>• IgM : BOM
– Maladie de Waldenström
– LLC
• IgG ou IgA : Myélogramme
– Myélome
– LMNH
– MGUS</td></tr>
<tr><td>2</td><td>CRYO MIXTE AVEC COMPOSANT MONOCLONAL

Souvent IgM (kappa) monoclonale IgG polyclonale
Taux faibles souvent ≈ 1 g/L</td><td>• VHC
• Waldenstrom/lymphomes
• MAI : SGS, LES
• Autres virus : VIH, VHB
• Idiopathique</td></tr>
<tr><td>3</td><td>CRYO MIXTE POLYCLONALE

Souvent IgM polyclonale
IgG polyclonale

Taux souvent bas (0.01 à 1 g/L)</td><td>• MAI : SGS, LES, PR …
• Infections
– Bactériennes : endocardite d'Osler, Lyme, syphilis, fièvre Q…
– Virales : EBV, CMV, VIH…
– parasitaire : toxo, palu, bilharziose…
– Fungiques
• SLP : LLC, lymphomes
• SMP : polyglobulie, splénomégalie myéloïde
• <u>Idiopathiques</u> : cryoglobulines mixtes symptomatiques</td></tr>
<tr><td>EXAMEN CLINIQUE</td><td colspan="3">• SIGNES GENERAUX : fièvre, asthénie
• ARTICULATIONS :
– Arthralgies d'origine auto-immune
– Arthropathie microcristalline par précipité cristallin avec signes systémiques
• FOIE : hépatopathies chroniques orientant vers l'étiologie virale C
• Œdèmes fréquents
• PEAU :
– Syndrome de Raynaud secondaire
– Livedo, urticaire
– Manifestations ischémiques = par précipitation intravasculaire (cryo type I ou II) : nécrose digitale
– Vascularite leucocytoclasique = purpura vasculaire déclive (membre inf > sup > tronc) respect de la face
• REIN : syndrome néphritique par glomérulonéphrite membrano-proliférative de type 1 (protéinurie, hématurie, HTA, insuffisance rénale, membrane en double contour en anapath)
• NERF : neuropathie périphérique mixte sensitive et motrice, plus souvent qu'une mononévrite multiple</td></tr>
</table>

EXAMENS COMPLEMENTAIRES	**CONDITIONS DE PRELEVEMENT**	• **Prélèvement et acheminement de l'échantillon** avec une température la plus proche de **37°C** • **Recherche des cryoglobulines** à intervalle régulier**, à 4°C,** jusqu'à 7 jours • Les **taux de précipitation** sont très **variables** (0.01 à 50 g/L) et **sans parallélisme entre le taux et la clinique** • Mesure **quantitative et qualitative** pour **quantifier** et **typer** la cryo
	EXAMENS BIOLOGIQUES	• **Hyperviscosité responsable d'anomalies fluctuantes :** hyperprotidémie, fausses hyperleucocytose et thrombocytose… • **Ig monoclonale ou polyclonales** selon le type de cryo • **« Complexes immuns circulants »** = type 2 et 3 = « cryo mixtes » • **Baisse du complément C4** alors que C3 et CH50 sont normaux (la remontée du C4 sera alors 1 des 1ers signes de contrôle de la maladie) • **Facteur rhumatoïde +** (sans anti-CCP), les FAN sont négatifs (sauf si MAI associée) • **Sérologie VHC +/- PCR et génotypage**
TRAITEMENT		• **PREVENTIF :** – **Protection contre le froid** – **Hydratation** • **TRAITEMENT DE LA CRYO = TRAITEMENT ETIOLOGIQUE :** – Traitement **VHC** (peg-INF + ribavirine) – Traitement **lymphoprolifération** (polychimiothérapie) – Traitement **maladie auto-immune** = corticoïdes/Endoxan® • **TRAITEMENT DANS LE CAS DU VHC :** – Formes **modérées :** × Traitement VHC (Peg-INF + ribavirine) – Formes **sévères :** × Ritux 4 perfusions 375 mg/m² × + Traitement VHC (Peg-INF + ribavirine) – Formes **« catastrophiques » :** × Echanges plasmatiques × Ritux 4 perfusions 375 mg/m² × Endoxan

4	PURPURA RHUMATOIDE
DEFINITION	• **VASCULARITE SYSTEMIQUE IMMUNOALLERGIQUE DE TYPE III DE GELL ET COOMBS (AVEC DEPOTS DE COMPLEXES IMMUNS CIRCULANTS)** • **Etiologie : inconnue** • Contexte : – Enfants de sexe **masculin** – **Avant 8 ans** – Période **hivernale** • **Facteurs déclenchants parfois retrouvés :** rhinopharyngite, vaccin, prise médicamenteuse • **Plus rarement : forme de l'adulte** (200 cas rapportés, mais TRES PROBABLEMENT sous-estimé)

CLINIQUE	**TRIADE CLASSIQUE = PURPURA + DOULEURS ABDOMINALES + ARTHRALGIES :** • **Purpura vasculaire déclive** (prédominant aux membres inférieurs), augmenté en orthostatisme, infiltré et en général pétéchial • **Douleurs abdominales** avec parfois diarrhée, vomissements • **Manifestations articulaires :** arthralgies ou arthrite des membres inférieurs, bilatérales et transitoires le plus souvent • Autres : possibilité de lésions urticariennes, d'œdèmes localisés notamment lombaires
EXAMENS COMPLEMENTAIRES	**A visée diagnostique :** • **Hémogramme :** normal, pas de thrombopénie • Aucun autre examen biologique n'est nécessaire pour affirmer le diagnostic • **Biopsie cutanée avec immunofluorescence** (non indispensable) : retrouve des **dépôts d'IgA** au niveau du derme, dans un tableau anatomopathologique **de vascularite leucocytoclasique** **A la recherche de complications :** • **Bandelette urinaire** • **Créatinine, urée, ionogramme, protéinurie des 24 h** • **Ponction-biopsie rénale :** – **Indications :** syndrome néphrotique impur, protéinurie supérieure à 1 g/j pendant plus de 1 mois, insuffisance rénale, hypertension artérielle et/ou hématurie macroscopique récidivante – **Résultat :** atteinte mésangiale avec dépôts d'IgA, glomérulonéphrite • **Echographie abdominale**
TRAITEMENTS	• **Tableau typique non compliqué :** traitement antalgique uniquement • **Hospitalisation nécessaire en cas** d'intolérance alimentaire, de douleur abdominale résistant au traitement et/ou de complications avec traitement symptomatique et instauration de corticoïdes ou d'immunosuppresseurs
EVOLUTION	• Par **poussées successives** de durée variable • Affection **en général BENIGNE ET DE REGRESSION SPONTANEE,** mais 10% des cas évoluent vers l'insuffisance rénale chronique • Une **SURVEILLANCE RAPPROCHEE** est nécessaire : examen clinique avec TA et BU 1 fois par semaine pendant 1 mois, puis 1 fois par mois pendant 1 an
COMPLICATIONS	• **Rénales :** elles conditionnent le pronostic. Il s'agit le plus souvent d'une **NEPHROPATHIE GLOMERULAIRE** avec protéinurie, HTA, syndrome néphrotique et insuffisance rénale • **Digestives :** hématome des parois, hématome pariétal intestinal, invagination **intestinale aiguë,** péritonite aiguë, **dénutrition** • Plus rarement : orchite, convulsions, encéphalite

SYNTHESE ET MOTS-CLES

- Purpura aigu = diagnostic en urgence d'une thrombopénie (signes hémorragiques associés), ou d'une infection (méningococcémie, gonococcémie, endocardite bactérienne).
- Chez l'enfant, argument de fréquence : purpura rhumatoïde, mais argument de gravité : méningococcémie.
- *Purpura fulminans* = antibiothérapie et réanimation urgente.
- Purpura vasculaire : purpura infiltré, polymorphe doit faire rechercher une atteinte viscérale associée dans le cadre d'une pathologie systémique.
- Trois pathologies systémiques : cryoglobulinémie, purpura rhumatoide, PAN

Conférences de consensus - Recommandations

ITEM 211

Année	Source	Titre
2010	HAS	Purpura thrombopénique immunologique de l'enfant et de l'adulte.

Sujets tombés à l'ECN

ITEM 211

Année	Contenu
2004	Dossier 9 : mononucléose infectieuse
2006	Dossier 8 : PTI sur lupus érythémateux disséminé
2008	Dossier 9 : contre-indication à la ponction lombaire

EOSINOPHILIE

Item 214 - UE 7

Chapitre 19

OBJECTIF ECN

- Argumenter les principales hypothèses diagnostiques devant une hyperéosinophilie et demander les examens complémentaires les plus pertinents.

MOTS-CLES

- **PNEo > 500/mm^3**
- **Parasitoses digestives**
- **Causes immuno-allergiques**
- **DRESS**
- **Syndrome hyperéosinophilique « idiopathique » (> 1.500/mm^3 sur plus de 6 mois)**

Pour mieux comprendre

- Rôle majeur de **l'interleukine 5** dans la différenciation et la maturation médullaire du polynucléaire éosinophile. L'éosinophile présente une répartition essentiellement tissulaire, avec une population majoritaire dans la muqueuse intestinale. Il joue un rôle dans la défense antiparasitaire, ainsi que dans les réactions immuno-allergiques.
- Toxicité majeure des éosinophiles par effet cytotoxique direct lié à la libération, au contact de la cellule à détruire, des nombreuses protéines contenues dans le polynucléaire éosinophile (major basic protein, neurotoxine, protéine cationique de l'éosinophile).
- Hyperéosinophilie chronique (supérieure à 6 mois) : cytotoxicité sur l'ensemble des organes, dont notamment l'atteinte cardiaque (fibrose endocardique).
- Parmi les parasitoses, seules les helminthoses (vers) provoquent des hyperéosinophilies, et surtout pour les parasitoses avec migration tissulaire (filarioses, anguillulose, bilharzioses, distomatoses, toxocarose). Le taux varie dans le temps (latence suivie d'une ascension rapide, taux maximal, puis décroissance lente) et peut subir une réascension lors d'une réinfestation (l'anguillulose), ou lors d'une thérapeutique antiparasitaire par libération massive d'antigènes.

ITEM 214

A INTRODUCTION

L'hyperéosinophilie est définie par la présence de plus de 500/mm^3 polynucléaires éosinophiles circulants, contrôlée à au moins 2 reprises. Les étiologies sont nombreuses, mais dominées par les causes allergiques et les parasitoses.

B POUR COMPRENDRE : RAPPELS GENERAUX

1	GENERALITES
DEFINITION	• L'éosinophilie **se définit** par : – **PRESENCE DE PLUS DE 500 POLYNUCLEAIRES EOSINOPHILES CIRCULANTS PAR MM^3** – **CONSTATEE SUR PLUSIEURS NUMERATIONS SUCCESSIVES** • Le pourcentage de polynucléaires éosinophiles dans la numération formule sanguine n'a aucun intérêt et ne doit pas être utilisé pour définir l'éosinophilie : **UTILISER LA VALEUR ABSOLUE**
PHYSIOPATHOLOGIE	• Les polynucléaires éosinophiles sont produits sous la dépendance de facteurs synthétisés par les **lymphocytes T CD4** et les PNE eux-mêmes : IL-5, IL-3, GM-CSF • Les polynucléaires éosinophiles ont diverses fonctions : – Effets **bénéfiques :** × Défense **antiparasitaire** × Contrôle de l'hypersensibilité immédiate : rôle dans les **allergies** – Effets **néfastes :** × **Cytotoxiques** pour les récepteurs de surface × Toxicité cardiaque, hépatique, rénale et sur le système nerveux
EXAMENS COMPLEMENTAIRES DE 1ère INTENTION	• **Frottis sanguin** • Bilan hépatique et rénal • Bilan inflammatoire : **CRP (syndrome inflammatoire), électrophorèse des protides sériques** • **NFS répétées :** profil évolutif de l'éosinophilie (courbe de Lavier) • **Examens parasitologiques des selles répétés,** sérologies parasitaires adaptées (le plus fréquemment, toxocarose en cas d'absence de voyages tropicaux) • **IgE TOTALES** (très augmentées dans le cas des parasitoses) • **BILAN AUTO-IMMUN** orienté par le contexte (FAN – ANCA) • Sérologies VIH, VHC, HTLV1/2

2	S'ORIENTER DEVANT UNE HYPEREOSINOPHILIE
INTERROGATOIRE	• **Antécédents** personnels et familiaux, notamment allergiques et néoplasiques • **Mode de vie :** toxiques, **voyages** (parasitose tropicale ?), alimentation, hygiène, animaux, profession • **Traitements** en cours • Mode de découverte de l'éosinophilie et **SIGNES ASSOCIES**
EXAMEN CLINIQUE	• **SIGNES GENERAUX** • Recherche de **signes d'insuffisance médullaire** et de **SYNDROME TUMORAL** avec palpation de toutes les aires ganglionnaires • Recherche de signes d'**AUTO-IMMUNITE** • Recherche de signes faisant évoquer une **parasitose (signes digestifs, toux, signes cutanées…)** • Examen **cutané :** signes d'allergie, éruption cutanée • Recherche de **complications induites par l'éosinophilie**

ETIOLOGIES (par ordre de fréquence)	• **ALLERGIQUE +++** : recherche à l'interrogatoire, bilan allergologique orienté par l'interrogatoire (cf chapitre correspondant) • **Parasitaire (helminthiases) :** la plupart des parasitoses en phase d'infestation induisent une hyperéosinophilie ; en phase chronique, les parasitoses digestives (helminthes) sont les principaux parasites impliqués. La recherche sérologique doit être orientée par les voyages en pays étranger, par la clinique. Un **TRAITEMENT ANTI PARASITAIRE D'EPREUVE** (Ivermectine 4cp prise unique + Albendazole 400mg pendant 3 jours) peut être utile en cas de sérologie négative. • **Médicamenteuse ou toxique** : tout médicaments peut donner une hyperéosinophilie. Une enquête pharmacologique poussée ainsi que l'arrêt de certains médicaments non indispensables doit être réalisée. • **MALADIES SYSTEMIQUES ET AUTO-IMMUNES :** les principales causes sont les vascularites systémiques des petits et moyens vaisseaux (Churg et Strauss, Wegener, PAN) et les maladies auto-immunes (Lupus, SGS…) • **Hémopathies et cancers :** les hémopathies malignes sont très pourvoyeuses d'hyperéosinophilie, dans le cadre d'un syndrome myéloprolifératif ou lymphoprolifératif. Des mutations et des gènes de fusion ont été décrits, à l'origine d'une prolifération éosinophilique incontrôlée. • **Syndrome hyperéosinophilique idiopathique** (« syndrome de Chusid ») • Pathologies beaucoup plus rare : maladie de Whipple, déficits immunitaires (Wiskott Aldrich, syndrome de Job), radiothérapie, splénectomie, maladie d'Addison

ITEM 214

C HYPEREOSINOPHILIE ET MEDECINE INTERNE

1	ALLERGIE
CONTEXTE	• **Hyperéosinophilie MODEREE < 1.5 G/L** • **CONTEXTE EVOCATEUR,** avec des signes cliniques d'allergie • C'est la **cause la plus fréquente** d'éosinophilie dans les pays développés • Souvent secondaire devant un asthme, un eczéma atopique…
TYPES D'ALLERGIES	• **ASTHME** • **Rhinites** et sinusites allergiques • **Syndrome de Widal** (asthme, allergie AINS, polypose nasale) • **Pneumopathie d'hypersensibilité, aspergillose** (toux, moules bronchiques, IgE augmentées, images en doigt de gant au scanner thoracique) • Trachéobronchite spasmodique • Affections **CUTANEO-MUQUEUSES : eczéma, urticaire, angio-œdème…** • **Allergies médicamenteuses**
DIAGNOSTIC	• **IgE totales ou spécifiques** • **Prick tests** • **CONSULTATION ALLERGOLOGIQUE**

2	MALADIES SYSTEMIQUES ET AUTO-IMMUNES (cf. chapitres concernés)
MALADIES SYSTEMIQUES	• **Vascularites :** – Angéite de Churg et Strauss : asthme sévère, signes systémiques, pANCA + – Wegener : sinusite, atteinte pulmonaire et rénale, c ANCA + • **Fasciite à éosinophiles** (M de Shulman) • **Autres vascularites (PAN) et connectivites :** LES, PR, Behçet, polymyosite, dematomyosite • **Sarcoïdose** • **Maladie des emboles de cholestérol :** homme, artériosclérose, facteur emboliques récents par chirurgie ou cathétérisme, signes cutanés distaux essentiellement des orteils, neuropathie, insuffisance rénale…
MALADIE VISCERALE A EOSINOPHILES	• **Cutanée :** pemphigoïde bulleuse, dermatite herpétiforme • **Digestive :** MICI, gastro-entérite à éosinophiles (ascite riche en éosinophile, sub-occlusion) • **Pulmonaire :** maladie de Carrington (PID chronique à éosinophile), aspergillose

3	APARTE SUR LES AUTRES CAUSES
MEDICAMENTEUSE OU TOXIQUE	**Allergie médicamenteuse :** • Antibiotiques, anti-épileptiques (carbamazépine, phénitoïne, phénobarbital), phénothiazine, allopurinol, AINS et aspirine, tricycliques (imipramine), L-dopa, iode, héparine, amphotéricine B, disulone, sels d'or, L-tryptophane (myalgies) **DRESS SYNDROME :** • Définition : – **Drug Rash with Eosinophilia ant Systemic Symptoms** – Apparition entre **2 et 8 semaines après** le début du traitement en cours – Type de traitements en cause : **anticonvulsivants (phénobarbital, carbamazépine, phénytoïne), sulfamides** • Clinique : **éruption morbilliforme du tronc et du visage, associée à une cytolyse hépatique et parfois une pneumopathie interstitielle** • Paraclinique : hyperéosinophilie élévée • Traitement : – **ARRET IMMEDIAT DU TRAITEMENT** – **SIGNALEMENT A LA PHARMACOVIGILANCE**
HEMOPATHIES ET CANCERS	• **Hémopathies : MALADIE DE HODGKIN,** lymphomes T dont le mycosis fongoïde, syndromes myéloprolifératifs plus rarement • **Tumeurs solides :** sein, digestifs dont hépatique, bronchopulmonaire
SYNDROME HYPER EOSINOPHILIQUE IDIOPATHIQUE	**= SYNDROME DE CHUSID** • Pathologie touchant surtout l'**homme jeune**, d'évolution **chronique** et de **cause inconnue, DEFINIE PAR UN TAUX DE POLYNUCLEAIRES EOSINOPHILES > 1.500/MM^3 PENDANT PLUS DE 6 MOIS SANS ETIOLOGIE RETROUVEE** • Les manifestations cliniques sont dues aux lésions tissulaires provoquées par les polynucléaires éosinophiles : – Signes généraux : fièvre, altération de l'état général… – Atteinte cardiaque : dyspnée, souffle systolique, HTA, insuffisance cardiaque… – Polyadénopathies et hépatosplénomégalie – Troubles neurologiques : neuropathies périphériques, AVC, épilepsie…

SYNTHESE ET MOTS-CLES

- Définition de l'hyperéosinophilie : > 500 PNEo/mm^3.
- Etiologie : allergiques, maladies systémiques et auto-immunes (syndrome de Churg et Strauss), médicamenteuses (DRESS…), toxiques, parasitaires (helminthiases), hémopathies et cancers.
- Syndrome hyperéosinophilique idiopathique : taux de PNEo > 1500/mm^3 sur plus de 6 mois.
- Ne pas faire des sérologies parasitaires / Privilégier un traitement anti parasitaire d'épreuve en l'absence d'orientation diagnostique.

Conférences de consensus - Recommandations

ITEM 214

Année	Source	Titre
		Pas de conférence de consensus

Sujets tombés à l'ECN

ITEM 214

Année	Contenu
	Jamais tombé aux ECN

Notes personnelles

Item 217 - UE 7

AMYLOSE

Chapitre 20

OBJECTIF ECN

- **Diagnostiquer une amylose de type AA ou AL**
- **Citer les principaux organes pouvant être impliqués dans le développement de l'amylose**

MOTS-CLES

- **Amylose inflammatoire**
- **Chaines légères**
- **Dépôts amyloïdes**
- **Atteinte de tous les organes sauf SNC**
- **Traitement hématologique**

Pour mieux comprendre

- L'amyloïdogénèse = mauvais repliement des protéines natives des précurseurs amyloïdes
- Auto-agrégation de ces précurseurs sur un mode ordonnée pour former des fibrilles avec une structure en feuillets béta caractéristiques antiparallèles
- TOUTES les fibrilles amyloïdes partagent des ultrastructures semblables et des propriétés identiques, malgré l'hétérogénéité des protéines précurseurs d'amylose
- Insolubles dans des solutions physiologiques, résistantes à la protéolyse
- Lumière polarisée : biréfringence pathognomonique vert pomme
- Lient le colorant Rouge Congo
- Ces dépôts amyloïdes surviennent au cours de 2 circonstances particulières : taux élevé et prolongé d'une protéine structurellement normale (protéine SAA de l'inflammation chronique, B2-microglobuline de l'insuffisant rénale chronique en dialyse) OU (et) présence d'une protéine anormale avec des propriétés amyloïdogènes (chaines légères d'immunoglobulines)

ITEM 217

A INTRODUCTION

L'amylose se caractérise par une atteinte systémique de plusieurs organes, ce qui en fait une pathologie pour les internistes. Du fait de l'incidence croissante et d'une meilleure connaissance, l'item 217 a été rajouté au programme de l'ECN. Le diagnostic et les conséquences de l'amylose sont à connaitre, contrairement au traitement qui reste une affaire de spécialiste.

B POUR COMPRENDRE : RAPPELS GENERAUX

1	GENERALITES
DEFINITION	• Dépôts de substances amyloïdes au sein de plusieurs organes, provoquant son dysfonctionnement • Il existe des **AMYLOSES LOCALISEES** (atteinte unique d'un organe) • Les **atteintes SYSTEMIQUES** (> 2 organes) nécessitent un bilan étiologique ET PRONOSTIC complet • Différents types d'amylose, **EN FONCTION DU TYPE DE PROTEINE AMYLOIDOGENE IMPLIQUEE** : - **AMYLOSE AA** : protéine SAA (inflammation chronique) - **AMYLOSE AL** : chaines légères d'Ig (Myélome, MGUS…) - **AMYLOSE SENILE, AMYLOSE GENETIQUE (transthyrétine)**… : hors programme
DIAGNOSTIC HISTOLOGIQUE	• Identique pour tous les types d'amylose • Coloration rouge Congo • **BIOPSIE ORIENTEE VERS UN ORGANE DEFAILLANT** • **ZONE LA PLUS ACCESSIBLE** +++, voire site de prélèvements systématique • **DIAGNOSTIC HISTOLOGIQUE OBLOGATOIRE en précisant la coloration sur le bon d'anapath** • **Privilégier la biopsie cutanée > BGSA > biopsie rectale > graisse péri-ombilicale > organes profonds atteints** (cf ci-dessous)
CARACTERISATION DU TYPE D'AMYLOSE	• **INDISPENSABLE POUR LE TRAITEMENT** • Différencie Amylose AA / AL / Génétique… • Coloration au permanganate de potassium : différencie amylose AA et AL • **IMMUNO HISTOCHIMIE** : fixation sur les dépôts amyloïdes d'anticorps dirigés contre la majorité des protéines amyloïdes connues • **Ex** : ac anti protéine AA, TTR, chaines légères d'Ig kappa et lambda

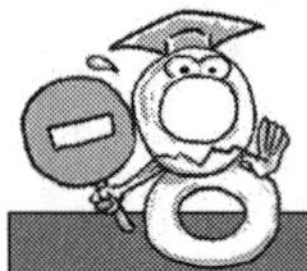

Pour aller plus loin

	BIOPSIES ET SENSIBILITE
BIOPSIE RECTALE	• Rectoscopie • BIOPSIE PROFONDE : emportant la SOUS-MUQUEUSE • Technique ancienne, mais peut être utile en 2eme intention • SENSIBILITE : 75-80%
BIOPSIE GRAISSE PERI OMBILICALE	• Se : 55-75% • Mais technique variable, peu reproductible
BGSA	• **Biopsie des Glandes Salivaires Accessoires** • Examen simple, rapide et peu couteux • Se : 85-90% • **A PRIVILEGIER +++** • **Emporter deux glandes salivaires accessoires pour anapath**

AUTRES SITES	• ADAPTE AU BILAN ET A L'ATTEINTE D'ORGANE • **Biopsie rénale** : sensibilité excellente si protéinurie > 0.5 g/l ou hausse de la créatinine • **Biopsie hépatique :** si cytolyse et surtout cholestase+++ • **Biopsie endomyocardique :** en cas d'atteinte cardiaque • **Biopsie neuromusculaire :** en cas de signes neurologiques, mais avec un risque de séquelles dysesthésiques • **BOM :** amylose médullaire dans 50-60% des cas

2	BILAN D'EXTENSION
GENERALITES	• **Après avoir établi le diagnostic d'amylose (cf diagnostic histologique)** • **EXAMENS COMPLEMENTAIRES SYSTEMATIQUES** • + certains orientés en fonction du contexte clinique
REIN	• **Protéinurie (échantillon ou sur 24 heures)** • **Créatinine** • **Echographie rénale** • Si point d'appel clinique : écho doppler des veines rénales
COEUR	• **Radiographie pulmonaire** • **ECG (microvoltage diffus)** • **Echocardiographie+++ : technique la plus performante pour le diagnostic d'amylose cardiaque :** - Epaisseur du septum en diastole - Mesure de la FEVG - Doppler à la recherche d'un dysfonctionnement diastolique → **myocardiopathie restrictive avec hypertrophie ventriculaire concentriques ; absence de valvulopathies, d'HTA** → **ASPECT GRANITE DIFFUS ET BRILLANT DU MYOCARDE** • **Nt pro-BNP et/ou BNP, troponine** • En cas d'anomalies : holter 24 heures, voire scintigraphie myocardiaque
TUBE DIGESTIF	• **EPS** • SI doute : fibroscopies digestives et manométrie oesophagienne • **Foie : bilan hépatique** +/- échographie • **RATE : NFS, échographie splénique,** recherche de corps de Jolly (frottis sanguin)
NERF	• **PAS D'ATTEINTE DU SNC DANS L'AMYLOSE** • **En cas de signes cliniques d'atteinte du SNP : EMG** • **Atteinte sensitive prédominante +/- dysautonomie +/- motrice**
POUMON	• **Radiographie pulmonaire** • Si signes cliniques : GDS, scanner thoracique et fibroscopie bronchique
ENDOCRINOLOGIE	• **TSH** • **Cortisol à 8h** • Exploration des autres axes en fonction de la clinique et des examens biologiques standards
OEIL	• **Examen ophtalmologique avec FO** • Examen à la lampe à fente
HEMOSTASE	• **TP** • **TCA** • **Fibrinogène**

CORPS ENTIER	• **Scintigraphie au SAP radio marqué** • Détection des dépôts amyloïdes in vivo dans l'ensemble du corps • Permet de déterminer la quantité de la masse amyloide présente dans les viscères • Sensibilité proche de 95% • **Mais encore peu accessible et cher (un seul centre pour l'instant)**

C AMYLOSE AA

1	PRESENTATION CLINIQUE
GENERALITES	• **ACCUMULATION DE PROTEINES SAA** • Peut compliquer toutes les situations inflammatoires chroniques prolongées (MAI, vascularites, infections chroniques…) • Taux médian de SAA < 5 mg/l (sujet sain) • Si pathologie chronique : SAA > 2000mg/l (influence des cytokines pro-inflammatoires sur la synthèse hépatique)
REIN	• FREQUENTE : 97% • Protéinurie > 0.5g/24 ou créatinine > 130 microM ou les deux • Syndrome néphritique puis insuffisance rénale chronique • Hémodialyse à 5-10 ans du diagnostic • **PRESENTATION CLINIQUE PRINCIPALE VOIRE UNIQUE** • **AMYLOSE A RECHERCHER CHEZ TOUT PATIENT PROTEINURIQUE PORTEUR D'UNE MALADIE INFLAMMATOIRE CHRONIQUE**
FOIE	• Hépatomégalie : 10% • ELEVATION DES PAL >1.5N • Cytolyse, insuffisance hépato cellulaire rare
COEUR	• RARE dans l'amylose AA, contrairement à l'amylose AL • Défaillance cardiaque droite avec OMI
AUTRES	• DIGESTIF : diarrhées, constipation, malabsorption • THYROIDE : goitre euthyroidien • …
DIAGNOSTIC DIFFERENTIEL	• **AMYLOSE AL +++** - différence épidémiologique : patient plus agé, à prédominance masculine (60%) **- Atteinte cardiaque et SNP prépondérante dans l'amylose AL, alors que le rein et le foie prédomine dans l'amylose AA** - Généralement atteinte plus systémique - Présence d'un pic monoclonal ! • Autres pathologie restrictive (HTA…) ou glycogénoses…

2	ETIOLOGIES
MALADIES INFLAMMATOIRES	• **Maladie de Still** • Spondylarthrite ankylosante • Arthrite Juvénile Idiopathique • Syndrome de Reiter, rhumatisme psoriasique • **PR,** goutte • **Vascularite systémique : Maladie de BEHCET, Horton, PAN, PPR, LES, Takayasu** • **MICI**
INFECTIONS CHONIQUES	• Bronchectasies • Endocardite bactérienne subaiguë/chronique • Ulcères cutanées chroniques • Tuberculose, Whipple...
MALADIES AUTO INFLAMMATOIRES	• Fièvre Méditerranéenne Familiale • CAPS, Sd hyper IgD...
NEOPLASIES	• **TOUTES LES TUMEURS SOLIDES** • **HEMOPATHIES**
AUTRES	• SAPHO, sarcoidose, histiocytoses... • **TOUS SYNDROMES INFLAMMATOIRES CHRONIQUES**

3	TRAITEMENTS
REDUIRE LA PRODUCTION DE SAA	• **Traitement de la pathologie inflammatoire initiale** • TRAITEMENT ANTI-INFLAMMATOIRE ET ANTI-CYTOKINIQUE • OBJECTIF : taux de SAA < 10mg/L • Entraine une régression des dépots amyloides et l'amélioration de la survie • **Colchicine dans la maladie périodique** • **ANTI IL1 (anakinra) : Maladies auto-inflammatoires** • **ANTI IL6 (tocilizumab) :** amélioration fonction rénale et digestive
AUTRES TRAITEMENTS	• **PAS DE TRAITEMENT CURATEUR** • Traitement uniquement étiologique et symptomatique • PLUSIEURS MOLECULES EN COURS DE RECHERCHE • **TRAITEMENT DE REFERENCE : TRAITER LA PATHOLOGIE SOUS-JACENTE, en mesurant la SAA** • Utiliser de préférence la COLCHICINE/ANAKINRA/TOCILIZUMAB...
INHIBER LA FIBRILLOGENESE	• Analogue de la N-AcétylGlucosamine bloque le maintien de la formation conformationnelle associée à l'amyloidogénèse • EPRODISATE • Phase II/III
AUGMENTER LA CLAIRANCE DES DEPOTS AMYLOIDES	• Développement d'anticorps anti amyloides • Phase I
REGRESSION DES DEPOTS AMYLOIDES	• **Cibler la SAP** • Molécule inhibant la fixation du composant SAP aux fibrilles amyloides • Phase I/II

D AMYLOSE AL

1	PRESENTATION CLINIQUE
GENERALITES	• **PROCHE DE L'AMYLOSE AA** • **REPRESENTE 75-80% DES AMYLOSES EN FRANCE** • **PRESENCE D'UN PIC MONOCLONAL (chaines lourdes ou cjaines légères à rechercher) TOUJOURS PRESENT** • **ASSOCIATION à une prolifération plasmocytaire occulte OU à un MYELOME MULTIPLE** • **FREQUENCE DE L'ATTEINTE D'ORGANE DIFFERE DE L'AMYLOSE AA** • **TRAITEMENT DIFFERENTS**
REIN	• ¾ des patients • Protéinurie > 0.5g/24 ou créatinine > 130 microM ou les deux • Syndrome néphritique puis insuffisance rénale chronique • MOINS FREQUENT QUE L'AMYLOSE AA
FOIE	• Hépatomégalie : 30% • ELEVATION DES PAL >1.5N • Cytolyse, insuffisance hépato cellulaire rare
COEUR	• EXTREMEMENT FREQUENTE dans l'amylose AL, contrairement à l'amylose AA • Défaillance cardiaque droite avec OMI • 60% des patients, pouvant fréquemment être un **mode de diagnostic de l'amylose AL**
AUTRES	• DIGESTIF : diarrhées, constipation, malabsorption • SNP : **polyneuropathies sensitives distales (en gant et en chaussette), neuropathies des petites fibres avec hyperesthésies et douleurs distales symétriques, syndrome du canal carpien...** • **PEAU ET MUQUEUSES :** macroglossie, purpura périorbitaire... • **SN AUTONOME** : dysautonomie fréquente (20-30%) avec hypoTA orthostatique, sueurs, malaises...

2	TRAITEMENTS
GENERALITES	• **Traitement de la prolifération PLASMOCYTAIRE** • **En cas de MYELOME : polychimiothérapies intensives, voire auto-greffe de moelle** • En l'absence de myélome : **MELPHALAN + PREDNISONE** • **Plusieurs molécules en cours d'évaluation : VELCADE+++** • **A l'extrême : TRANSPLANTATION D'ORGANES (cœur surtout, voire rein** mais risque de récidives**)**
EVALUATION DU TRAITEMENT	• **EN CAS DE REPONSE HEMATOLOGIQUE = REPONSE AU PLAN DE L'AMYLOSE** • **Règle des 1/3** : 1/3 de bons répondeurs, 1/3 de réponses partielles, 1/3 de non répondeurs • **Médiane de survie au diagnostic : 3 ans** • **Facteur pronostic majeur : nombre d'organes atteints, albumine sérique (nutrition), BNP**

E AUTRE TYPE D'AMYLOSES

	AMYLOSES RARES
AMYLOSE DES HEMODIALYSES	• Accumulation de la protéine béta2-microglobuline • Uniquement chez l'insuffisant rénal chronique • Evolution depuis plusieurs années
AMYLOSES HEREDITAIRES	• **Nombreuses protéines impliqués** • Anomalies de configuration de la protéine acquérant des propriétés amyloïdogène • **TRANSTHYRETINE** • Apolipoprotéine A1 • Chaine alpha du fibrinogène • Gelsoline • Et de nombreuses autres, reconnaissable grâce à l'utilisation d'anticorps mono/poly clonaux (immunohistochimie)
AMYLOSES LOCALISEES	• **Amylose cutanée primitive** • **Amylose nodulaire localisée** • **Amylose réactionnelle des dermatoses** • **Amylose d'organe isolé (rein, glandes…)**

SYNTHESE ET MOTS-CLES

SYNTHESE

- Amylose : accumulation/dépôts de protéines non solubles
- Pathologie compliquant une pathologie systémique (AA) ou une Ig monoclonale (AL)
- Atteinte d'organes typique et quasi-pathognomonique (cœur, rein, peau…)
- Traitement étiologique +++
- Y penser en cas d'atteinte rénale dans une maladie systémique controlée

Conférences de consensus - Recommandations

ITEM 217

Année	Source	Titre
		Pas de conférence de consensus

Sujets tombés à l'ECN

ITEM 217

Année	Contenu
	Nouvel item de l'ECN : jamais tombé

Notes personnelles

PATHOLOGIE DES GLANDES SALIVAIRES

Item 88 - UE 4

Chapitre 21

CHAPITRE TRANSVERSALITE

OBJECTIF TRANSVERSALITE ECN

- Ce chapitre est à traiter dans votre livre de spécialité concerné afin de conserver votre mémoire visuelle.
- Cependant, s'identifiant comme question transversale, cet item sera traité et ne concernera uniquement que la partie médecine interne.

MOTS-CLES

- **Syndrome sec**
- **Syndrome de Gougerot-Sjögren**
- **Test de Schirmer**
- **Biopsie des glandes salivaires accessoires (BGSA)**

Pour mieux comprendre

- L'étiologie du syndrome de Gougerot-Sjögren n'est actuellement pas connue. L'hypothèse la plus probable fait intervenir une infection par un virus sialotrope, survenant sur un terrain génétique prédisposé. Si plusieurs virus ont été suspectés, le rôle direct d'aucun d'entre eux n'a pu être démontré.
- De plus, les syndromes secs observés au cours de l'infection par le VIH ou associés au virus de l'hépatite C n'ont pas les mêmes caractéristiques que celles du SGS, mais doivent être systématiquement recherchés.

ITEM 88

A INTRODUCTION

Le syndrome de Gougerot-Sjögren (SGS) est une affection inflammatoire chronique caractérisée par une sécheresse oculaire et buccale définissant le syndrome sec. Le syndrome sec peut être associé à l'atteinte de différents organes. Sur le plan histopathologique, le syndrome de Sjögren se caractérise par une infiltration lymphoplasmocytaire des glandes salivaires.

Le SGS peut être primitif ou secondaire (associée à la polyarthrite rhumatoïde, la sclérodermie ou la polymyosite). La complication la plus redoutable du syndrome de Sjögren est la survenue d'un syndrome lymphoprolifératif.

ITEM 88

B HYPERTROPHIE DES GLANDES SALIVAIRES

Toute hypertrophie chronique des glandes salivaires doit faire rechercher une étiologie dont certaines pathologies inflammatoires et infiltratives.	
ENDOCRINOPATHIES	• Diabète • Syndrome de Cushing • Ménopause

INFECTIEUSES	• Tuberculose • Mycobactéries atypiques • Maladie des griffes du chat • Syphilis • HCV, HBV, VIH
MALADIES DE SYSTEME	• **SYNDROME DE GOUGEROT-SJOGREN** • **SARCOIDOSE :** syndrome d'Heerfordt réunissant **parotidite** bilatérale, uvéite bilatérale et paralysie faciale • **SYNDROME DE MIKULICZ** (panadénite associée à une sarcoïdose, un lymphome…)
METABOLIQUES	• Cirrhose éthylique • Goutte
IDIOPATHIQUES OU ESSENTIELLES	• Formes familiales
TOXIQUES	• Ethylisme chronique • Saturnisme, mercure, bismuth
IATROGENES	• Antidépresseurs, neuroleptiques, atropiniques, opiacés, phénylbutazone
NUTRITIONNELLES	• Gros mangeur de pain (amidon) • Anorexie mentale • Cachexie et malnutrition • Jeun

ITEM 88

C SYNDROME SEC

DEFINITION	**Syndrome sec buccal = XEROSTOMIE** • **Hyposialie : diminution de sécrétion de salive** • **Asialie : absence totale de salive**
ETIOLOGIES	**Hyposialies :** • **Médicaments et toxiques (80%) :** notamment les anticholinergiques - benzodiazépines, neuroleptiques, antidépresseurs, antihistaminiques H1, diurétiques, anti-émétiques, antiparkinsoniens, anti-vertigineux, antihypertenseurs centraux (clonidine), β-bloquants (métoprolol), inhibiteurs calciques (diltiazem) • Tabac, stupéfiants • Radiothérapie cervico-faciale (hyposialie définitive) • **PATHOLOGIES SYSTEMIQUES : SYNDROME DE GOUGEROT-SJOGREN ET AUTRES CONNECTIVITES, SARCOIDOSE, AMYLOSE…** • **Infections :** VIH, hépatite C • Pathologies générales : HTA, diabète • **Neurologiques :** tumeurs cérébrales, maladie d'Alzheimer, neuropathie ganglionnaire • **Physiologiques :** personne âgée, nourrisson, états anxio-dépressifs sévères, déshydratation, ménopause **Pathologies muqueuses de la cavité buccale :** • Déficit en vitamines A, B2, B3, B12, fer (syndrome de Plummer-Vinson), calcium • Lichen plan buccal, stomatites, mycoses buccales
DIAGNOSTIC CLINIQUE	**Clinique :** • Muqueuse orale érythémateuse • Fissures • Ulcérations • Perlèches aux commissures • Langue adhérente et dépapillée • La pression des glandes ne permet d'extraire que peu de salive

	Conséquences : • Dépôts de plaque dentaire • Caries multiples et profuses • Candidose • Halitose **Test au sucre :** • Temps de fonte d'un morceau de sucre > 5 min (rarement fait)
EXAMENS COMPLEMENTAIRES	**SYNDROME SEC = DIAGNOSTIC CLINIQUE :** • Rarement : mesure du pH et du débit salivaire, scintigraphie et sialographie • **BILAN ETIOLOGIQUE : BIOPSIE DES GLANDES SALIVAIRES ACCESSOIRES (BGSA), BILAN AUTO-IMMUN, INFECTIEUX…** • **Systématique** (sauf si cause médicamenteuse évidente) : ACAN, sérologie VIH, hépatite C et B, NFS-plaquettes, bilan hépatique, CRP, ionogramme plasmatique avec glycémie veineuse. • **Autres examens en fonction du contexte** • **BGSA :** permet la recherche de SGS (infiltrat lymphocytaire avec score de Chisholm>3), de sarcoïdose (visualisation de granulomes), d'amylose (dépôts amyloïdes colorés au rouge congo)
TRAITEMENT	**TRAITEMENT ETIOLOGIQUE :** • Arrêt du médicament responsable **Traitement des symptômes :** • Hydratation par boissons fréquentes • Traitement substitutif par pulvérisation endo-buccale de salive artificielle (Artisial®) • Stimuler la sécrétion en « mâchant du chewing-gum sans sucre ou en suçant un bonbon acidulé sans sucre » • Traitement sialogogue (ex. : Sulfarlem®) **Prévention des foyers infectieux et de la candidose buccale :** • Hygiène buccale stricte • Soins fluorés après chaque repas • Bains de bouche antiseptiques pluriquotidiens • Gel oral ou inhalateur de Chlorhexidine • Arrêt de l'alcool et du tabac • Arrêt des sucres et autres conseils alimentaires

ITEM 88

D SYNDROME DE GOUJEROT-SJOGREN

DEFINITION	• **EXOCRINOPATHIE AUTO-IMMUNE** • Connectivite **fréquente** • **Sex-ratio :** 9 ♀/1 ♂ • Etiologies : – **PRIMAIRE** – **SECONDAIRE :** × **POLYARTHRITE RHUMATOIDE** × **LUPUS ERYTHEMATEUX DISSEMINE** × **SCLERODERMIE** × **Connectivite mixte** (syndrome de Sharp) × Cirrhose biliaire primitive × Polymyosite × Vascularites × Thyroïdite auto-immune × Hépatite chronique active × Cryoglobulinémie mixte

<table>
<tr><td>CLINIQUE</td><td>
SYNDROME SEC :
• OPHTALMOLOGIQUE = xérophtalmie : kérato-conjonctivite sèche explorée par :
– Test de Schirmer : bandelettes, pathologique si < 5 mm humecté en 5 minutes
– Breack up time : temps de rupture du film lacrymal après instillation de collyre à la fluorescéine, pathologique si < 10 sec
– Vert de Lissamine : colorant peu utilisé
• BUCCAL = XEROSTOMIE :
– Tuméfaction des glandes salivaires
– Langue dépapillée ou fissurée
– Syndrome de MIKULICZ : atteinte des parotides, des sous-maxillaires et des glandes lacrymales
• Génital
• Cutané
• Voies aériennes = xérorhinie : toux sèche, trachéites récidivantes
SYMPTOMES EXTRA GLANDULAIRES :
• ARTHRALGIES : non destructrices et sensibles aux AINS
• ASTHENIE : majeure, difficilement quantifiable
• Phénomène de RAYNAUD : CRYOGLOBULINE à rechercher
• Vascularite cutanée : purpura hypergammaglobulinémique de Waldenström
• ADENOPATHIES et SPLENOMEGALIE : attention à la TRANSFORMATION LYMPHOIDE +++
• Atteinte pulmonaire :
– Pneumonie lymphocytaire interstitielle : syndrome restrictif d'aggravation rapide, infiltrat bilatéral prédominant aux bases, alvéolite lymphocytaire, en général cortico-sensible
– Fibrose pulmonaire interstitielle diffuse : images réticulo-nodulaires, alvéolite à PNN, peu cortico-sensible
• Atteinte neurologique :
– SNP : polyneuropathie axonale symétrique sensitivomotrice ou sensitive pure (tableau de Denny-Brown), mononévrite multiple
– SNC :
× Myélite, comitialité, syndrome extrapyramidal, méningite aseptique
× Fonctions supérieures, troubles psychiatriques
• Néphropathie : acidose tubulaire distale, hypokaliémie et néphrocalcinose
</td></tr>
<tr><td>EXAMENS COMPLEMENTAIRES</td><td>
Biologie :
• Hypergammaglobulinémie polyclonale ou pic monoclonal associé
• CRP normale (VS élevée si hypergamma)
• ANTICORPS SPECIFIQUES MAIS INCONSTANTS :
– ANTI-SSA = SOUVENT ASSOCIE AU LUPUS, RISQUE DE BAV CONGENITAL
– ANTI-SSB = ASSEZ SPECIFIQUE DU SGS PRIMITIF
– Sensibilité : 60-70%, 30-40% des SGS primitifs sont séronégatifs
• Facteur rhumatoïde +
• Cryoglobulinémie à rechercher

Biopsie des glandes salivaires accessoires :
• Classification de CHISHOLM où seuls les stades III et IV sont spécifiques (présence de foyers d'infiltration lymphocytaire)
• Stades :
– 0 : absence
– I : léger
– II : moyen (< 1 foyer/4mm²)
– III : 1 foyer/4mm²
– IV : > 1 foyer/mm²
</td></tr>
</table>

TRAITEMENT	• **Syndrome sec :** – Oculaire : **larmes artificielles** – Buccal : × **Substituts salivaires,** salive artificielle (Artisial®), bonbons acidulés × **Hydratation** par boissons fréquentes – Vaginal : gel lubrificateur • **Manifestations extra-glandulaires :** – Atteinte articulaire ➔ Plaquenil® (hydroxychloroquine) dont l'efficacité n'est pas démontrée – Atteinte VASCULAIRE ou VISCERALE : vascularite, pneumopathie interstitielle, néphropathie symptomatique, myélite : × **CORTICOTHERAPIE** × **CYCLOPHOSPHAMIDE** en cas d'atteinte viscérale grave : pulmonaire, neurologique type myélite × **RITUXIMAB :** intérêt théorique, étude en cours
COMPLICATIONS	La complication majeure est le **LYMPHOME DE LA ZONE MARGINALE :** • Correspondant à une **transformation lymphoïde maligne** • Clinique : – **Hypertrophie salivaire** – **ADENOPATHIES** – **SPLENOMEGALIE** importante • Biologique : – **Baisse brutale de l'hyper-gamma-globulinémie polyclonale** et apparition d'un pic monoclonal dans la zone des gammaglobulines avec hypogammaglobulinémie secondaire – **Cryoglobuline de type II** – Elévation de la bêta2-microglobuline et des LDH
DIAGNOSTICS DIFFERENTIELS	**HYPOSIALIES :** • **MEDICAMENTS ET TOXIQUES (80%) :** notamment les anticholinergiques, benzodiazépines, neuroleptiques, antidépresseurs, antihistaminiques H1, diurétiques, anti-émétiques, antiparkinsoniens, anti-vertigineux, antihypertenseurs centraux (clonidine), β-bloquants (métoprolol), inhibiteurs calciques (diltiazem) • **Radiothérapie** cervico-faciale • **Pathologies systémiques : LES, PR, sclérodermie, sarcoïdose, amylose** • **Infections :** VIH, hépatite C • Pathologies générales : **HTA, diabète** • Neurologiques : tumeurs cérébrales, maladie d'Alzheimer, neuropathie ganglionnaire • Physiologiques : personne âgée, nourrisson, états anxio-dépressifs sévères, déshydratation, ménopause • Tabac, stupéfiants **PATHOLOGIES MUQUEUSES (CAVITE BUCCALE) :** • **Déficit en vitamines** A, B2, B3, B12, fer (syndrome de Plummer-Vinson), calcium • **Lichen plan buccal, stomatites, mycoses** buccales • Toxidermies

SYNTHESE ET MOTS-CLES

- Syndrome sec : hypertrophie parotidienne bilatérale diffuse + xérophtalmie (sécheresse oculaire) + xérostomie (sécheresse buccale).
- Syndrome de Gougerot-Sjögren : diagnostic par la biopsie des glandes salivaires accessoires, anticorps anti-SSa et anti-SSb dans un contexte de syndrome sec. Le traitement fait appel à la corticothérapie si atteinte systémique et aux traitements symptomatiques (sialogogues, larmes artificielles).
- Une complication du SGS : le lymphome, si modification de l'électrophorèse des protéines sériques et signes cliniques hématologiques
- Sialadénoses : syndrome sec s'inscrivant dans une pathologie endocrinienne (diabète, hypothyroïdie...), métabolique (alcoolisme, cirrhose), médicamenteuse (anti-dépresseurs...)

Conférences de consensus - Recommandations

ITEM 88

Année	Source	Titre
		Pas de conférences de consensus HAS

Sujets tombés à l'ECN

ITEM 88

Année	Contenu
2011	Dossier 1 : plaie des glandes salivaires

Chapitre 22

POLYRADICULONEVRITE AIGUE INFLAMMATOIRE (SYNDROME DE GUILLAIN-BARRE)

Item 95 - UE 4

CHAPITRE TRANSVERSALITE

OBJECTIFS DE L'ECN

- Diagnostiquer un syndrome de Guillain-Barré.
- Identifier les situations d'urgence et planifier leur prise en charge.

MOTS-CLES

- **Guillain-Barré**
- **Miller-Fisher**
- **PL+EMG**
- **Immunoglobulines polyvalentes**

Pour mieux comprendre

- La barrière hémato-encéphalique peut être franchie par les lymphocytes T activés, induisant un recrutement inflammatoire de cellules et de médiateurs de l'inflammation.
- Une démyélinisation segmentaire se crée, avec une répartition inégale le long des fibres nerveuses. Si la lésion est sévère, elle peut aller jusqu'à l'interruption de l'axone.
- La cause de l'agression immunologique est méconnue. On suspecte très fortement une origine infectieuse (*Campylobacter,* VIH et tous les virus du groupe herpès...) par un mécanisme de mimétisme moléculaire (similarités de structures entre la paroi bactérienne et les constituants des nerfs périphériques), ou par simple réaction immunitaire induite par l'infection.
- La lésion démyélinisante serait liée au passage dans les espaces endo-neuronaux d'anticorps dirigés contre certains antigènes de la myéline, en cours d'identification.

ITEM 95

A INTRODUCTION

La polyradiculonévrite aiguë ou syndrome de Guillain-Barré est une pathologie caractérisée par une inflammation au niveau du système nerveux périphérique. L'hypothèse physiopathologique retenue est celles de la mise en jeu d'effecteurs immunitaires cellulaires et humoraux contre des constituants du nerf périphérique.

L'incidence est de 1/100.000 avec un sex-ratio plus ou moins à 1, rare chez le petit enfant. Le plus souvent est retrouvé un antécédent infectieux respiratoire ou digestif (70% des cas) dans les 15 jours précédents. Plus rarement, la pathologie suit une vaccination. Elle est classiquement décrite comme une polyradiculonévrite inflammatoire aiguë avec démyélinisation segmentaire multifocale, mais de nombreuses variantes ont été plus récemment décrites.

ITEM 95

B GENERALITES

DEFINITION	• **MALADIE AIGUE INFLAMMATOIRE DEMYELINISANTE DU SYSTEME NERVEUX PERIPHERIQUE** • Provoquant une **DEMYELINISATION SEGMENTAIRE ET FOCALE DES RACINES ET DES NERFS** avec infiltrat inflammatoire de cellules mononucléées (lymphocytes essentiellement) • Survenant **après :** – **Un EPISODE INFECTIEUX** banal d'allure **VIRALE** – Une **VACCINATION ou une sérothérapie**

<table>
<tr><td>ETIOLOGIE</td><td>

- Le **SYNDROME DE GUILLAIN-BARRE** est une **POLYRADICULONEVRITE AIGUE IDIOPATHIQUE**
- **Aucune étiologie** n'a été retrouvée
- **L'interrogatoire peut retrouver dans les 3 semaines** qui précèdent l'installation :
  - **Un EPISODE INFECTIEUX** banal d'allure **VIRALE :**
    - × Digestive : ***Campylobacter jejuni***
    - × VAS : **CMV**
  - Une **VACCINATION ou une sérothérapie**

</td></tr>
<tr><td>DIAGNOSTICS DIFFERENTIELS</td><td>

- **POLYRADICULONEVRITES AIGUES SECONDAIRES :**
  - **Infectieuses :**
    - × **VIH**
    - × **MNI**
    - × **Hépatite virale, A ou E surtout**
    - × **Mycoplasme**
    - × **Maladie de Lyme**
    - × **Infection à *Campylobacter jejuni***
    - × **...**
  - **Maladie de Hodgkin et lymphomes** non hodgkiniens
  - **Auto-immunes : LES/sarcoïdose**/vascularite nécrosante
- **Autres causes de polyneuropathies aiguës à prédominance motrice :**
  - **Porphyrie aiguë** intermittente
  - Intoxication aiguë au thallium
  - saturnisme
  - **Diphtérie/botulisme**
- **SYNDROME MEDULLAIRE :**
  - Compression de la **queue de cheval (asymétrique, troubles sphinctériens sévères au 1er plan)**
  - **Urgence diagnostique et thérapeutique**
- **Poliomyélite antérieure aiguë** (rare avec la vaccination)

</td></tr>
<tr><td>FORMES CLINIQUES PARTICULIERES</td><td>

- **SYNDROME DE MILLER-FISHER :**
  - Polyradiculonévrite aiguë avec atteinte bulbaire prépondérante, et surtout atteinte des nerfs moteurs oculaires
  - Clinique :
    - × **Ophtalmoplégie complète**
    - × **Atteinte multiple des nerfs crâniens**
    - × **Ataxie proprioceptive pure**
    - × **Aréflexie ostéo-tendineuse**
    - × Pas de déficit moteur
  - Paraclinique :
    - × **Dissociation albumino-cytologique au LCR**
    - × Positivité fréquente de la sérologie de ***Campylobacter jejuni***
    - × Présence d'**anticorps anti-GQ 1b**
    - × Ralentissement des VCN à l'EMG
  - Traitement :
    - × **Hospitalisation** en soins intensifs
    - × **Immunoglobulines intraveineuses**
- **Formes motrices pures (15%) :**
  - Atteinte fréquente des paires crâniennes
  - Mauvais pronostic, récupération incomplète
  - Anticorps anti-gangliosides (GM1, GD1a)
- **Formes de l'enfant**
- **Formes subaiguës ou chroniques**

</td></tr>
</table>

C MANIFESTATIONS CLINIQUES

1	DIAGNOSTIC CLINIQUE	
SIGNES POSITIFS	PHASE PRODROMIQUE	• **L'interrogatoire peut retrouver dans les 3 semaines** qui précèdent l'installation : – **Un EPISODE INFECTIEUX** banal**,** essentiellement digestif ou ORL – Une **VACCINATION ou une SEROTHERAPIE**
	PHASE INITIALE	• **PARESTHESIES DES EXTREMITES** • Courbatures • **DEFICIT MOTEUR :** – **RAPIDEMENT PROGRESSIF** – **DISTAL AU DEBUT** – **+/- SYMETRIQUE**
	PHASE D'ETAT	• **DEFICIT MOTEUR :** – **BILATERAL ET SYMETRIQUE PREDOMINANT EN DISTALITE ET AUX MEMBRES INFERIEURS** – **EXTENSION EN QUELQUES JOURS DE FAÇON ASCENDANTE :** × Aux membres supérieurs × Au tronc et à la nuque × Aux muscles intercostaux (avec risque d'insuffisance respiratoire aiguë) × Au segment céphalique avec possible diplégie faciale (50%), **paralysie vélo-pharyngée,** paralysie oculomotrice (20%) – Il s'accompagne : × D'une diminution voire d'une **ABOLITION DIFFUSE DES ROT** × D'une **HYPOTONIE** sans amyotrophie • **TROUBLES SENSITIFS DISCRETS :** – **Subjectifs :** douleurs spontanées ou provoquées à la pression des muscles – **Objectifs :** discrets, surtout de la sensibilité profonde • **DOULEURS :** rachialgies, myalgies, radiculalgies • **TROUBLES NEUROVEGETATIFS :** – Fréquents mais transitoires (1 à 2 semaines) : **DYSAUTONOMIE** – **Hypofonctionnement : HYPOTENSION ORTHOSTATIQUE,** anhydrose, atonie gastro-intestinale, iridoplégie, rétention urinaire rare, SIADH exceptionnel – **Hyperfonctionnement :** signe de gravité car risque de mort subite, **HTA**, **BRADYCARDIE ou TACHYCARDIE**, sueurs, vasoconstriction cutanée
	PHASE DE RECUPERATION	• **Régression :** – **Progressive** des signes : plusieurs semaines à plusieurs mois – Dans l'**ordre inverse de leur installation** – De façon plus lente • **Séquelles :** – Majorité des cas : régression totale – **20% DES CAS : SEQUELLES MOTRICES, SENSITIVES** – Au-delà de 18 mois, la récupération sera très faible

SIGNES NEGATIFS	• **PAS DE SIGNES CENTRAUX, PAS DE SIGNES PYRAMIDAUX** • **PAS DE TROUBLES SPHINCTERIENS, PAS DE NIVEAU SENSITIF** • **PAS D'AMYOTROPHIE** • **PAS DE SYNDROME INFECTIEUX** • Jamais de rechute de Guillain-Barré : toute rechute doit faire évoquer un autre diagnostic : PRN chroniques

2	COMPLICATIONS

PULMONAIRES	• Difficultés à la toux
	• **Surinfections pulmonaires** et atélectasies
	• **DETRESSE RESPIRATOIRE AIGUE :**
	  – **PAR PARALYSIE DES MUSCLES RESPIRATOIRES**
	  – **SECONDAIRE AUX TROUBLES DE LA DEGLUTITION**

ORL	• Troubles de la **DEGLUTITION**

CARDIAQUES	• **DYSAUTONOMIE :**
	  – **TROUBLES DU RYTHME CARDIAQUE**
	  – **MORT SUBITE**

THROMBO-EMBOLIQUES	• Par le **décubitus**
IATROGENES	• **Traitement** • **Intubation**

ITEM 95

D EXAMENS COMPLEMENTAIRES

LISTE DES EXAMENS COMPLE-MENTAIRES	NEUROLOGIQUE	• **PONCTION LOMBAIRE :**
		  – Analyse **macroscopique**
		  – Analyse **biochimique, cytologique, anatomopathologique et bactériologique**
		• **EMG DES 4 MEMBRES**

	BIOLOGIQUE	• **Examens biologiques standards :**
		  – NFS, plaquettes
		  – VS, CRP
		  – TP, TCA
		  – Ionogramme sanguin, créatininémie
		  – Glycémie, électrophorèse des protéines sériques, bilan hépatique
		• **Sérologie Lyme**
		• **Sérologie VIH**
		• **Recherche de *Campylobacter* (sérologie)**

	CARDIOLOGIQUE	• **ECG**
	PNEUMOLOGIQUE	• **RADIOGRAPHIE DU THORAX** • **GAZ DU SANG** • **EFR**

PONCTION LOMBAIRE	• **DISSOCIATION ALBUMINO-CYTOLOGIQUE :** – **Protéinorachie > 0.5 g/L** – **Moins de 10 lymphocytes/mm^3** • **PEUT ETRE NORMALE :** – Notamment si elle est très **précoce** – **Car l'hyperprotéinorachie est retardée** (3 à 10 jours) – Il faut alors **la REPETER** quelques jours plus tard
ELECTRO-MYOGRAMME	• **SIGNES DE DEMYELINISATION SEGMENTAIRE SANS SIGNES D'ATTEINTE AXONALE :** – En **stimulo-détection (conduction nerveuse) :** × **DIMINUTION DES VITESSES DE CONDUCTION MOTRICE** (+/- sensitives) × **BLOCS DE CONDUCTION** × **ALLONGEMENT DES LATENCES DISTALES PUIS PROXIMALES (ATTEINTE MYELINIQUE)** × Allongement de la latence des réponses F et H – En **détection (contraction musculaire) :** × Au repos : normal (sauf atteinte axonale) × A l'effort : tracé pauvre de type simple accéléré (recrutement avec sommation temporelle)

ITEM 95

E TRAITEMENT

HOSPITALISATION	• **Hospitalisation proche d'une réanimation** • **Si SIGNES DE GRAVITE* :** transfert en **REANIMATION**
TRAITEMENT GENERAL	• **NURSING** • **SOINS OCULAIRES EN CAS DE PARALYSIE FACIALE** • **PREVENTION DES ESCARRES** si décubitus permanent • **Régime hypercalorique, hyperprotidique** supplémenté en vitamines B1 et B6 • **ANTICOAGULATION** préventive (en fonction de la possibilité ou non qu'a le patient de marcher) • **KINESITHERAPIE** • **Si SIGNES DE GRAVITE* :** – **Arrêt de l'alimentation orale** – **SNG** – **Intubation** oro-trachéale – **Prévention ulcère de stress** – Aspirations nasopharyngées + kiné respi – Surveillance cardioscopique continue : amines vasopressives si baisse de la TA, atropine si bradycardie
TRAITEMENT SPECIFIQUE --- TRAITEMENT IMMUNO-MODULATEUR	2 choix thérapeutiques (leur association est inutile) : • **ECHANGES PLASMATIQUES :** – **Efficacité dans 70% des cas** – **Traitement très rapidement efficace,** à envisager si urgence vitale – Contre-indication : infection systémique active • **IMMUNOGLOBULINES POLYVALENTES IV :** – 0.4 g/kg, pendant 5 jours – Contre-indication : insuffisance rénale et allergies – Plus efficace si *Campylobacter jejuni*/forme axonale motrice – Plus facile à mettre en œuvre que les échanges **plasmatiques** *N.B. : les corticoïdes sont sans intérêt*

*** SIGNES DE GRAVITE :**

- Troubles de la **DEGLUTITION**
- Troubles **RESPIRATOIRES :** encombrement bronchique, dyspnée, toux improductive
- Troubles **CARDIOVASCULAIRES par DYSAUTONOMIE :**
  - **TENSIONNELS**
  - **TROUBLES DU RYTHME CARDIAQUE**

SURVEILLANCE	• **PULMONAIRE : FONCTION VENTILATOIRE 3 X/JOUR** – **Fréquence respiratoire** – **Force de la toux** – **Contrôle volontaire de la respiration** – **Ampliation thoracique** – **Rechercher un encombrement bronchique** – **Surveillance par peak flow** • **ORL :** – **DEGLUTITION avant chaque repas** • **Musculaire générale :** – **TESTING MUSCULAIRE 2 X/JOUR** • **Cardiaque :** – **POULS, TA** 1 x/4 heures – **ECG** quotidien • **Infectieuse :** – **TEMPERATURE** 2 x/jour • **Rénale des effets secondaires médicamenteux :** – **DIURESE DES 24 HEURES**

F EVOLUTION

		Descriptif	Durée
PHASES EVOLUTIVES	**PHASE PRODROMIQUE**	**Episode infectieux** banal d'allure virale **Vaccination** **Sérothérapie**	2-3 semaines avant les signes cliniques
	PHASE D'EXTENSION	**Extension rapide et ascendante du déficit moteur**	1 à 4 semaines
	PHASE DE PLATEAU	**Stabilité**	1 à 3 semaines
	PHASE DE RECUPERATION	**Récupération lente plus ou moins complète,** spontanée	Quelques semaines ou quelques mois
	RECIDIVE	**Exceptionnelle**	
	RECHUTES	Possibles à court, moyen et long terme	
PRONOSTIC VITAL	• **5 à 10% de décès** • **Causes des décès :** – Troubles de la **DEGLUTITION** – **INSUFFISANCE RESPIRATOIRE** – **TROUBLES DU RYTHME CARDIAQUE PAR DYSAUTONOMIE** (mort subite) – **THROMBO-EMBOLIQUE** et autres complications de décubitus		

PRONOSTIC FONCTIONNEL

- **Facteurs pronostiques péjoratifs :**
  - **Atteinte axonale à l'EMG**
  - **Atteinte respiratoire**
  - **Importance de la paralysie en phase de plateau**
  - **Durée du plateau**
- Pronostic à long terme :
  - **RECUPERATION COMPLETE 80%**
  - **DEFICIT MODERE 10 à 15%**
  - **SEQUELLES INVALIDANTES 5 à 10%** (déficit moteur, paresthésies, ataxie, calcifications péri-articulaires...)

SYNTHESE ET MOTS-CLES

- Démyélinisation segmentaire et focale des racines et des nerfs.
- Déficit moteur distal d'évolution ascendante, bilatéral et symétrique.
- Risque pulmonaire et troubles de la déglutition, troubles cardiaques.
- PL : dissociation albumino-cytologique.
- EMG : tracés de type neurogène.
- Traitement : échanges plasmatiques ou immunoglobulines polyvalentes IV.

Conférences de consensus - Recommandations

Année	Source	Titre
2010	HAS	TEGELINE 50mg/mL, immunomodulateur
2008	HAS	Prise en charge diagnostique des neuropathies périphériques (polyneuropathies et mononeuropathies multiples)

Sujets tombés à l'ECN

Année	Contenu
2004	Dossier 1 : Femme jeune, paresthésies et déficit sensitivomoteur des 4 membres : évoquer un syndrome de Guillain-Barré puis reste du dossier sur une sclérose en plaques

UE ECN+ Guide Pratique

la référence !

VG Editions

QUESTIONS ISOLÉES INCONTOURNABLES

- Neurologie
- Psychiatrie
- Ophtalmologie
- ORL
- Chir. Maxillo-faciale
- Néphrologie
- Urologie
- Cancérologie
- Hématologie

- Adapté aux IECN
- Rédigé à partir des dernières conférences de consensus et des référentiels
- Idéal pour s'entraîner seul et en sous-colle

3 VOLUMES

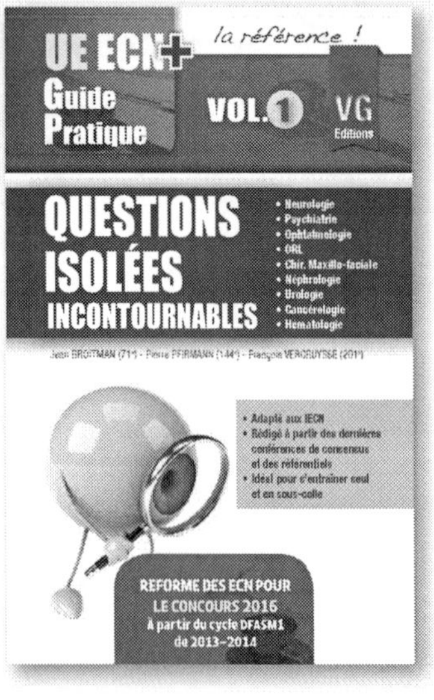

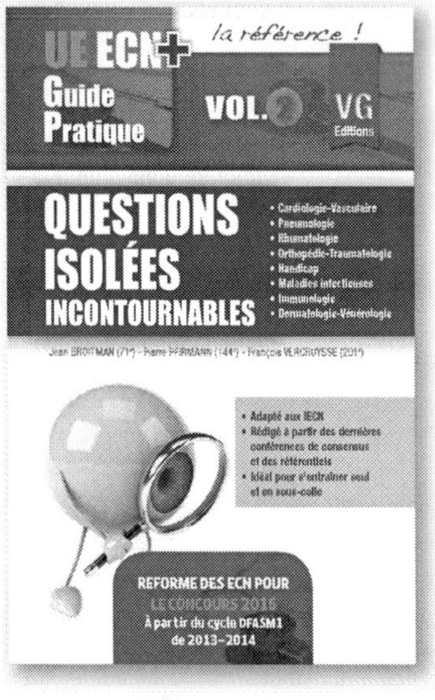

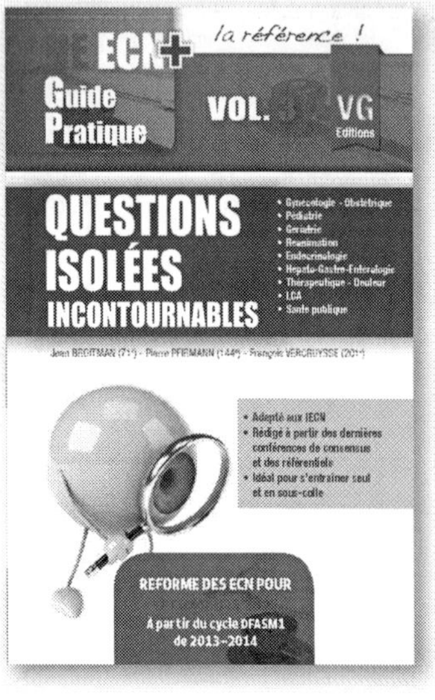

REFORME DES ECN POUR LE CONCOURS 2016
À partir du cycle DFASM1 de 2013-2014

MYASTHENIE

Item 96 - UE 4

Chapitre 23

CHAPITRE TRANSVERSALITE

OBJECTIFS DE L'ECN

- Diagnostiquer une myasthénie
- Connaitre le traitement et planifier le suivi
- Connaitre les médicaments contre-indiqués dans la myasthénie
- Identifier les situations d'urgence et planifier la prise en charge

MOTS-CLES

- **Anticorps anti Récepteur à l'acétylcholine**
- **Ptosis**
- **Fatigabilité musculaire**
- **Test au glaçon / agoniste cholinergique**
- **URGENCE**

Pour mieux comprendre

- Myasthénie = *myasthenia gravis* (latin) = « *faiblesse du muscle* » en grec
- Il existe des auto-anticorps circulant (essentiellement les anticorps anti récepteur de l'acétylcholine) qui cible les protéines de la membrane post synaptique de la jonction neuro-musculaire.
- Rôle d'inhibition compétitif de l'anticorps sur l'acétylcholine, en accélérant la dégradation du récepteur par modulation antigénique
- Augmentation du nombre nécessaire de quanta d'acétylcholine pour produire la dépolarisation de la membrane post-synaptique, à l'origine d'un épuisement plus rapide des réserves pré-synaptiques d'Ach, se traduisant par une fatigabilité musculaire.
- D'autres auto-anticorps moins fréquents (moins de 20%) sont impliqués : les anti-MuSK, les anti-muscles striées, les anti-interférons…

ITEM 96

A INTRODUCTION

La myasthénie décrit une anomalie de la jonction neuro musculaire à l'origine d'une faiblesse fluctuante de la musculature striée squelettique et une fatigabilité excessive. Son incidence faible (10 cas/millions/an) en fait une pathologie sous diagnostiquée dans le cadre d'une maladie sévère dont le retard à la prise en charge thérapeutique induit une sur-mortalité excessive.

Il faut donc bien connaitre les signes cliniques typiques de la myasthénie auto-immune, et savoir rechercher les causes de myasthénies secondaires. Les principes de traitement sont à connaitre pour l'ECN, de même que les principaux médicaments à éviter chez les patients atteints.

ITEM 96

B GENERALITES

DEFINITION	• **Atteinte post synaptique de la jonction neuro-musculaire** • Présence d'auto anticorps pathologique entrant en compétition avec la membrane post synaptique • **FATIGABILITE MUSCULAIRE + FAIBLESSE DES MUSCLES STRIES** • **Risque majeur d'évolution vers une atteinte respiratoire** caractérisé par une hypoventilation alvéolaire avec détresse respiratoire.

ETIOLOGIE	• **IDIOPATHIQUE** • **Formes familiales** : exceptionnelles • **Fréquence de maladies associées : TUMEURS THYMIQUES** (30% des cas), simple hyperplasie thymique (70%), **MALADIES AUTO-IMMUNES** (10%) sans qu'aucun lien physiopathologique entre les deux pathologies ne puissent être mis en évidence

DIAGNOSTICS DIFFERENTIELS	• **SYNDROMES MYASTHENIQUES :**
	  – **Infectieuses :**
	    × **botulisme**
	  – **Myasthénie congénitale**
	  – **Syndrome myasthénique de Lambert-Eaton**
	  – **Toxiques : venins de serpent et intoxications aux organo-phosphorés**
	  – **Iatrogènes : D-pénicillamine**
	• **Myopathies**
	• **NEUROPATHIES PERIPHERIQUES**
	• **Pathologies rhumatismales**
	• Troubles hydro-électrolytiques
	• Endocrinopathies
	• Anémie
	• Ptosis acquis, congénitaux et/ou traumatiques
	• Hétérophories décompensées
	• Troubles fonctionnels, syndrome de fatigue chronique…

FORMES CLINIQUES	• **MYASTHENIE NEO-NATALE AUTO IMMUNE :**
	  o 10 à 20% des enfants de mère myasthénique
	  o Physiopathologie : passage trans-placentaire des IgG dirigées contre les antigènes de la plaque motrice
	  o Clinique : hypotonie néonatale, cri faible, troubles de la succion et de la déglutition, ptosis, diplégie faciale, troubles respiratoires.
	  o Evolution : spontanément favorable en 3-4 mois (élimination des IgG maternels)
	  o Traitement : réanimation néo-natale, anti-cholinestérasique.
	• **MYASTHENIE FŒTALE :**
	  o Beaucoup plus rare
	  o Retard de croissance intra-utérin
	  o Voire formes plus sévères : hydramnios, arthrogrypose, mort in utéro
	  o Possibilité d'interruption médicale de grossesse à discuter en RCP dans ce cadre là
	• **SYNDROME MYASTHENIQUE DE LAMBERT-EATON :**
	  o Atteinte de la jonction neuro-musculaire PRESYNAPTIQUE
	  o Anticorps anti canaux calciques voltage-dépendant, diminuant la libération PRESYNAPTIQUE des quantas d'acétylcholine dans la fente synaptique.
	  o **ASSOCIATION AVEC UN CANCER** (50%), essentiellement le carcinome pulmonaire à petite cellule
	  o Clinique : faiblesse musculaire, fatigabilité des muscles des membres et du tronc, ptosis, myalgies, paresthésies, dysautonomie, abolition des ROT…
	  o Diagnostic : EMG (augmentation de l'amplitude des potentiels d'action musculaire à la stimulation itérative à haute fréquence, puis dépression) et anticorps anti canaux calciques.
	  o Traitement : étiologique (exérèse tumorale si possible), et dans les cas non néoplasiques, mis en route d'un **traitement immunosuppresseur** (corticothérapie) et/ou **immunomodulateur** (immunoglobulines IV, voire échanges plasmatiques)

C MANIFESTATIONS CLINIQUES

1	DIAGNOSTIC CLINIQUE	
SIGNES POSITIFS	SYNDROME CARDINAL	• **FATIGABILITE A L'EFFORT** – Symptomes fluctuants – S'intensifient à l'effort – S'améliore au repos – Aggravation en fin de journée ou en situation de stress (infection, chirurgie, chaleur)
	SIGNES CLINIQUES	• **ATTEINTE BULBAIRE : 50%** – **PTOSIS** – **DIPLOPIE** – Ptosis + ophtalmoparésie à la fixation excentrée du regard prolongée pendant quelques minutes : pathognomonique – **TEST DU GLACON :** amélioration du ptosis après la pose de glace pendant 5 minutes sur la paupière symptomatique • **ATTEINTE DES MEMBRES : 20%** – **FATIGABILITE PROXIMALE DES MEMBRES** – Pouvant mimer initialement une myopathie – Test d'effort : fatigabilité segmentaire • **ASTHENIE ISOLEE initiale,** de diagnostic difficile • Plus rarement : troubles de la mastication, de la déglutition, faiblesse du cou… • **CRISE MYASTHENIQUE :** – Aggravation brutale avec insuffisance respiratoire aiguë, dyspnée avec encombrement, trouble de la déglutition, faiblesse généralisée sévère avec impotence ne cédant pas au repos – **RISQUE VITAL** – Essentiellement au diagnostic et au cours des premières années de la maladie, puis la fréquence des crises diminue
	DEUX FORMES CLINIQUES	• **FORMES GENERALISEES :** – **Soit d'emblée** – **Soit après évolution d'une forme oculaire** • **FORMES OCULAIRES ou OCULO-CEPHALIQUES :** – Limitées à une atteinte de l'oculomotricité extrinsèque – Associée à une atteinte des muscles de la face voire des extenseurs du cou – Forme bénigne de la maladie, qui évolue cependant dans 80-90% des cas vers la myasthénie généralisée
SIGNES NEGATIFS		• **PAR DEFINITION, la symptomatologie est uniquement MOTRICE** • Pas d'atteinte sensitive • **ROT normaux** • **Pas d'amyotrophie,** excepté dans les formes sévères évoluées

2	CLASSIFICATION (Myasthenia Gravis Foundation)
STADE 1	• Faiblesse isolée d'un muscle oculaire, possible ptosis • Pas d'autre faiblesse musculaire
STADE 2	• Faiblesse oculaire avec faiblesse **LEGERE** des autres muscles • Prédominante aux muscles des membres ou du tronc **(STADE 2a)** • Prédominante aux muscles respiratoires et troubles de la déglutition **(stade 2b)**
STADE 3	• Faiblesse oculaire avec faiblesse **MODEREE** des autres muscles • Prédominante aux muscles des membres ou du tronc **(STADE 3a)** • Prédominante aux muscles respiratoires et troubles de la déglutition **(stade 3b)**
STADE 4	• Faiblesse oculaire avec faiblesse **SEVERE** des autres muscles • Prédominante aux muscles des membres ou du tronc **(STADE 4a)** • Prédominante aux muscles respiratoires et troubles de la déglutition **(stade 4b)**
STADE 5	• **INTUBATION nécessaire pour maintenir la respiration**

3	COMPLICATIONS
PULMONAIRES	• **Crises myasthéniques avec DETRESSE RESPIRATOIRE** – Conditionne le pronostic vital – Intubation oro-trachéale
ORL	• Troubles de la **DEGLUTITION** • **RISQUE DE FAUSSE ROUTE**
MUSCULAIRE	• Faiblesse généralisée sévère • Impotence fonctionnelle totale ne cédant pas aux traitements
IATROGENES	• **Traitement** • **Intubation**

D EXAMENS COMPLEMENTAIRES

LISTE DES EXAMENS COMPLE-MENTAIRES	NEUROLOGIQUE	• **EMG DES 4 MEMBRES :** excellente sensibilité permettant **EN CAS DE REALISATEUR EXPERIMENTE** d'exclure le diagnostic (forte valeur prédictive négative en cad de faible probabilité clinique)
	BIOLOGIQUE	• **Anticorps ANTI RECEPTEUR A L'ACETYLCHOLINE** • Sensibilité : 80-90% pour les formes généralisées, 50% pour les formes oculaires isolées, spécificité élevée (>95%) • Si négatif : anticorps anti-MUSK (40% des myasthénies séronégatives) • **RECHERCHE DE MALADIES AUTO-IMMUNES ASSOCIEES :** inflammation, TSH, T4L et anticorps anti-TPO, FAN, NFS, ionogramme plasmatique, bilan hépatique et rénale, vitamine B12 et folates
	TESTS PHARMACOLOGIQUES	• **Test au glacon** (cf ci-dessus) • **TEST A LA PROSTIGMINE :** injection intraveineux ou intra musculaire de prostigmine (0.5 à 1mg) et étude de l'amélioration des symptomes • **RISQUE DE BRADYCARDIE** : surveillance clinique stricte au cours du test +++

	RADIOLOGIQUE	• **TOMODENSITOMETRIE THORACIQUE SYSTEMATIQUE :** rechercher un thymome associé et une hyperplasie thymique
ELECTRO-MYOGRAMME	• **EMG « de routine » :** normal en règle générale • **ETUDE ELECTROMYOGRAPHIQUE AVEC STIMULATION ITERATIVE SUPRA MAXIMALE D'UN NERF MOTEUR :** × **Décrément d'amplitude du potentiel d'unité moteur (PUM) de plus de 10%** × **Signe la fatigabilité musculaire** • **ETUDE ELECTROMYOGRAPHIQUE FIBRE UNIQUE** avec mesure de la variation de la latence entre la stimulation et le PUM lors de la stimulation itérative d'un nerf moteur • **ETUDE DE LA VITESSE DE CONDUCTION NERVEUSE :** cet examen doit être normal pour que les anomalies de l'EMG soient jugées pertinentes.	

ITEM 96

E TRAITEMENT

HOSPITALISATION SYSTEMATIQUE DE LA CRISE MYASTHENIQUE	• **Hospitalisation proche d'une réanimation** • **Si SIGNES DE GRAVITE* :** transfert en **REANIMATION**
TRAITEMENT DE LA CRISE	• **Evaluation des voies respiratoires, de la respiration, de la circulation et neurologique** • PRISE EN CHARGE REANIMATOIRE SI BESOIN (voire IOT) • **NEOSTIGMINE en première intention** +/- atropine si symptômes muscariniques • **IGIV ET ECHANGES PLASMATIQUES : traitement en aiguë de la crise sévère en deuxième intention après la néostigmine** • **CORTICOTHERAPIE ET IMMUNOSUPRESSEURS :** 3ème poussée, avec une indication de corticothérapie qui doit être posée avec prudence (risque d'aggravation transitoire) • **CORRECTION DES FACTEURS DECLENCHANTS :** – **Iatrogénie (cf infra)** – **Infections** – Décompensation d'autres maladies chroniques – Elévation de température exogène ou endogène – **EXCLURE UN SURDOSAGE EN ANTICHOLINESTERASIQUES : recherche de syndrome muscarinique systématique (**bradycardie, myosis bilatéral, hypersécrétion, débâcle fécale...) et **un test à l'atropine** peut se discuter en cas de doute
TRAITEMENT DE FOND	• **ANTICHOLINESTERASIQUES :** – **INHIBITION DE L'ACETYLCHOLINESTERASE, enzyme dégradant l'acétylcholine** – PYRIDOSTIGMINE – Les autres anticholinestérasiques (néostigmine...) sont des traitements de la crise • **CORTICOIDES ET IMMUNOSUPRESSEURS :** – Traitement symptomatique de deuxième intention – Essentiellement corticoides à très faible dose, **RISQUE D'AGGRAVATION CLINIQUE TRANSITOIRE : SURVEILLANCE CLINIQUE RAPPROCHEE** – **Corticothérapie + azathioprine**, qui peuvent être discuter en première intention dans certaines formes cliniques et biologiques (anticorps anti MUSK...) – **Biothérapies** (rituximab) : essai clinique

TRAITEMENT DES PATHOLOGIES ASSOCIEES	• **Thymectomie :** ablation par thoracoscopie vidéo-assistée • **+/- traitement adjuvant par radiochimiothérapie** en cas de récidives néoplasiques • **Recommandé en cas de thymome et d'hyperplasie thymique chez le patient de moins de 40ans** • **RISQUE D'AGGRAVATION POST-CHIRURGICALE TRANSITOIRE,** mais amélioration symptomatique voire une guérison peut survenir dans les mois qui suivent • Ne pas oublier le traitement des pathologies auto-immunes associées.

<u>* SIGNES DE GRAVITE :</u>

- Troubles de la **DEGLUTITION**
- Troubles **RESPIRATOIRES :** encombrement bronchique, dyspnée, toux improductive

MESURES ASSOCIEES	• **REMISE DE LA CARTE DE MYASTHENIQUE :** mentionne son traitement, sa maladie, ses dernières vaccinations et les **MEDICAMENTS CONTRE-INDIQUES DANS LA MYASTHENIE** • **RESPECT DES CONTRE-INDICATIONS MEDICAMENTEUSES (cf infra)** • **HYGIENE DE VIE :** éducation aux facteurs favorisants de crise myasthénique, exercice physique modéré avec repos fréquents • **PRISE EN CHARGE PARA MEDICALE (formes sévères ou réfractaires) :** kinésithérapie, logopédie, ergothérapie, psychologie... • **ANTICIPER LES PROJETS DE GROSSESSE et LES INTERVENTIONS CHIRURGICALES :** possibilité de réaliser des échanges plasmatiques pour encadrer un geste et/ou en pré-partum

<u>PHYSIOPATHOLOGIE DE LA MYASTHENIE ET PLACE DES TRAITEMENTS :</u>

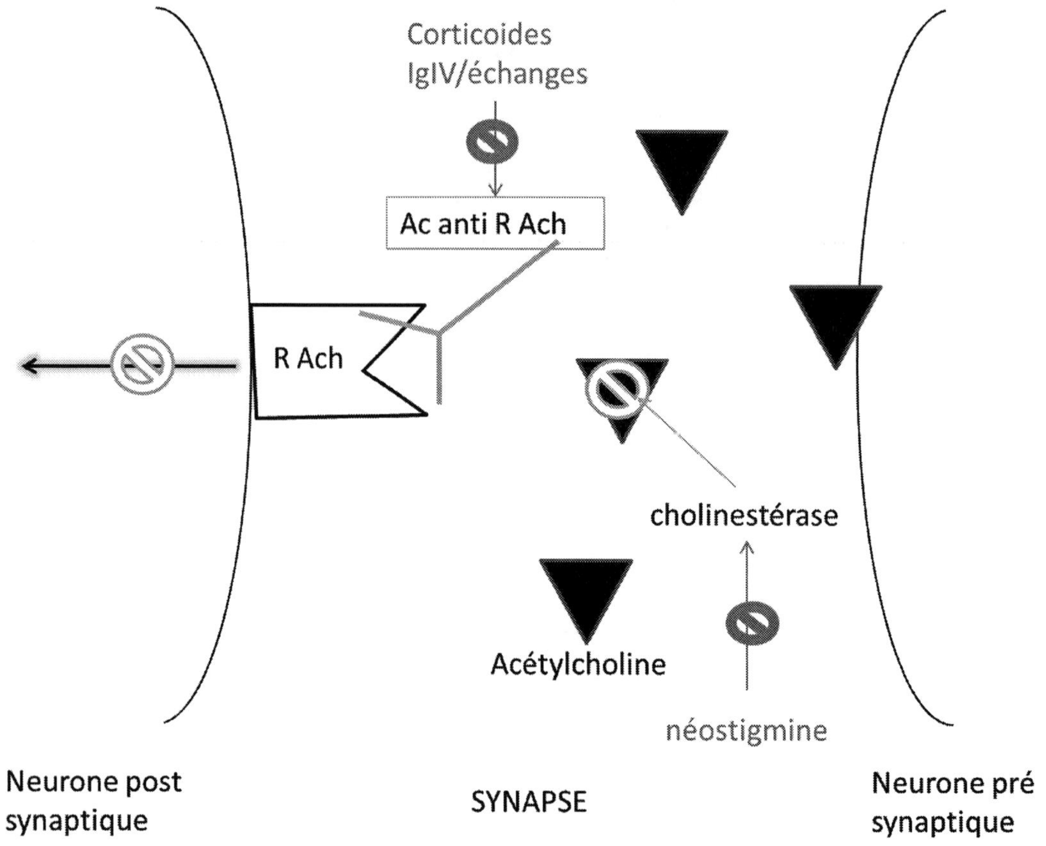

F MEDICAMENTS CONTRE-INDIQUES DANS LA MYASTHENIE

ANESTHESIQUES	CURARES	Atracurium, cisatracurium, mivacurium…
	ANESTHESIQUES VOLATILS	Sévoflurane, mono et protoxyde d'azote
	BARBITURIQUES	**IV OU IM : Phénobarbital, thiopental**
	AUTRES	Kétamine, propanidide, procaine…
ANTIBIOTIQUES	• **AMINOSIDES parentéraux : gentamicine, tobramycine, kanamycine…** • **POLYMYXINES :** colistine • **Cyclines injectables :** tigécycline • **Macrolides et apparentés :** télithromycine, lincosamides, clindamycine • **Fluoroquinolones**	
ANTIARYTHMIQUES	• Groupe 1 : lidocaine IV, quinidine, procainamide… • Groupe 2 : Béta-bloquants • Groupe 4 : inhibiteurs calciques (diltiazem, vérapamil, nifédipine…)	
CARDIOVASCULAIRE	• **ANTICOAGULANTS** • **ANTIAGREGANTS** • Dipyridamole	
NEUROLOGIE	• **Myorelaxants et certains anti-épileptiques :** phénytoine et dérivés, dantrolène, baclofène, carbamazépine, clonazépam… • **BENZODIAZEPINES** • **HYPNOTIQUES** • **NEUROLEPTIQUES ET LITHIUM**	
ANTI HISTAMINIQUES	• **Première génération** • **Hydroxyzine**	
OPTHALMOLOGIE	• **Béta-bloquants en collyre**	
PRODUIT DE DIAGNOSTIC	• **Produit de contraste iodé injectable** • **Dipyridamole injectable (**explorations fonctionnelles cardiovasculaires)	
VACCIN VIVANT	• **En cas de traitement immunosuppresseur** • Polio orale, rougeole, rubéole, fièvre jaune…	
Autres	• **ANTIPALUDEENS :** chloroquine, mefloquine, quinine… • **D-PENICILLAMINE** • **Oxybutinine** • **Apports magnésiens en IV ou per os** • **INF alpha et corticoides (CI relative, à discuter au cas par cas)** • **Patch nicotinique** • **ALCALOIDES DE QUINQUINA :** schweppes ® et autres boissons apparentées à la quinine	

SYNTHESE ET MOTS-CLES

- Myasthénie auto-immune : anticorps anti RAch +/- anti MUSK
- Faiblesse musculaire + fatigabilité à l'effort
- Liste de traitements contre-indiqués
- Traitement : anticholinestérasique (néostigmine) +/- immunosuppresseurs
- URGENCE THERAPEUTIQUE DE LA CRISE : IGIV

Conférences de consensus - Recommandations

Année	Source	Titre
		Pas de recommandations

Sujets tombés à l'ECN

Année	Contenu
	ITEM JAMAIS TOMBE A L'ECN

SCLEROSE EN PLAQUES

Chapitre 24

CHAPITRE TRANSVERSALITE

OBJECTIFS DE L'ECN

- Diagnostiquer une sclérose en plaques.
- Argumenter l'attitude thérapeutique et planifier le suivi du patient.
- Décrire les principes de la prise en charge au long cours d'un malade présentant un déficit moteur progressif.

MOTS-CLES

- Démyélinisation auto immune
- Atteinte SNC
- Triade paraclinique : PL/IRM/PEV
- Corticoides si poussées
- Immunomodulateurs (traitement de fond)

Pour mieux comprendre

- La gaine de myéline est la cible du processus pathologique, alors que l'axone est respecté (dissociation axono myélinique) : il en résulte la baisse de la conduction de l'influx nerveux à l'origine des signes cliniques. L'atteinte axonale peut survenir secondairement à la destruction myélinique.
- L'ensemble des zones myélinisées peuvent être touchées dans le SNC, caractérisées par une atteinte limitée, centrée par une veinule, associant à la destruction de la myéline un œdème, une gliose et un infiltrat de cellules mononucléées.
- Il existerait une similitude antigénique entre certains agents infectieux (virus) et la myéline du SNC à l'origine d'une réaction immunitaire aboutissant à la destruction de la myéline.

ITEM 102

A INTRODUCTION

La sclérose en plaque est une affection auto-immune localisée au système nerveux central et caractérisée par des anomalies de la substance blanche cérébrale et médullaire. La présentation clinique est souvent polymorphe, et tout signe neurologique déficitaire chez une femme jeune (après avoir éliminée une cause vasculaire) doit faire évoquer ce diagnostic.

ITEM 102

B GENERALITES

DEFINITION	• **MALADIE :** – **INFLAMMATOIRE** – **DEMYELINSANTE** – **AUTO-IMMUNE** – Du **SNC (CERVEAU ET MOELLE)** • Caractérisée par la présence de **PLAQUES DE DEMYELINISATION DISSEMINEES DANS LA SUBSTANCE BLANCHE DU SNC** • Provoquant des **symptômes neurologiques divers** avec généralement des **REMISSIONS ET DES POUSSEES**

EPIDEMIOLOGIE	• Epidémiologie générale :
	  - **Prévalence** (France) : 60 à 100 cas/100.000 habitants soit environ 60.000 patients
	  - **Incidence :** 2.000 nouveaux cas par an
	
	• Mode de survenue :
	  - Age de début : **JEUNE,** entre 20 et 40 ans
	  - Sex-ratio : nette prédominance **FEMININE** (2 femmes pour 1 homme)
	  - Plus fréquente dans les **régions tempérées**
	  - **1ère cause de HANDICAP D'ORIGINE NEUROLOGIQUE (SNC) de l'adulte jeune**

FACTEURS ETIOLOGIQUES	Maladie **PLURI-FACTORIELLE :**
	• Susceptibilité **génétique :**
	  - Formes familiales possibles
	  - Rôle du HLA DR2 (60%)
	• **Environnement : climat tempéré**
	• Facteurs **infectieux** (pas de rôle étiologique direct, mais corrélation épidémiologique par possible initiation, exemple : Lyme, rougeole...)
	• **Auto-immunité :**
	  - **Mécanisme immuno-allergique**
	  - **Anticorps anti-myéline**

FACTEURS INFLUENÇANTS	• **INFECTIONS :**
	  - Rôle dans l'initiation
	  - Souvent **épisode viral précédant la 1ère poussée** de SEP
	• **VACCINATION :**
	  - Possible facteur favorisant en cours d'étude (autres exemples connus de démyélinisation, encéphalomyélites aiguës disséminées avec la vaccination contre la rage...)
	  - **Eviter une nouvelle injection :**
	    × **Chez un patient ayant présenté une poussée après une injection antérieure**
	    × **Au cours d'une poussée**
	    × **En cas de fièvre**
	  - **VACCIN ANTI-HEPATITE B :**
	    × Son influence est en cours d'évaluation
	    × **PAS DE RISQUE SI VACCINATION DANS LE JEUNE AGE**
	    × **IL EST SOUHAITABLE D'EVITER CETTE VACCINATION CHEZ LES PATIENTS ATTEINTS DE SEP OU AYANT DES ANTECEDENTS FAMILIAUX DE SEP**

FACTEURS INFLUENÇANTS	• **GROSSESSE :**
	  - Stabilise, voire améliore la pathologie
	  - Ne modifie pas à long terme l'histoire de la maladie
	  - Il est **PREFERABLE D'ENVISAGER UNE GROSSESSE A DISTANCE DES POUSSEES**
	• **Traumatisme, interventions chirurgicales et anesthésie :**
	  - Pas de relation de cause à effet
	  - La rupture de la barrière hémato-méningée, à l'occasion d'un traumatisme, pourrait entraîner une poussée
	• **Stress :**
	  - Il semble exister une relation entre les chocs émotionnels et les poussées

PHYSIO-PATHOLOGIE	• **Localisation préférentielle dans les zones les plus richement myélinisées du système nerveux central :** – Régions péri-ventriculaires des hémisphères cérébraux – Nerfs optiques – Moelle épinière – Cervelet • **3 PHASES :** – **INFLAMMATION :** infiltration lympho-plasmocytaire – **PLAQUES DE DEMYELINISATION** de taille variable : macrophagie de la myéline – **REMYELINISATION :** avec fibrose • **DISSEMINATION DES POUSSEES :** – **DANS L'ESPACE :** à diverses localisations de substance blanche du système nerveux central – **DANS LE TEMPS**
DIAGNOSTIC DIFFERENTIEL	• **Tumoral :** – Lymphome cérébral – Tumeurs solides cérébrales – Myélopathies compressives tumorales • **Auto-immun :** – Neuro-lupus – Neuro-Behçet – Granulomatose centrale : sarcoïdose • **Infectieux :** – Infection : Syphilis – Infections du SNC liées au VIH (LEMP, encéphalite VIH…) – Leuco-encéphalite virale, HTLV1 • **Métabolique, toxique :** – Leuco-encéphalite toxique – Leuco-encéphalite métabolique – Sclérose combinée de la moelle par carence en B12 • Autres : – **ADEM Encéphalo-Myélite Aiguë Disséminée :** diagnostic différentiel principal d'une 1ère poussée de maladie démyélinisante, évolution monophasique, infection ou vaccination récente – Myélopathies compressives : cervico-arthrosiques, angiome médullaire – Malformations de la charnière cervico-occipitale

C EXAMEN CLINIQUE

1	EXAMEN CLINIQUE GENERAL
FACTEURS FAVORISANT LES POUSSEES	• **STRESS** • **CHALEUR** • ***POST-PARTUM*** • **EPISODE INFECTIEUX**

SIGNES CLINIQUES GENERAUX	Début monosymptomatique dans 50% des cas et **POLYMORPHISME CLINIQUE :**
	• Signes **VISUELS :**
	  - **NEVRITE OPTIQUE RETROBULBAIRE**
	  - **OPHTALMOPLEGIE INTERNUCLEAIRE,** diplopie (relation noyaux III et VI controlatéral)
	• Signes moteurs : syndrome **PYRAMIDAL**
	• Troubles **SENSITIFS, signe de Lhermitte** (sensation de décharge électrique descendante dans la colonne et les membres provoquée par la flexion du rachis cervical : caractéristique du syndrome cordonal postérieur)
	• Syndrome **CEREBELLEUX**
	• Troubles **GENITO-URINAIRES**
	• Atteinte du **TRONC CEREBRAL :**
	  - **SYNDROME VESTIBULAIRE CENTRAL**
	  - Ophtalmoplégie internucléaire, diplopie binoculaire
	  - **PARALYSIE FACIALE PERIPHERIQUE, NEVRALGIE DU V**
	• Syndrome pseudo-bulbaire
	• Troubles **PSYCHIATRIQUES** et psychiques
	• **TROUBLES PAROXYSTIQUES MAJORES PAR LA FIEVRE ET/ OU L'HYPERTHERMIE (PHENOMENE DE UHTHOFF)**

ARGUMENTS DIAGNOSTIQUES MAJEURS	• L'âge de **DEBUT** des troubles **ENTRE 20 ET 40 ANS** • **DISSEMINATION DANS LE TEMPS :** existence de poussées successives spontanément régressives, diagnostic de SEP si ≥ 2 poussées. Habituellement à 6 mois d'intervalle. • **DISSEMINATION DANS L'ESPACE :** caractère **multifocal** des lésions et des manifestations cliniques • **EXCLUSION DES AUTRES DIAGNOSTICS POSSIBLES**
FORMES EVOLUTIVES	• Forme **REMITTENTE** (80% débutent sur un mode rémittent) : poussées successives séparées par des périodes de rémission • Forme **PROGRESSIVE D'EMBLEE** (10%) : évolution continue • Forme **SECONDAIREMENT PROGRESSIVE** (10%) : poussées successives séparées par des périodes de rémission incomplète (aggravation progressive après chaque poussée) • Formes **PROGRESSIVES REMITTENTES** (< 5%) • Formes **flambantes gravissimes** (souvent mortelles en quelques semaines)

<table>
<tr><th>2</th><th colspan="2">SIGNES OPHTALMOLOGIQUES</th></tr>
<tr><td>DIPLOPIE</td><td colspan="2">ATTEINTES DUES A LA SEP :
• ATTEINTE DU NERF MOTEUR OCULAIRE EXTERNE (VI) OU COMMUN (III) DANS LEUR TRAJET INTRA-AXIAL
• OPHTALMOPLEGIE INTERNUCLEAIRE :
– Atteinte de la bandelette longitudinale postérieure (du côté de l'atteinte du III) qui relie le noyau du III au VI controlatéral
– Diplopie horizontale maximum dans le regard vers l'extérieur
– Dans le regard latéral :
× Défaut d'adduction de l'œil controlatéral
× Nystagmus de l'œil homolatéral
× Respect de la convergence
ELIMINER DE PRINCIPE LES 3 URGENCES :
• ANEVRISME CAROTIDIEN : paralysie complète du III
• HTIC : céphalées, vomissements, paralysie du VI
• MALADIE DE HORTON : sujet âgé, céphalées</td></tr>
<tr><td rowspan="3">NEVRITE OPTIQUE RETROBULBAIRE</td><td>DEFINITION</td><td>• INFLAMMATION DU NERF OPTIQUE DANS SA PORTION RETROBULBAIRE (en arrière de la papille)</td></tr>
<tr><td>SIGNES D'APPELS</td><td>• Terrain : FEMME JEUNE
• Signes fonctionnels :
– Des DOULEURS RETROORBITAIRES et péri-orbitaires qui AUGMENTENT A LA MOBILISATION DU GLOBE OCULAIRE
– Une BAISSE RAPIDE ET IMPORTANTE DE L'ACUITE VISUELLE d'un œil qui succède aux douleurs
– PAS DE ROUGEUR OCULAIRE
– Un TROUBLE DE LA VISION DES COULEURS</td></tr>
<tr><td>EXAMEN OPHTAL-MOLOGIQUE</td><td>• AV DIMINUEE de près et de loin
• Atteinte du réflexe photomoteur :
– SIGNE DE MARCUS GUNN :
× Lenteur du réflexe photomoteur direct (contraction pupillaire) correspondant au déficit pupillaire afférent
× CONSERVATION DU REFLEXE CONSENSUEL
• FOND D'ŒIL :
– NORMAL
– Secondairement, une pâleur papillaire peut apparaître (atrophie optique séquellaire)</td></tr>
</table>

	EXAMENS COMPLE-MENTAIRES	• **VISION DES COULEURS : ALTEREE** • **CHAMP VISUEL DE GOLDMANN : SCOTOME CENTRAL OU CÆCO-CENTRAL** • **PEV : ALTERES, ALLONGEMENT DU TEMPS DE LATENCE** • **IRM ORBITAIRE ET CEREBRALE : HYPERSIGNAL DU NERF OPTIQUE** 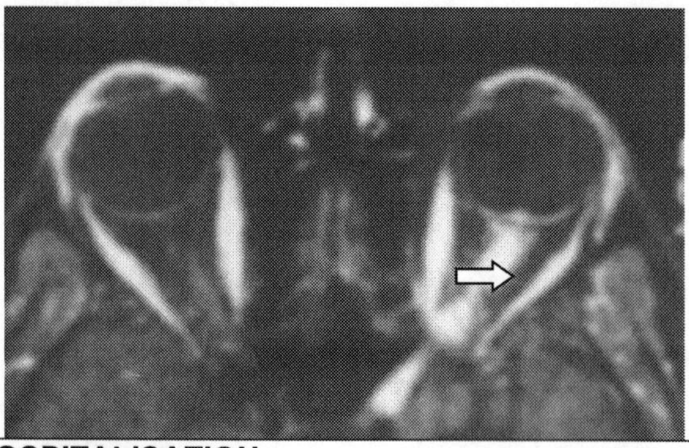
	TRAITEMENT	• **HOSPITALISATION** • **BOLUS DE Solu-Medrol® DE 1 G PAR VOIE INTRAVEINEUSE** • **3 JOURS DE SUITE**
	EVOLUTION	• La symptomatologie **régresse habituellement en quelques semaines** • **Inaugurale d'une SEP dans 30-70% des cas**

3	AUTRES SIGNES CLINIQUES
SYNDROME PYRAMIDAL	• **TYPE DE DEFICIT :** – Fatigabilité à la marche d'installation progressive – **DEFICIT MOTEUR CENTRAL** – **EXAGERATION DES REFLEXES OSTEO-TENDINEUX,** abolition précoce des réflexes cutanés abdominaux – Signe de **BABINSKY** – **SPASTICITE** • **LOCALISATION DU DEFICIT :** – **2 membres inférieurs** (paraparésie spastique), 1 seul membre – Hémicorps (hémiplégie) – 4 membres (tétraplégie) • **INTENSITE DU DEFICIT VARIABLE :** – Aucun déficit au repos dans les stades débutants – Claudication intermittente – L'examen clinique au repos strict peut être normal, du moins au début – Intensité modérée – Paralysie complète spastique invalidante • **MODE DE SURVENUE DU DEFICIT : inopiné ou après un effort musculaire**

TROUBLES SENSITIFS
 	
SIGNE DE LHERMITTE
	SIGNES SUBJECTIFS :
	• **Topographie :** membres, face, tronc, hémicorps
	• **Type :** sensations de picotements, de peau cartonnée, fourmillements, paresthésies constrictives, engourdissement
	• Le **SIGNE DE LHERMITTE** (35% des cas), non spécifique :
	  – **SYNDROME CORDONAL POSTERIEUR** par **ATTEINTE DES CORDONS POSTERIEURS DE LA MOELLE (SENSIBILITE)**
	  – Etiologies : SEP, compression postérieure de la moelle cervicale, myélopathie cervicarthrosique
	SIGNES OBJECTIFS :
	• **Pallesthésie :** diminution de la sensibilité vibratoire
	• **Hypoesthésie** pour les autres modes de sensibilité

SYNDROME CEREBELLEUX	• Lié à l'**ATTEINTE DES VOIES CEREBELLEUSES DANS LE TRONC CEREBRAL** et non pas du cortex cérébelleux
	• Fréquent lorsque la SEP est ancienne
	• Clinique :
	  – **AXIAL = STATIQUE :**
	    × **Hypotonie**
	    × **Elargissement polygone de sustentation**
	  – **HEMISPHERIQUE = CINETIQUE :**
	    × **Dysmétrie**
	    × **Adiadococinésie**
	    × **Hypermétrie**
	  – Une **DYSARTHRIE**
	  – Un **TREMBLEMENT D'ATTITUDE :**
	    × Déclenché par le moindre mouvement
	    × Pouvant être très invalidant, rendant parfois l'usage des mains impossible
	    × Perturbant le mouvement volontaire et la marche

TROUBLES GENITO-SPHINCTERIENS	• Constants dans les **formes évoluées,** ils sont les témoins de **plaques médullaires** (voies sensitives, motrices et végétatives)
	• Type :
	  – **Signes URINAIRES : miction impérieuse, pollakiurie, incontinence, rétention,** complications uro-néphrologiques à type d'**infections** urinaires à répétition et de diverticules
	  – Troubles **SEXUELS :** impuissance, frigidité
	  – Troubles **FECAUX :** constipation ou incontinence
	• Un **bilan urodynamique** pourra être utilisé

TROUBLES PSYCHIATRIQUES ET PSYCHIQUES	• **TROUBLES DE L'HUMEUR : SYNDROME DEPRESSIF** • **TROUBLES DU COMPORTEMENT** • Répercussion sur la **vie professionnelle :** perte d'emploi • **Handicap cognitif modéré :** attention, mémoire de synthèse, fonctions exécutives

D EXAMENS COMPLEMENTAIRES

- **IRM CEREBRALE SANS ET AVEC INJECTION DE GADOLINIUM**
- **PONCTION LOMBAIRE AVEC ANALYSE DU LCR**
- **POTENTIELS EVOQUES : MOTEURS, SOMESTHESIQUES, VISUELS ET AUDITIFS (AUGMENTATION DU TEMPS DE LATENCE CENTRALE AVEC UNE AMPLITUDE NORMALE)**
- **BIOLOGIE :**
  - **ABSENCE DE SYNDROME INFLAMMATOIRE**
  - **BILAN INFECTIEUX ET IMMUNOLOGIQUE NEGATIF**
- **AUTRES EXAMENS EN FONCTION DES SYMPTOMES :**
  - **ENG**
  - **EXPLORATION URODYNAMIQUE**
  - **ECHOGRAPHIE VESICO-RENALE ET APPRECIATION DU VOLUME POST-MICTIONNEL**

IRM CEREBRALE ET MEDULLAIRE	• Type de lésions **:**
	  - **SIGNAUX ISO OU HYPO-INTENSES EN T1**
	  - **SIGNAUX HYPER-INTENSES EN T2**
	  - **PRISE DE GADOLINIUM SI LESIONS RECENTES (< 3 MOIS)**
	• Localisation :
	  - Au sein de **PLUSIEURS TERRITOIRES DISCONTINUS**
	  - Avec une prédominance en **PERI- VENTRICULAIRE** et au niveau de la **FOSSE POSTERIEURE**
	  - **SANS EFFET DE MASSE** sur les structures de voisinage
	  - Atrophie du corps calleux
	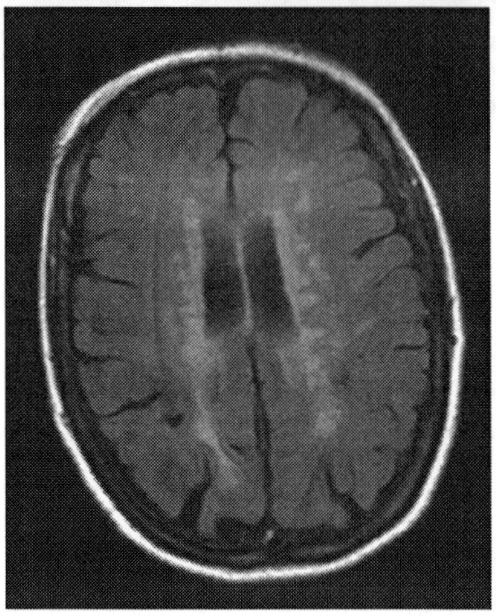
	• Les plaques sont visibles 2 fois/3 lors de la 1ère poussée
	• Critères diagnostiques :
	  - **Les critères de Barkhof :** diagnostic de SEP si au moins 3 des 4 critères suivants sont rencontrés :
	    × 1 prise de contraste en T1 (lésion rehaussée par le gado) ou 9 lésions hyper-intenses en T2
	    × Au moins 1 lésion sous-tentorielle
	    × Au moins 1 lésion juxta-corticale
	    × Au moins 3 lésions péri-ventriculaires
	    × *N.B. : une lésion médullaire peut remplacer une lésion encéphalique*
	  - **Les critères de McDonald**

Critères de McDonald (nouveaux critères 2011)	• Pour le diagnostic positif de la SEP • **Dissémination spatiale :** présence de 2 lésions cérébrales parmi les 4 territoires suivants (en périphérie des ventricules cérébraux, cortex cérébral, atteinte sous-tentorielle, atteinte médullaire) ; la mise en évidence de ces lésions peut être définie sur le plan clinique ou par l'IRM • **Dissémination temporelle :** récidive clinique ou sur l'IRM
PONCTION LOMBAIRE	• **HYPERPROTEINORACHIE MODEREE :** généralement inférieure à 1 g/L • **AUGMENTATION DE LA PROPORTION DES GAMMAGLOBULINES** (taux supérieur à 20%) avec répartition **OLIGO-CLONALE** (synthèse intrathécale IgG) bandes oligo-clonales en immunofixation ou mieux immuno-électrofocalisation • **LYMPHOCYTOSE MODEREE :** généralement inférieure à 50 lymphocytes/mm^3
POTENTIELS EVOQUES	• Peuvent parfois révéler l'existence d'atteinte infraclinique • **PEV (Potentiels Evoqués Visuels) :** - Explorent nerf optique, chiasma et bandelettes - Allongement de **la latence de l'onde P100,** sans augmentation de l'amplitude • **PEA (Potentiels Evoqués Auditifs) :** - Déterminent la topographie rétro-cochléaire de la plaque - **Allongement des ondes II-V et diminution de l'amplitude de l'onde V** • **PES (Potentiels Evoqués Somesthésiques) :** - Déterminent la topographie de l'atteinte des voies lemniscales - **Retard ou abolition de la réponse corticale P39 et N20** • **PEM (Potentiels Evoqués Moteurs) :** - Obtenus par stimulation trans-crânienne du cortex rolandique, explorant les voies motrices •
BIOLOGIE	• **VS, CRP : pas de syndrome inflammatoire** • **SERODIAGNOSTICS : VIH, EBV, VZV, syphilis** • **Bilan de MALADIE DE SYSTEME :** - **Anticorps antinucléaires, anti-DNA natif, anti-ENA, enzyme de conversion de l'angiotensine etc.**
AUTRES	• **ENG :** - Peut orienter si le vertige est d'origine centrale ou périphérique • **Exploration urodynamique :** - Hyperactivité vésicale dans 70% des cas, dyssynergie vésico-sphinctérienne • **Echographie vésico-rénale et appréciation du volume post-mictionnel**

E POUR EN SAVOIR PLUS : FORMES CLINIQUES DE MALADIES DEMYELINISANTES

NEUROMYELITE OPTIQUE DE DEVIC	• **NEUROPATHIE OPTIQUE AIGUE OU SUBAIGUE ASSOCIEE A UNE MYELOPATHIE** • Critères diagnostiques : - **Atteinte de la moelle épinière et des nerfs optiques aiguë ou subaiguë, simultanée ou séparée de plusieurs mois ou années** - Evolution variable - **Normalité de l'IRM encéphalique** - **Augmentation de volume de la moelle associée à des signes de nécrose visibles en IRM**
SEP DE L'ENFANT	• Début **avant l'âge de 16 ans,** prédominance féminine • Infection non spécifique précèdant la 1ère poussée • Symptomatologie initiale généralement monosymptomatique • Atteinte **sensitive** et **oculaire** le plus fréquement • Evolution souvent **bénigne** sur un mode **rémittent**
SEP A REVELATION TARDIVE	• Début **après 60 ans** • Symptomatologie initiale souvent **motrice** • Evolution **progressive** • Diagnostic difficile car coexistence de pathologies fréquentes (HTA, cervicarthrose...)
SEP PSEUDO-TUMORALES	• **Diagnostic difficile** • Dans certains cas, antécédent de vaccination récente (lien avec l'encéphalomyélite post-vaccinale ?) • **Evolution souvent favorable sous corticothérapie** • Biopsie cérébrale montre une démyélinisation et un infiltrat inflammatoire périvasculaire
ENCEPHALOMYELITE AIGUE DISSEMINEE	• Démyélinisation périvasculaire du SNC • Spontanée ou après une infection ou un vaccin viral (origine immunologique ?) • **Tableau clinique sévère : atteinte neurologique disséminée à tout le névraxe, coma, crises comitiales** • **Evolution rapide**

F EVOLUTION

FORMES EVOLUTIVES	• Forme **REMITTENTE** (80% débute sur un mode rémittent) : poussées successives séparées par des périodes de rémission • Forme **PROGRESSIVE D'EMBLEE** (10%) : évolution continue • Forme **SECONDAIREMENT PROGRESSIVE** (10%) : poussées successives séparées par des périodes de rémission incomplète (aggravation progressive après chaque poussée) • Formes **PROGRESSIVES REMITTENTES** (< 5%) • Formes **flambantes gravissimes** (souvent mortelles en quelques semaines)

FACTEURS PRONOSTIQUES	**Bon pronostic**	• Forme **rémittente,** âge de **début < 40 ans** • **Début par : neuropathie optique, symptômes sensitifs** • 1ère rémission de longue durée entre 2 poussées • Evolution bénigne durant les 5 premières années
	Mauvais pronostic	• Forme **progressive ;** âge de **début > 40 ans** • **Début par : atteinte motrice, cérébelleuse ou sphinctérienne**
EVOLUTION GENERALE		• Affection restant **sévère** avec **pronostic fonctionnel réservé** • **Evolution peu prévisible** malgré l'existence de facteurs de bon et mauvais pronostic • Le **pronostic** est **fonction de la durée de l'évolution et du degré de handicap** (cf. module 4)

ITEM 102

G TRAITEMENT

1	TRAITEMENT DES POUSSEES
MISE EN CONDITION	• **HOSPITALISATION** pour : – Investigations diagnostiques – Traitement des poussées sévères • **REPOS** au lit • **PREVENTION DE COMPLICATIONS DE DECUBITUS**
CORTICOTHERAPIE PAR VOIE INTRAVEINEUSE	• **Bilan pré-corticothérapie :** – Bilan systématique (cf.) – Rechercher une infection et la traiter – **ECBU SYSTEMATIQUE** (infections urinaires sur vessie neurologique) • **BOLUS DE CORTICOIDES : Solu-Médrol® 1 G/J, 3 JOURS IV** • **MESURES ASSOCIEES** (cf.) • **PAS DE RELAIS *PER OS*** • Effets : – Elle **raccourcit la durée et atténue la sévérité de la poussée** – Elle **n'influence pas le pronostic ou l'évolution à long terme et ne prévient pas la survenue d'une nouvelle poussée** • En cas d'échec, certains proposent des échanges plasmatiques
TRAITEMENT SYMPTOMATIQUE	• Si douleur (névralgie) : Tégrétol® • Traitement d'éventuels **troubles sphinctériens** • Lutte contre la **spasticité**
MESURES ASSOCIEES	• **KINESITHERAPIE** douce respectant les seuils de douleurs et de fatigue • **SOUTIEN PSYCHOLOGIQUE** • **EVITER LES BAINS CHAUDS** (phénomène d'Uthoff) • **ARRET DE TRAVAIL**
SURVEILLANCE	• Efficacité : – **EXAMENS NEUROLOGIQUES QUOTIDIENS :** motricité, spasticité, ataxie • **TOLERANCE DES MEDICAMENTS**

2	TRAITEMENT DE FOND	
TRAITEMENT SYMPTOMATIQUE	**MESURES SOCIO-PROFES-SIONNELLES**	• Prise en charge à **100%** dans le cadre **ALD** • **Maintenir une activité professionnelle** le plus longtemps possible
	HYGIENE DE VIE	• **Eviter :** – **Les séjours en pays chauds, les bains chauds** – **La fatigue physique** – **Le stress psychologique** • **Grossesse :** – Généralement moins de poussées au cours de la grossesse – **Peut occasionner des poussées en *post-partum***
	TRAITEMENT MEDICAMENTEUX	• Douleur de type névralgique : Tégrétol® • Lutte contre **SPASTICITE** pyramidale : baclofène (Liorésal®) ou dantrolène (Dantrium®) • Troubles **GENITO-URINAIRES : REEDUCATION VESICALE :** – Vessie **instable :** anticholinergique (Ditropan®) – **Rétention** vésicale : α-bloquants : Xatral® – **Prévention des infections urinaires :** diurèse suffisante, auto-sondages en asepsie stricte, surveillance régulière ECBU avec antibiothérapie adaptée
	KINESITHERAPIE	• Rééducation **motrice** (préserver autonomie) • Lutte contre la **spasticité** • Rééducation **vésicale**
	PRISE EN CHARGE PSYCHOLOGIQUE	• **SOUTIEN PSYCHOLOGIQUE** (risque relatif de suicide multiplié par 3) • **Antidépresseurs**
TRAITEMENT SPECIFIQUE	• **Actuellement les traitements de fond modifient l'histoire naturelle de la maladie en RALENTISSANT SON EVOLUTION, MAIS NE LA BLOQUENT PAS** • **Indications :** – **Forme rémittente, patient ayant fait plus de 2 poussées dans les 2 années précédentes** – **Formes progressives** • **Produit : INTERFERON β (Bêtaféron® en SC, Avonex® en IM, Rebif® en SC) :** – **Effet : baisse du nombre et de la sévérité des poussées, et baisse de l'activité IRM de la maladie** – **Contre-indications : grossesse, allaitement, épilepsie, dépression** – **Effets secondaires : dépression, syndrome pseudo-grippal** • **Autres : immunomodulaterur, immunosuppresseurs (formes sévères) :** – Mitoxantrone (Novantrone®) – Immunomodulateur, glatiramère (Copaxone®) – Anticorps monoclonal (sous-unité alpha-4 des intégrines), natalizumab (Tysabri®)	

<table>
<tr><th colspan="2">3</th><th>SURVEILLANCE</th></tr>
<tr><td colspan="2">CLINIQUE</td><td>
• CONSULTATION :
– Régulière avec évaluation des signes :
× Neurologiques
× Ophtalmologiques
× Génito-urinaires
× Retentissement psychique
– En urgence, en cas de symptômes évoquant une poussée de SEP
• EDUCATION SUR LES REGLES HYGIENO-DIETETIQUES
• Evaluation du HANDICAP avec ECHELLES :
– Somatiques
– Qualité de vie
</td></tr>
<tr><td rowspan="2">PARACLINIQUE</td><td>BIOLOGIQUE</td><td>
• Surveillance du traitement par INTERFERON β :
– NFS, transaminases : mensuels pendant 3 mois puis trimestriels
– Fonction rénale et autres selon besoin (TSH, bêta-hCG avant interféron β)
• Surveillance du traitement par mitoxantrone :
– NFS : avant puis 1 mois après le début du traitement, puis tous les 3 mois pendant 5 ans
– ECG et écho cardiaque avant et après le traitement
– Tests fonctionnels hépatiques avec TP
• Surveillance du traitement par natalizumab :
– NFS, VS, CRP, RP
– Dépister la survenue de réactions allergiques, de lymphome, d'infections opportunistes
</td></tr>
<tr><td>IMAGERIE PAR RESONNANCE MAGNETIQUE</td><td>
• But :
– CONFIRMER LE DIAGNOSTIC ou le remettre en cause en fonction de l'évolution sur l'imagerie
– ELIMINER UNE AFFECTION ASSOCIEE en cas de symptôme inhabituel
– Rechercher une LESION ACTIVE avant un traitement immunosuppresseur (mitoxantrone)
– PLANIFIER LES PROTOCOLES THERAPEUTIQUES
• Facteurs évolutifs :
– CHARGE LESIONNELLE : nombre de lésions
– ACTIVITE LESIONNELLE : prise de contraste en T1, reflet de l'activité inflammatoire et non prédictive du handicap clinique, mais elle pourrait l'être de la survenue de poussée
– DEGRE D'ATROPHIE : hyposignal en T1
</td></tr>
</table>

SYNTHESE ET MOTS-CLES

- Pathologie démyélinisante chronique du SNC
- Critères de dissémination spatiale et temporelle
- Traitement par corticothérapie en bolus pour les poussées, et nouveaux biothérapies pour le traitement de fond.

Conférences de consensus - Recommandations

Année	Source	Titre
2012	HAS	Fampyra : bloqueur des canaux potassiques voltage-dépendants
2011	HAS	Synthèse d'avis : Avonex, Rebix, Betaferon, Extavia, Gilenya
2006	HAS	Sclérose en plaque

Sujets tombés à l'ECN

Année	Contenu
-	Jamais tombé aux ECN depuis 2004

THROMBOSE VEINEUSE PROFONDE ET EMBOLIE PULMONAIRE

Item 224 - UE 8

Chapitre 25

CHAPITRE TRANSVERSALITE

OBJECTIF TRANSVERSALITE ECN

- Ce chapitre est à traiter dans votre livre de spécialité concerné afin de conserver votre mémoire visuelle.
- Cependant, s'identifiant comme question transversale, cet item sera traité et ne concernera uniquement que la partie médecine interne.

MOTS-CLES

- **MTEV**
- **Facteurs favorisants**
- **Bilan étiologique**
- **Thrombophilie acquise/innée**

Pour mieux comprendre

- Protéines S et C : 2 facteurs qui participent à la fibrinolyse, jouant donc le rôle d'anticoagulant. Un déficit hétérozygote en ces facteurs par mutation génétique expose à un risque accru de thrombose, alors que le déficit homozygote est létal. Attention, il s'agit de 2 facteurs vitamine K-dépendants.
- Le facteur V de Leyden est une protéine présentant une mutation au sein du facteur V habituel à l'origine de la non reconnaissance de ce facteur par la protéine C. Cette « résistance à la protéine C » donne des symptômes similaires mais moins prononcés.
- L'antithrombine III est aussi un inhibiteur de la coagulation et son déficit peut être inné (génétique) ou acquis (CIVD, insuffisance hépatique…). Il s'agit d'un cofacteur de l'héparine.
- Hyperhomocystéinémie : pathologie innée (rare) ou acquise résultant de l'accumulation de cet acide aminé essentiel dans l'organisme, responsable de thrombose artérielle et veineuse. La physiopathologie est discutée.

ITEM 224

A INTRODUCTION

Item très souvent traité pour l'ECN, son intérêt en médecine interne résulte essentiellement dans la réalisation d'un bilan de thrombophilie dans des indications et des limitations importantes. Le bilan ci-dessous sera donc le bilan minimum à réaliser devant toute EP idiopathique chez le sujet de moins de 60 ans.

B POUR COMPRENDRE : RAPPELS GENERAUX

PHYSIOPATHOLOGIE DU THROMBUS VEINEUX	La formation d'un thrombus veineux peut être favorisée par 3 facteurs physiopathologiques. Ceux-ci correspondent à la **« TRIADE DE VIRCHOW » :** • **STASE VEINEUSE** • **ACTIVATION DE LA COAGULATION** • **ALTERATION VEINEUSE PARIETALE**

TYPE DE MALADIE THROMBO-EMBOLIQUE	**2 types** de maladies thrombo-emboliques se distinguent :
	• **PRIMITIVES = IDIOPATHIQUES :**
	  - Impliquant de rechercher une **anomalie de l'hémostase**
	• **SECONDAIRES = FACTEURS ETIOLOGIQUES :**
	  - Causes variables : *post-partum,* chirurgie, immobilisation, traumatisme, alitement complet de plus de 3 jours, cancer, maladie inflammatoire chronique...

MALADIE THROMBO-EMBOLIQUE SECONDAIRE	**Contexte :**
	• Le **FACTEUR DECLENCHANT EST RETROUVE**
	• Age > 45 ans
	• Pas de siège inhabituel (généralement membre inférieur)
	• **Recherche de la cause INDISPENSABLE**
	Bilan :
	• Recherche d'une **ETIOLOGIE** à la MTEV : interrogatoire, TDM TAP à la recherche d'une néoplasie, bilan orienté en fonction de l'examen clinique du patient.
	• Importance du **CONTEXTE CLINIQUE, orientant le bilan complémentaire à réaliser**
	• Bilan biologique **standard :**
	  - NFS plaquettes, TP-TCA
	  - CRP, frottis sanguin
	  - Bilan hépatorénal
	  - Calcémie, LDH, EPS

MALADIE THROMBO-EMBOLIQUE PRIMITIVE	**Contexte :** • **LE FACTEUR DECLENCHANT N'EST PAS RETROUVE** • Siège inhabituel (syndrome de Budd-Chiari, thrombose cave, membre supérieur...) • Thrombose artérielle • Examen clinique anormal • Age < 45 ans • **Antécédents personnels ou familiaux** de maladie thrombo-embolique • Episodes thrombotiques récidivants inexpliqués **Bilan biologique :** • **BILAN DE THROMBOPHILIE (cf)** • **Bilan à la recherche d'un processus néoplasique occulte**

C BILAN DE THOMBOPHILIE PRIMITIVE

INTERET	• **Prophylaxie secondaire** du sujet (indication d'un traitement anticoagulation au long cours) • **Prophylaxie primaire dans la famille dans des situations à risque** • Orientation sur le choix de la contraception chez la femme (progestative pure)
BILAN DE THROMBOPHILIE	**Méthode :** • En **laboratoire spécialisé** • Dosages à réaliser **AVANT TOUT TRAITEMENT ANTICOAGULANT** • **CONSENTEMENT ECRIT pour les recherches de mutations** **Eléments du bilan :** • **Protéine C et S libre** *(N.B. : prélever avant le traitement par AVK, car facteurs vitamine K dépendant)* • **Tests de résistance à la protéine C activée** (tout résultat normal conduit à rechercher une mutation du facteur V par biologie moléculaire) : le facteur V étant activée par la protéine C, la résistance à la protéine C activée doit faire rechercher la mutation du facteur V de Leyden. • **Antithrombine III** : prélevé avant le traitement par héparine (activité cofacteur de l'héparine) • **Recherche d'un SAPL** : TCA, recherche d'un anticoagulant circulant, anticorps anti cardiolipines et anti B2GP1 • **Homocystéinémie** • Recherche mutation 20210A du gène du **facteur II** (prothrombine)
MUTATION DU FACTEUR V (LEIDEN) (20%)	• **Cause la plus fréquente** • Responsable de la **RESISTANCE A LA PROTEINE C ACTIVEE** • Recherche génétique **AVEC ACCORD DU PATIENT** • **Test fonctionnel (test de résistance) puis recherche de mutation du FACTEUR V**
AUTRES MUTATIONS	• **MUTATION DU FACTEUR II :** mutation de la base 20210 du facteur II, lui conférant une résistante à la fibrinolyse • **Mutation de la MTHFR** (méthylèneTétraHydroFolate Réductase) : rare, caractérisé par une hausse de l'homocystéine plasmatique.
DEFICIT EN INHIBITEUR DE LA COAGULATION (5-10%)	• **Déficit en protéine C/S : 4-8%** Protéine S = cofacteur de la protéine C Protéine C : dégradation des facteurs Va et VIIIa **Taux > 70%** **La grossesse et les œstroprogestatifs diminuent le taux de protéine S** • **Déficit en AT III : 2-4%** Bloque l'action des facteurs IIa et Xa en se liant de manière covalente Héparine peu efficace (role cofacteur de l'ATIII) : traitement par héparine + concentrés d'AT-III ou AvK
PATHOLOGIES ASSOCIEES	• **SAPL** • **Syndrome néphrotique (**fuite urinaire de l'ATIII) • **Maladies auto-immunes** : LES, maladie de BEHCET • **Hémopathies lymphoides :** développement d'anticoagulant circulant • **Pathologies myéloides :** polyglobulie de Vaquez, MDS, thrombocytémies essentielles • **TIH +++**

TRAITEMENT

- La découverte d'une thrombophilie avec un épisode thrombotique impose la prise d'un traitement anticoagulant au long cours
- Le plus souvent : héparine avec relai précoce par anti vitamine K (AVK)
- **Dans les déficits en AT III, existence d'une résistance à l'héparine, nécessitant soit la perfusion d'ATIII (rare) ou l'augmentation des doses d'héparines**
- Déficit en protéine C : **garder plus lontemps l'héparine, introduction des AVK prudente (facteur vitamine K dépendant)**
- En cas d'hyperhomocystéinémie : traitement par vitamine B9 et B12
- Dans tous les cas, proposer une enquête et un dépistage familial.
- EDUCATION THERAPEUTIQUE : signes cliniques de MTEV, suivi du traitement anticoagulant
- Porte d'une carte de thrombophilie.

SYNTHESE ET MOTS-CLES

SYNTHESE

- Thrombophilie = anomalie biologique exposant à un risque thrombotique veineux.
- Innée (mutation facteur V, II, déficit en protéines C, S et antithrombine III, hyperhomocystéinémie...).
- Acquise (anticoagulant circulant, anticorps anticardiolipides...).
- Bilan à distance de la phase aiguë, en dehors de tout traitement anticoagulant.

Conférences de consensus - Recommandations

ITEM 224

Année	Source	Titre
2013	HAS	Fondaparinux, anticoagulant
2012	HAS	Rivaroxaban (xarelto), anticoagulant oral
2010	HAS	Evaluation des dispositifs de compression médicale à usage individuel – Utilisation en pathologies vasculaires
2009	AFSSAPS	Prevention et traitement de la maladie thrombo-embolique veineuse en medecine
2011	ESC	Guide-lines on the diagnosis and management of acute pulmonary embolism

Sujets tombés à l'ECN

ITEM 224

Année	Contenu
2004	Dossier 4
2005	Dossier 5
2006	Dossier 4
2008	Dossier 3
2009	Dossier 3
2011	Dossier 7

ACROSYNDROMES (phénomène de Raynaud, érythermalgie, acrocyanose, engelures, ischémie digitale)

Chapitre 26

Item 237 - UE 8

CHAPITRE TRANSVERSALITE

OBJECTIF TRANSVERSALITE ECN

- Ce chapitre est à traiter dans votre livre de spécialité concerné afin de conserver votre mémoire visuelle.
- Cependant, s'identifiant comme question transversale, cet item sera traité et ne concernera uniquement que la partie médecine interne.

MOTS-CLES

- **Acrosyndrome paroxystique vasculaire**
- **Maladie *versus* syndrome de Raynaud**
- **Causes secondaires**
- **Capillaroscopie**
- **Ischémie digitale et sclérodermie**

Pour mieux comprendre

- Syndrome de Raynaud : Acrocyanose paroxystique caractérisée par des épisodes récidivants et transitoires de vasospasmes digitaux fréquemment associés à l'exposition au froid (diminution de température plus ou moins soudaine, contact avec un objet froid) ou à des émotions.
- Vasoconstriction digitale des artères, des artérioles pré-capillaires et des shunts artério-veineux cutanés.
- Sa pathogénie reste mal connue et fait intervenir une hyperactivité du système sympathique, la sécrétion de facteurs vaso-actifs (endothéline-1, *calcitonine gene related peptide*) sur des lésions vasculaires sous-jacentes en cas de phénomène de Raynaud secondaire.
- La maladie de Raynaud (idiopathique) correspond à une simple exagération de la réponse physiologique en cas d'exposition au froid et fait intervenir une hypersensibilité des récepteurs α-2 vasoconstricteurs et des perturbations dans la sécrétion endothéliale de médiateurs vaso-actifs. Elle est estimée à 90% des cas et est rarement invalidante dans les activités de la vie quotidienne. Le PR est dit « secondaire » ou syndrome de Raynaud lorsqu'il précède ou s'associe à une maladie générale ou une anomalie vasculaire locorégionale le plus souvent ischémique.

ITEM 237

A INTRODUCTION

Le syndrome de Raynaud dans sa forme idiopathique est très fréquemment retrouvé dans la population générale, de l'ordre de 5% en fonction des études, et même jusqu'à 10% des femmes, avec un sex-ratio de l'ordre de 3/1. L'interrogatoire minutieux et un bilan biologique minimal sont indispensables dans l'exploration du syndrome, à la recherche d'une cause secondaire (10 à 20% des cas).

Dans ce chapitre, après la définition des différents termes, ne sera détaillé que le syndrome de Raynaud et les ischémies digitales, les autres acrosyndromes vasculaires n'étant qu'anecdotique et le plus souvent idiopathique ; les formes secondaires sont décrites dans la partie définition.

B DEFINITIONS

1	GENERALITES
PHENOMENE DE RAYNAUD	• **ACROSYNDROME (SYNDROME DES EXTREMITES) DE TYPE PAROXYSTIQUE VASCULAIRE** • **3 phases décrites (cf ci-dessous)** • **FACTEURS DECLENCHANTS : FROID,** humidité, émotion
ERYTHERMALGIE	• **ACROSYNDROME AVEC ERYTHEME PAROXYSTIQUE DES EXTREMITES TRES DOULOUREUX (BRULURES)** • Extrémités rouges, chaudes et douloureuses, généralement bilatérales et symétriques, atteinte des pieds +++ • Provoqué par la chaleur, l'effort et l'orthostatisme prolongé • Calmé par le froid et les pieds plongés dans l'eau • **RECHERCHER UNE CAUSE SECONDAIRE (= érythromélalgies) : syndromes myéloprolifératifs** (THROMBOCYTOSE), neuropathies (diabète), vasculopathies (insuffisance veineuse) et iatrogénies (inhibiteurs calciques) • **Bilan minimal :** NFS-plaquettes, glycémie à jeun, CRP, facteur rhumatoïde, FAN et anti-CCP
ACROCYANOSE	• **La cyanose des extrémités est permanente**, contrairement au syndrome de Raynaud • **Extrémités bleues, froides et moites** pouvant atteindre les oreilles et le nez • **Indolore, BENIN** • **Femme jeune** maigre, longiligne, voire parfois anorexique • **PAS DE BILAN SAUF SI SIGNES CLINIQUES D'ATYPIES** • **SI DOUTE DIAGNOSTIC :** doppler vasculaire (ischémie digitale permanente sévère) • **Traitement :** protection contre le froid, arrêt du tabac, éviter traumatismes et médicaments vasoconstricteurs
ACROCHOLOSE	• **Simple sensation désagréable d'extrémités chaudes et de brulures majorée par la chaleur** • **Souvent associée à une neuropathie ou une insuffisance veineuse chronique** • BENIN
ENGELURES	• **Plaque ou papule oedemateuse, prurigineuse, algique et érythrocyanotique prédominant aux orteils, +/- doigts** • **Uniquement en hiver** • Souvent associés à une acrocyanose ou un phénomène de Raynaud • Evolution spontanée favorable en 3-4 semaines • Aucun bilan nécessaire (sauf si doute clinique sur lupus, vascularites et/ou maladies des embols de cholestérol)
ISCHEMIE DIGITALE	• **Doigt froid, algique et cyanique pendant une période prolongée, supérieure à 24 heures** • **MANŒUVRE D'ALLEN :** recherche d'artériopathie digitale sur un ou plusieurs doigts • **RISQUE EVOLUTIF : nécrose, amputation** • **BILAN EN URGENCE : identique à celui du syndrome de Raynaud**
ACRORHIGOSE	• **Extrémités froides et pales en permanence** • Femme jeune • BENIN : pas de bilan
ACROSYNDRO-MES PLUS RARES	• **Oedeme bleu de Charcot :** pathomimie • **Acrodynie :** érythème des extrémités par intoxication au MERCURE • **Acroidèse :** intolérance au chaud et au froid avec algies des membres inférieurs de la femme jeune • ...

2	EN RESUME	
ACROSYNDROME	**PAROXYSTIQUE**	**PERMANENTS**
VASOCONSTRICTION	**Raynaud**	**Acrorhigose** **Acrocyanose** **Livédo**
VASODILATATION	**Erythermalgies** **Erythromélalgies**	**Acrocholose** **Syndrome des paumes rouges** **(syndrome de Lane)**

3	LA MANOEUVRE D'ALLEN
PRINCIPE	**Observer la recoloration des doigts après une occlusion manuelle des artères du poignet**
TECHNIQUE	**Compression bimanuelle des artères radiales et cubitales du poignet du patient.** **Le patient fait quelques mouvements d'ouverture et de fermeture de la main, pour chasser le sang veineux ; la main devient blanche.** **La levée successive de la compression artérielle permet d'estimer la perfusion d'aval en évaluant la vitesse de recoloration des doigts qui laisse blanche LES ZONES HYPOPERFUSEES.**

ITEM 237

C SYNDROME DE RAYNAUD : RAPPELS GENERAUX

1	GENERALITES
DEFINITION	• **ACROSYNDROME (SYNDROME DES EXTREMITES) DE TYPE PAROXYSTIQUE VASCULAIRE** • **FACTEURS DECLENCHANTS : FROID,** humidité, émotion • Fréquent : jusqu'à 10% des femmes
PHYSIO PATHOLOGIE	• **Maladie de Raynaud primitives (idiopathique) :** Physiopathologie multifactorielle : anomalie des récepteurs alpha-vasoconstricteurs et des médiateurs vaso-actifs • **Syndrome de Raynaud secondaire :** Oblitération de la micro ou macro-circulation des doigts Signes de vascularite +/- ischémiques
DIAGNOSTICS DIFFERENTIELS	• **Engelures** • **Acrocyanose :** la cyanose est permanente , contrairement au syndrome de Raynaud • **Erythermalgie :** Associant rougeur, chaleur et douleur Membre inférieur Déclenché par le chaud Souvent dans le cadre de syndrome myéloprolifératif
PRINCIPES	• **TOUT SYNDROME DE RAYNAUD A L'ECN DOIT FAIRE RECHERCHER UNE SCLERODERMIE** • **UNE MALADIE DE RAYNAUD PRIMITIF IDIOPATHIQUE EST UN DIAGNOSTIC D'ELIMINATION**
EXAMENS SYSTEMATIQUES	• **Interrogatoire et examen clinique** • **TEST D'ALLEN** • **CAPILLAROSCOPIE + FAN**

2	CLINIQUE 3 PHASES CLINIQUES	
SIGNES CLINIQUES	1ère PHASE SYNCOPALE	• **Doigts BLANCS** • **D'aspect MORIBOND**
	2ème PHASE ISCHEMIQUE	• **Doigts BLEUS** • **CYANOSE** • **PARESTHESIES**
	3ème PHASE ERYTHRO MERALGIQUES	• **Doigts ROUGES** • **RECHAUFFEMENT** • **DOULEURS**
SIGNES DE GRAVITE	**Signes de gravité :** • Atteinte des 10 doigts • Ulcérations/nécroses digitales/sclérose ou œdème des mains • Signes systémiques, AEG • Absence de rémission estivale • Début > 40 ans • Atteintes nez/orteils/langue **La présence de SIGNES DE GRAVITE ORIENTE VERS UN SYNDROME DE RAYNAUD SECONDAIRE et non vers une maladie de Raynaud idiopathique**	

D ETIOLOGIES ET PRISE EN CHARGE

1	ETIOLOGIES
MALADIE DE RAYNAUD IDIOPATHIQUE	• Acrosyndrome vasculaire **primitif ou idiopathique** • Epidémiologie : **90% des syndromes de Raynaud** • Contexte : souvent **ancien** depuis adolescence, prédominance de **femme,** prédisposition **spasme vasculaire** (migraines, angor Printzmetal), caractère **familial** • Clinique : – Bilatéral, épargne les pouces – Caractère isolé (= absence de « signes d'alarme ») – **DIAGNOSTIC D'ELIMINATION, établi sans autres causes secondaires retrouvées après 2 ans de surveillance** • **BILAN MINIMAL ET CAPILLAROSCOPIE NORMAUX** • **Surveillance clinique** 2 ans

SYNDROME DE RAYNAUD SECONDAIRE	• **Collagénoses et vascularite** (sclérodermie, connectivites, PR, LES, SAPL, DM, Horton, PAN, Takayasu, vascularites à ANCA) • **Artériopathies** (surtout si Raynaud asymétrique) : athérome, vascularite de Buerger • **Causes mécaniques et traumatiques :** – Syndrome du canal carpien – Syndrome défilé thoracique (côte surnuméraire ou hypertrophie des scalènes du sportif, manœuvre du chandelier positive, diagnostic au Doppler) – TMS (syndrome du marteau piqueur, syndrome du marteau hypothénar, dactylographie) • **Causes immuno-hématologiques :** MAF, SMP, cryoglobulinémie. • **Iatrogène/médicamenteuses :** œstroprogestatifs, bétabloquants (y compris oculaires), sympathomimétiques (y compris nasaux), antimigraineux (dérivés de l'ergot de seigle, tryptans, méthylsergide), cytotoxiques (vinblastine, bléomycine, cisplatine), interféron • **Toxiques :** tabac, LSD, amphétamines, cocaïne, polyvinyle (plastique) • **Endocrinologiques** : hypothyroïdie, acromégalie • **Paranéoplasiques**

2	BILAN PARACLINIQUE
BILAN MINIMAL	• **NFS, plaquettes, CRP, fibrinogène, EPS/IEPS** • **AAN – ECT** • **Radio thorax** • **Radio mains** • Capillaroscopie
CAPILLAROSCOPIE	• Permet de **dépister précocement des signes de vascularites** (arborescence en feuille de fougère, œdème) • Recherche des signes de sclérodermie, aspect de méga-capillaires avec raréfaction des anses capillaires • **PAR UN CLINICIEN EXPERIMENTE**
BILAN ETIOLOGIQUE SELON TERRAIN	• **Explorations immunologiques** (APL, cryoglobulinémies, ANCA) • **Explorations vasculaires :** Doppler artériel du membre supérieur, pléthysmographie digitale • **A adapter en fonction de l'examen clinique et de l'interrogatoire**
SUIVI	• Si la maladie de Raynaud est idiopathique (clinique, capillaroscopie, FAN négatifs) : pas de suivi sauf si modification de la clinique • Si pas d'étiologie retrouvée mais Raynaud suspect : clinique, capillaroscopie et FAN annuels

3	TRAITEMENT
SYMPTOMATIQUE PREVENTIF	• **SE PROTEGER DU FROID** • **ARRET DU TABAC, DES VASOCONSTRICTEURS (bêtabloquants notamment)** • **Antagonistes calciques vasodilatateurs** (diltiazem 60mg x 3/j, TILDIEM®, nifédipine 10mg x 3/j) • Si nécrose : Iloprost ILOMEDINE® • Problème de l'association Raynaud – migraines, avis spécialisé
ETIOLOGIQUE	• En cas de **RAYNAUD SECONDAIRE** • A adapter en fonction de l'étiologie…

SYNTHESE ET MOTS-CLES

- Toujours rechercher une étiologie secondaire à un syndrome de Raynaud avant de conclure à une origine idiopathique (ou maladie de Raynaud).
- Etiologies secondaires : collagénoses (et en 1er lieu une sclérodermie...), artériopathies, mécaniques ou traumatiques, toxiques (cocaïne, amphétamines...), hématologiques.
- Le traitement repose essentiellement sur les mesures générales (lutte contre le froid, les traumatismes et évictions des agents vasoconstricteurs) ainsi que sur le traitement étiologique. Les inhibiteurs calciques peuvent être proposés.

Conférences de consensus - Recommandations

ITEM 237

Année	Source	Titre
		Pas de conférence de consensus à ce jour

Sujets tombés à l'ECN

ITEM 237

Année	Contenu
	Jamais tombé à ce jour

AMAIGRISSEMENT A TOUS LES AGES

Item 249 - UE 8

Chapitre 27

CHAPITRE TRANSVERSALITE

OBJECTIF TRANSVERSALITE ECN
- Ce chapitre est à traiter dans votre livre de spécialité concerné afin de conserver votre mémoire visuelle.
- Cependant, s'identifiant comme question transversale, cet item sera traité et ne concernera uniquement que la partie médecine interne.

MOTS-CLES
- **IMC**
- **Albumine**
- **Préalbumine**
- **Perte de poids > 5% en 6 mois**
- **Enquête alimentaire**

Pour mieux comprendre
- Les mécanismes de l'amaigrissement sont souvent variés et multifactoriels.
- On distingue la **carence d'apport,** que ce soit par une alimentation mal adaptée, ou des troubles de l'absorption digestive.
- Et **l'augmentation du métabolisme** : toute pathologie chronique peut être à l'origine d'un hypercatabolisme, en particulier les atteintes inflammatoires et infectieuses, néoplasiques et endocriniennes.

ITEM 249

A INTRODUCTION

Motif fréquent de consultation, un amaigrissement involontaire est un mode d'entrée vers une grande variété de pathologies chroniques qu'il convient de rechercher systématiquement par un examen clinique et un bilan biologique de 1ère intention minimaliste. Au terme du bilan, 50% des amaigrissements nécessiteront de plus amples explorations.

ITEM 249

B GENERALITES

DEFINITION	**Poids de forme :** poids moyen initial, nommé PDF **BODY MASS INDEX** (BMI) = **INDICE DE MASSE CORPORELLE** (IMC) = POIDS(KG)/TAILLE² (M) **AMAIGRISSEMENT PAR DENUTRITION :** • **AMAIGRISSEMENT INVOLONTAIRE SIGNIFICATIF : PERTE > 5% DU POIDS DE FORME EN 6 MOIS** • Dénutrition par malnutrition associée : perte > 10% du poids de forme ou IMC < 17 **Dénutrition si au moins 1 critère** (critères ANAES 2003) : • **Si < 70 ans :** **Perte de 10% du PDF** (ou 5% PDF en 1 mois) **BMI < 17** • **Si > 70 ans :** **Perte de 10% du PDF** (ou 5% PDF en 1 mois) **BMI < 20** **Mini Nutritional Assessment (MNA) > 11**

C PRISE EN CHARGE

INTERROGATOIRE	**ENQUETE ALIMENTAIRE** concernant les ingestats (Kcal) Préciser le **CONTEXTE :** • **Histoire pondérale :** courbe de poids • **Antécédents :** digestif, infection, cancer • **Traitement en cours** • Eléments orientant vers une étiologie – SIGNES ASSOCIES : Anorexie et sa cause, dégoût alimentaire **ALTERATION ETAT GENERAL** (anorexie, asthénie et amaigrissement) Dysphagie : liquide ou solide Troubles du transit à qualifier et quantifier Toux, fièvre Psychologie : troubles du comportement alimentaire (anorexie - boulimie)
EXAMEN PHYSIQUE	• **TAILLE, POIDS, IMC (= BMI)** • **PERTE DE POIDS = (POIDS DE FORME) – (POIDS ACTUEL)** • Evaluation de **l'état nutritionnel** • **Signes de carence protéique :** œdème, escarres • Examen de la **cavité buccale** • **MESURES ANTHROPOMETRIQUES** : périmètre abdominal, circonférence brachiale, mollet
EXAMENS PARACLINIQUES DE 1ère INTENTION	Marqueurs biologiques de la dénutrition : • **ALBUMINE :** **< 30 G/L = DENUTRITION** **< 20 G/L = DENUTRITION SEVERE** • **Préalbumine** (1/2 vie + courte) dénutrition sévère si < 50 mg/L • **Lymphopénie** (lymphocytes < 1.500/mm^3) Bilan étiologique : • Biologique : **NFS, CRP** **Iono/urée/créat** **Glycémie à jeun** **Calcémie** **Bilan hépatique** **LDH, EPS** **TSH** **Bilan de carence : fer, vitamines D, B1-6-9-12, voire A-D-E-K si suspicion de malabsorption digestive** **Sérologies VIH, VHB, VHC chez le sujet à risque** **IDR à la tuberculine** • Morphologique : **Radio de thorax** **Echo abdominale** Ou TDM thoraco-abdomino-pelvienne
EXAMENS PARACLINIQUES DE 2nde INTENTION	En cas de point d'appel clinique, biologique ou radiologique : • Endoscopies (digestives, bronchiques) + biopsies • Autres examens morphologiques centrés (écho – IRM…) • Autres examens à compléter en fonction de l'orientation étiologique… En l'absence de points d'appels = amaigrissement isolé : • Sujet âgé : Endoscopies digestives hautes +/- basses **BIOPSIE DE L'ARTERE TEMPORALE SI SYNDROME INFLAMMATOIRE** • Sujet jeune : Bilan exhaustif Imagerie et endoscopies **BILAN D'AUTO-IMMUNITE** Bilan endocrinien Evaluation psychologique si troubles des conduites alimentaires

D ETIOLOGIES

CAUSES TUMORALES (25-40%)	• **Malignes** ou bénignes : néoplasie solide (estomac, œsophage, colorectal, rein, sein, ovaire, prostate…) • **Hémopathies** (lymphomes, leucémies)
CAUSES INFLAMMATOIRES MALADIE DE SYSTEME (5-10%)	• Vascularites : **HORTON (sujet agé), autres…** • Connectivites : **LUPUS, SYNDROME DE GOUGEROT, …** • **GRANULOMATOSES** • …
CAUSES METABOLIQUES (10%)	• Troubles **endocriniens :** diabète, dysthyroïdie • Troubles ioniques, insuffisance rénale
CAUSES DIGESTIVES (5-10%)	• Ulcère gastro-duodénal • Hépatite chronique • Causes digestives tumorales
CAUSES INFECTIEUSES (5%)	• Pneumopathies, Infections urinaires, endocardite • VIH, VHB, VHC • Mycobactéries • Candidoses oro-pharyngées
CAUSES VASCULAIRES (5%)	• Coronaropathie • Insuffisance cardiaque • Maladie thrombo-embolique (5%)
CAUSES TOXIQUES/ MEDICAMENTEUSES (5%)	• AINS • Interactions médicamenteuses • Toxiques : alcoolisme…
CAUSES NEURO-PSYCHIATRIQUES (20%)	• **Toute symptomatologie psychiatrique doit correspondre à un DIAGNOSTIC D'ELIMINATION** • Troubles du comportement alimentaire (anorexie mentale) • Dépression • Syndrome démentiel
CAUSES IDIOPATHIQUES	• 5 à 10%

SYNTHESE ET MOTS-CLES

- Perte de poids > 5% en 6 mois et/ou IMC < 17 kg/m^2.
- Etiologies multiples : digestives (diarrhées, MICI…), endocriniennes (diabète, hyperthyroïdie…), néoplasiques, infectieuses (tuberculose, VIH…), toxiques (alcoolisme, iatrogénie), psychiatriques (dépression, anorexie), inflammatoires (maladie de Horton, sarcoïdose…), défaillance d'organes (rein, cœur, foie)…
- Diagnostic positif : mesure du poids.
- Signes de gravité : albumine, préalbumine, recherche d'une carence (NFS, ionogramme, vitamines…).
- Bilan de 1ère intention : CRP, radiographie pulmonaire, IDR, sérologie VIH, TSH, glycémie, bilan hépatique, ionogramme et créatinine, calcémie, NFS.

Conférences de consensus - Recommandations

ITEM 249

Année	Source	Titre
		Pas de conférence de consensus

Sujets tombés à l'ECN

ITEM 249

Année	Contenu
2005	Dossier 1 : troubles du comportement alimentaire
2006	Dossier 2 (maladie cœliaque)/3 (cancer pulmonaire)
2009	Dossier 5 : mal de Pott

SPLENOMEGALIE

Item 272 - UE 8

Chapitre 28

CHAPITRE TRANSVERSALITE

OBJECTIF TRANSVERSALITE ECN

- Ce chapitre est à traiter dans votre livre de spécialité concerné afin de conserver votre mémoire visuelle.
- Cependant, s'identifiant comme question transversale, cet item sera traité et ne concernera uniquement que la partie médecine interne.

MOTS-CLES

- **Hauteur radiologique > 14 cm**
- **Examen hématologique**
- **Splénectomie**
- **Hypersplénisme, infarctus splénique**

Pour mieux comprendre

- Organe de 200 g chez l'adulte, localisé dans l'hypochondre gauche, en regard de la 10ème côte, en dérivation entre la circulation systémique et portale.
- Entre le 3ème et 5ème mois de la vie intra-utérine, rôle hématopoïétique important qui régresse ensuite au détriment de la moelle osseuse, mais ce rôle peut persister ou réapparaître en pathologie.
- Chez l'adulte, rôle de régulation du flux sanguin, de stockage (30% de la masse plaquettaire de l'organisme), de filtre (élimination des hématies anormales et vieillies ou contenant des inclusions type parasite par exemple) et de réponse immunitaire impliquant les cellules lymphoïdes et les macrophages, avec production d'anticorps (essentiellement les IgM dirigées contre les bactéries encapsulées).
- Une rate palpable est pathologique et nécessite un bilan étiologique.

ITEM 272

A INTRODUCTION

La splénomégalie correspond à l'augmentation du volume de **la rate qui devient palpable, ou qui dépasse 14 centimètres de hauteur en imagerie**.

Les étiologies sont multiples, mais peuvent être regroupées en 4 grands groupes, à explorer systématiquement : l'hyperactivité du système lymphoïde (infections, maladies de système), abcès ou infarctus splénique, hypertension portale, syndrome lymphoprolifératif.

B POUR COMPRENDRE : RAPPELS GENERAUX

1	GENERALITES
DEFINITION	**Définition :** • **CLINIQUE : EN DECUBITUS, INSPIRATION PROFONDE TOUTE PERCEPTION CLINIQUE EST PATHOLOGIQUE** • **Imagerie : par écho ou TDM/IRM avec une hauteur > 14 cm et axe antéro-postérieur > 12 cm** **Diagnostics différentiels :** • Tumeur : rein gauche, queue du pancréas, angle colique gauche • Masse rénale gauche, gros rein gauche • Hypertrophie du foie gauche ou du lobe gauche du foie
ANATOMIE PHYSIOLOGIE PHYSIO PATHOLOGIE	**Anatomie :** • La rate est un **ORGANE LYMPHOIDE très vascularisé** qui **se draine dans le système veineux porte** • Le poids moyen d'une rate normale est **de 200 à 250 g environ** **Physiologie :** • Elle assure 4 fonctions physiologiques principales : - Action **immunitaire** - **Stockage des plaquettes :** 1/3 du pool circulant - **Elimination des hématies** anormales ou vieillies et des particules étrangères - **Activité hématopoïétique durant la vie fœtale** **Physiopathologie :** • La rate n'est normalement pas palpable, sauf chez l'enfant où la rate est palpable jusqu'à 6 mois • **TOUTE RATE PALPABLE APRES 6 MOIS** est donc pathologique et signe une **SPLENOMEGALIE**

2	PRISE EN CHARGE
INTERROGATOIRE	• **Terrain :** âge, antécédents familiaux et personnels, origine ethnique • **Traitements** en cours • **Circonstances de découverte** et évolution
EXAMEN PHYSIQUE	• **PALPATION ABDOMINALE :** Patient en **décubitus dorsal, respirant amplement** **Main droite** de l'examinateur posée à plat ou en oblique **Masse superficielle dans l'hypochondre gauche,** s'abaissant à l'inspiration : le bord inférieur de la rate (crénelé) vient toucher la pulpe des doigts lorsque la main de l'examinateur remonte de la fosse iliaque gauche vers le rebord costal gauche • Recherche de **COMPLICATIONS** • Recherche de signes orientant vers une **ETIOLOGIE :** adénopathies, altération de l'état général, syndrome tumoral, signes de cirrhose, hépatomégalie, signes d'infection...

EXAMENS COMPLEMENTAIRES	**Examens complémentaires GUIDES PAR LA CLINIQUE** **Examens biologiques :** • **HEMOGRAMME avec réticulocytes et frottis sanguin** • **BILAN D'HEMOLYSE :** haptoglobine, bilirubine totale et libre, LDH • Recherche de **syndrome inflammatoire :** CRP • Sérologies virales et parasitaires selon la clinique • Bilan hépatique, TP, facteur V • **Electrophorèse des protéines sériques** • **Myélogramme** si suspicion d'hémopathie maligne • **BILAN IMMUNOLOGIQUE SELON LES POINTS D'APPELS CLINIQUES** **Examens morphologiques :** • Echographie, scanner • En cas de **doute diagnostique** ou **pour rechercher des complications** **Splénectomie diagnostique :** • En **dernier recours** • Devant une splénomégalie isolée et évolutive dont l'étiologie reste indéterminée • On pourra y associer ponction-biopsie hépatique associée

ITEM 272

C SPLENOMEGALIE ET MEDECINE INTERNE

1	ETIOLOGIES
MALADIES DE SYSTEME	• **LUPUS** • **PR,** dont le **SYNDROME DE FELTY = NEUTROPENIE + LYMPHOCYTOSE +SMG** • **GRANULOMATOSES, SARCOIDOSE** • PAN, Still • Amylose • Fièvres héréditaires, maladie périodique • Hypersensibilité médicamenteuse • Syndrome d'activation macrophagique
INFECTIEUSES	• **Infections bactériennes : ENDOCARDITE,** sepsis sévère à pyogènes, brucellose, syphilis, typhoïde, tuberculose des organes hématopoïétiques • **Infections virales :** VIH, EBV, CMV, hépatites virales… • **Infections parasitaires :** paludisme, toxoplasmose, leishmaniose viscérale, trypanosomiase, bilharziose… • **Infections mycotiques :** sepsis à *Candida*
HEMATOLOGIQUES	**Causes bénignes :** • Anémie hémolytique chronique • Hémolyse chronique compensée sans anémie **Causes malignes :** • **Syndromes myéloprolifératifs :** maladie de Vaquez, leucémie myéloïde chronique, splénomégalie myéloïde • **Syndromes lymphoprolifératifs :** LLC, maladie de Waldenström, leucémie à tricholeucocytes • **Lymphomes :** maladie de Hodgkin, lymphomes non hodgkiniens • **Leucémies aiguës**
HYPERTENSION PORTALE	• **Bloc sus-hépatique : SYNDROME DE BUDD-CHIARI** (thrombose des veines sus-hépatiques), **INSUFFISANCE CARDIAQUE CONGESTIVE** • **Bloc hépatique : CIRRHOSE,** bilharziose, maladie de Wilson, sarcoïdose • **Bloc sous-hépatique : THROMBOSE PORTALE,** cavernome, compression par une tumeur pancréatique et/ou des adénopathies

AUTRES	• **Maladies de surcharge :** amylose, hémochromatose, maladies métaboliques congénitales (maladie de Gaucher, de Niemann-Pick) • **Causes tumorales :** Bénignes : kystes, hamartomes, angiomes Malignes : lymphomes, métastases • **Splénomégalie idiopathique** = « syndrome de Banty »

2	LES SUITES D'UNE SPLENOMEGALIE
COMPLICATIONS	• **INFARCTUS SPLENIQUE** • **HEMATOME SOUS-CAPSULAIRE,** rupture de rate après traumatisme • **HYPERSPLENISME** (hémolyse, cytopénies, baisse du facteur V...) • Hémodilution (anémie et insuffisance cardiaque à haut débit) • Hypertension portale • Diminution de l'efficacité transfusionnelle
PRECAUTIONS A PRENDRE CHEZ LE PATIENT SPLENECTOMISE	• **EDUCATION et INFORMATION** du patient • **PREVENTION DES INFECTIONS** (à germes encapsulés surtout) : **Vaccination anti-pneumococcique** avant la splénectomie **Vaccination anti-*Hæmophilus influenzæ* :** enfant et adulte immunodéprimé Mise à jour du **calendrier vaccinal** **Prophylaxie par antibiotiques *per os*** (pénicilline V = Oracilline®) pendant 2 ans minimum • Port d'une **CARTE DE SPLENECTOMISE** • **SURVEILLANCE** du patient • **Consultation en urgence en cas de fièvre :** traitement antibiotique conseillé par céphalosporines de 3ème génération (risque de pneumocoque de sensibilité diminuée à la pénicilline), puis adaptation à l'antibiogramme

SYNTHESE ET MOTS-CLES

- Infectieux : pyogènes (endocardite...), abcès splénique, fièvre typhoïde, mononucléose infectieuse, CMV, VIH, VHB, VHC, paludisme.
- Hématologique : hémolyse chronique (toutes les hémolyses chroniques donnent une splénomégalie), hémopathies malignes (syndrome myélo-prolifératif, leucémie aiguë et LLC).
- Hypertension portale : cirrhose, insuffisance cardiaque droite, syndrome de Budd-Chiari, thrombose portale.
- Plus rarement : maladies systémiques (LES, PR réalisant un syndrome de Felty), maladie de surcharge (maladie de Gaucher, amylose), tumeurs spléniques solides.

Conférences de consensus - Recommandations

ITEM 272

Année	Source	Titre
		Pas de conférence de consensus à ce jour

Sujets tombés à l'ECN

ITEM 272

Année	Contenu
2004	Dossier 9 : leucémie lymphoïde chronique/mononucléose infectieuse
2007	Dossier 4 : paludisme
2011	Dossier 9 : fièvre typhoïde

MALADIES INFLAMMATOIRES CHRONIQUES DE L'INTESTIN (MICI) CHEZ L'ADULTE ET L'ENFANT

Item 279 - UE 8

Chapitre 92

CHAPITRE TRANSVERSALITE

OBJECTIFS DE L'ECN

- Diagnostiquer une maladie de Crohn et une rectocolite hémorragique.

MOTS-CLES

- **Diarrhées chroniques**
- **Biopsies digestives multiples et étagées**
- **Manifestations extra-digestives**
- **Adénocarcinome colique**

Pour mieux comprendre

- Ces affections sont récidivantes, atteignent certains segments du tube digestif avec des manifestations cliniques variées et souvent une évolution chronique peu prévisible.
- Les lésions inflammatoires sont secondaires à une activation du système immunitaire intestinal en amont duquel des facteurs environnementaux (mode de vie, germes intestinaux, virus) et génétique (prédisposition) commencent à être mieux connus.
- Ainsi, la clinique, les complications et les traitements sont clairement liés à la présence de l'infiltration immunologique du tube digestif.

ITEM 279

A INTRODUCTION

Les maladies inflammatoires chroniques de l'intestin (MICI) constituent un groupe de pathologies caractérisées par une inflammation chronique, intermittente ou continue, d'une partie du tube digestif. Les mécanismes étiopathogéniques à l'origine de ces troubles ne sont pas encore entièrement connus.

Classiquement, on associe dans le groupe des MICI la rectocolite hémorragique (RCH), la maladie de Crohn (MC) et les MICI inclassées. Les colites microscopiques (colite lymphocytaire et colite collagène) satisfont aux critères de définition des MICI et devraient être considérées comme des MICI à part entière.

B POUR SE SITUER...

		MALADIE DE CROHN	RECTOCOLITE HEMORRAGIQUE
LOCALISATION	DIGESTIVE	TOUT LE TUBE DIGESTIF	RECTO-COLON UNIQUEMENT
		SEGMENTAIRE	UNIQUE
	PERINEALE	+	-
CONTEXTE	SEXE	FEMME (+/-)	HOMME (+/-)
	TABAGISME	AUGMENTE LE RISQUE	DIMINIE LE RISQUE
CLINIQUE	LIEU	FID	FIG (+/-)
	RECTORRAGIES	+/-	+
	RECIDIVE	+	+/-
	SEVERITE	INDICE DE BEST	CLASSIFICATION DE TRUELOVE ET WITTS
COMPLICATIONS		SUB-OCCLUSION RECIDIVE FISTULES IATROGENIE	COLITE AIGUE GRAVE CHOLANGITE SCLEROSANTE CANCER DU COLON
DIAGNOSTIC ENDOSCOPIQUE	MACROSCOPIQUE	LESIONS DISCONTINUES	LESIONS CONTINUES
		AVEC INTERVALLES DE MUQUEUSE SAINE	SANS INTERVALLE DE MUQUEUSE SAINE
		ATTEINTE ILEALE	PAS D'ATTEINTE ILEALE
	MICROSCOPIQUE HISTOLOGIQUE	TRANSMURALE	NON TRANSMURALE MUQUEUSE
		ULCERATION APHTOIDE	PAS D'ULCERATION APHTOIDE
		GRANULOME EPITHELIOIDE	ABSENCE DE GRANULOME EPITHELIOIDE
EXAMENS COMPLE-MENTAIRES	BIOLOGIQUE	SYNDROME DE MALABSORPTION	PAS DE SYNDROME DE MALABSORPTION
	ANTICORPS	P-ANCA VARIABLES ASCA POSITIFS	P-ANCA POSITIFS ASCA NEGATIFS
	MORPHOLOGIQUE	TDM ABDOMINO-PELVIENNE	CHOLANGIO-IRM
DIAGNOSTIC DIFFERENTIEL		APPENDICITE	COLITE
TRAITEMENT	TRAITEMENT PRIORITAIRE	MEDICAMENTEUX	CHIRURGICAL
	RECIDIVE APRES CHIRURGIE	OUI	NON
ESPERANCE DE VIE		REDUITE	NORMALE

C GENERALITES

DEFINITION	• Abréviation : **MICI** • **Définition :** – **Pathologies INFLAMMATOIRES INTESTINALES** – **D'ETIOLOGIE INCONNUE** – Evoluant par **POUSSEES** – Entrecoupées de **rémissions** – **ASSOCIEES A : FIEVRE, ALTERATION DE L'ETAT GENERAL ET MANIFESTATIONS EXTRA-DIGESTIVES (évoluant parallèlement aux signes digestifs** sauf celles notées par un * : cf. plus bas) – Associées à un **RISQUE ELEVE DE CANCER COLORECTAL**		
TYPE	**MALADIE DE CROHN**	**MC**	• Cf. plus loin
	RECTOCOLITE HEMORRAGIQUE	**RCH**	• Cf. plus loin
	COLITES INDETERMINEES		• **10 à 15%** des MICI • Surtout représentées par les **colites aiguës graves** (l'examen histologique de la pièce ne permet pas de déterminer le type de MICI dans 75% des cas) • Jusqu'à 50% de ces colites sont cependant reclassées en MC dans les 5 années qui suivent : apparition de lésions sur le grêle ou de manifestations ano-périnéales • Globalement, on parle de **colite indéterminée pour les MICI sans distinction claire entre une MC et une RCH**

		MALADIE DE CROHN	RECTOCOLITE HEMORRAGIQUE	COLITES INDETERMINEES
MANIFESTATIONS EXTRA-DIGESTIVES	**Rhumatologique**	Ostéo-arthropathie hypertrophiante Oligo-arthrite	-	**Spondylarthrite ankylosante*** Oligo-arthrite Ostéoporose Ostéonécrose aseptique
	Hémato/Vasculaire	-	Anémie hémolytique auto-immune	Thrombose Vascularite
	Dermatologique	**Lésions oro-faciales** **Erythème noueux** Aphtose buccale	Dermatose neutrophilique	Erythème noueux Aphtose buccale *Pyoderma gangrenosum*
	Hépatologique	-	**Cholangite sclérosante primitive *** Cholangiocarcinome	
	Ophtalmologique	**Uvéite**	-	**Uvéite**

EXAMEN ENDOSCOPIQUE		• L'examen endoscopique est l'**EXAMEN CLE** dans les MICI : – **Diagnostic** – **Pronostic** – **Surveillance** • En revanche, celui-ci est **INUTILE :** – A **chaque poussée** (sauf peut-être la rectoscopie pour la RCH) – Pour **ajuster une corticothérapie** dans la MC – Pour le **dépistage d'une dysplasie ou d'un cancer s'il n'y a pas de biopsies réalisées** – Si l'endoscopie ne modifie pas la conduite thérapeutique
	DIAGNOSTIC	• L'endoscopie permet de différencier la maladie de Crohn et la RCH : – Par l'**ASPECT MACROSCOPIQUE** – Par l'**HISTOLOGIE : BIOPSIES SYSTEMATIQUES :** × **Multiples, étagées** (et donc bien repérées) × **Zones saines et lésées** × **Berges des ulcérations** × **Rectum** (surtout s'il semble normal) × **ILEON ET D2**
		• Type d'endoscopies : – **Iléo-coloscopie :** permet de différencier RCH et MC et de réaliser le bilan d'extension – **FOGD :** permet de différencier la RCH de la MC (la RCH ne touche jamais l'appareil digestif haut) – Entéroscopie : non systématique, utile pour les MC non accessibles
	PRONOSTIC	• Etablit la **SEVERITE** des lésions **selon la profondeur des ulcérations et l'étendue des lésions** • Cependant, c'est principalement la **clinique** qui **prime** sur l'endoscopie
	SURVEILLANCE DU CANCER	• **DEPISTE L'ADENOCARCINOME COLIQUE** • Les **COLOSCOPIES** doivent être réalisées : – **En dehors des poussées** – Avec de **nombreuses** biopsies (> 30 !) – L'utilisation de **colorants** et du **zoom** peut aider au dépistage de dysplasie sur des zones macroscopiquement saines • Fréquence : – Tous les 2-3 ans à partir de la 10ème année – Tous les 1-2 ans à partir de la 20ème année
EPIDEMIOLOGIE		• **ADULTE JEUNE :** entre 20 et 29 ans ou à l'adolescence • **Gradient descendant Nord-Sud** (plus fréquente dans le Nord) • **Sex-ratio = 1** – **MC plus fréquente chez la femme** – **RCH plus fréquente chez l'homme** • En France : – Maladie de Crohn : 5.6/100.000 – Rectocolite hémorragique : 3.7/100.000 – Formes familiales : 5-10% • **Tabagisme :** – **Maladie de Crohn :** × **AUGMENTE le risque** × **Aggrave la maladie** (fistule et abcès plus fréquents) × **Augmente le risque de récidive** – **Rectocolite hémorragique :** × **DIMINUE le risque** × A noter que l'appendicectomie aurait aussi un effet protecteur • **Terrain familial, maladie polygénique :** mutation de NOD 2 dans la MC dans 40%, gène CARD 15 de susceptibilité

MODE EVOLUTIF	• **Maladie de Crohn :** – En cas de maladie de Crohn active : × Délai médian de rechute de 21 mois × 55% en rémission clinique, 15% avec une activité faible, 30% avec une activité forte – Les manifestations des **premières années de la MC influencent l'évolution de la maladie** – **ESPERANCE DE VIE REDUITE** par les traitements médicaux (augmentation de 40% des fractures secondaires à la corticothérapie), chirurgicaux – **VIE QUOTIDIENNE TRES PERTURBE** (présence de sang dans les selles, diarrhées, douleurs…) • **Rectocolite hémorragique :** – Probabilité de survenue d'une poussée évolutive diminuant avec le temps (50% la 1ère année, 10-15% après 15 ans d'évolution) – Risque d'extension d'une proctite à une pancolite : 30% à 12 ans – **ESPERANCE DE VIE NORMALE** – **VIE QUOTIDIENNE TRES PERTURBE** (présence de sang dans les selles, diarrhées, douleurs…)
DIFFERENCE ENTRE MC ET RCH	• La MC et la RCH présentent certaines caractéristiques différentes (cf. tableau ci-avant où les différences sont « caricaturées »)

ITEM 279

D MALADIE DE CROHN

1	GENERALITES
LOCALISATION	• Elle peut atteindre l'**ENSEMBLE DU TUBE DIGESTIF** • Localisations les plus fréquentes : – **ILEON TERMINAL** (30%) – **COLO-RECTUM** (20%) – **ANO-PERINEALE** (30%) • **Peu de changement de localisation** des atteintes
FORMES CLINIQUES	• Formes cliniques : – **INFLAMMATOIRES** (40%) – **STENOSANTES et FIBROSANTES** (40%) × Rétrécissements du calibre du tube digestif × Responsables de **sub-occlusions** puis de **SYNDROME DE KONIG** – **PERFORANTES et FISTULISANTES** (20%) × **Abcès** × **Perforation** × **Fistules digestives** avec d'autres segments digestifs ou d'autres organes • Evolution : – Mode évolutif : × 50% : absence d'évolution de forme × **50% : évolution de forme avec PASSAGE DE LA FORME INFLAMMATOIRE A LA FORME STENOSANTE OU PERFORANTE** – **Après 20 ans d'évolution,** on retrouve **10% de forme inflammatoire, 20% de forme sténosante et 80% de forme PERFORANTE**

<table>
<tr><td>DIAGNOSTICS DIFFERENTIELS</td><td>• APPENDICITE AIGUE
• RCH
• Colite infectieuse :
– VIRALE A CMV
– Tuberculose intestinale
• Colite ischémique</td></tr>
</table>

<table>
<tr><th>2</th><th colspan="3">SIGNES CLINIQUES</th></tr>
<tr><td rowspan="2">EXTRA-DIGESTIFS</td><td>SIGNES GENERAUX</td><td colspan="2">• Fièvre d'intensité variable
• ALTERATION DE L'ETAT GENERAL : asthénie, anorexie, amaigrissement
• Syndrome carentiel</td></tr>
<tr><td>SIGNES PAR ORGANES</td><td colspan="2">• Dermatologique : érythème noueux
• Rhumatologique : spondylarthrite, amylose
• Ophtalmologique : uvéite
• Hépato-biliaire : cholangite sclérosante primitive</td></tr>
<tr><td rowspan="4">DIGESTIFS</td><td>GRELE</td><td>• DOULEURS ABDOMINALES
• DIARRHEE
• SYNDROME INFECTIEUX : fièvre, inflammation biologique
• SUB-OCCLUSION réalisant un SYNDROME DE KONIG :
– Ballonnement
– Douleur abdominale intense
– Cède brutalement avec un bruit hydro-aérique important +/- débâcle diarrhéique</td><td rowspan="2">Diarrhées au cours de la maladie de Crohn :
• Atteinte intestinale en poussée : iléon, jéjunum, côlon
• Séquelles de résection intestinale
• Malabsorption des sels biliaires par iléite ou résection iléo-cæcale
• Colonisation bactérienne chronique du grêle
• Fistules internes
• Intolérance médicamenteuse</td></tr>
<tr><td>COLON</td><td>• DIARRHEE CHRONIQUE glairo-sanglante, parfois fébrile</td></tr>
<tr><td>RECTUM</td><td colspan="2">• PLUS FREQUENT DANS LA RCH, elle est rarement isolée dans le Crohn
• SYNDROME RECTAL :
– Epreinte : sensation douloureuse de corps étranger intrarectal
– Ténesme : douleur de type colique calmée par la défécation
– Faux besoins, impériosités
– Rectorragies en phase inflammatoire</td></tr>
<tr><td>ANUS PERINEE</td><td colspan="2">• Elles signent le DIAGNOSTIC DE MC devant une MICI
• Elles représentent un TOURNANT EVOLUTIF DE LA MALADIE
• Types de manifestations :
– FISSURE ANALE : multiple, indolore, sans contracture
– PSEUDO-MARISQUE : tuméfaction inflammatoire
– Ulcère creusant/pseudo aphtose anal
– Abcès de la marge anale sur fistule
– FISTULES : ano-vulvaires, recto-vaginales, recto-urinaires
– Sténose anale ou rectale par cicatrisation fibreuse
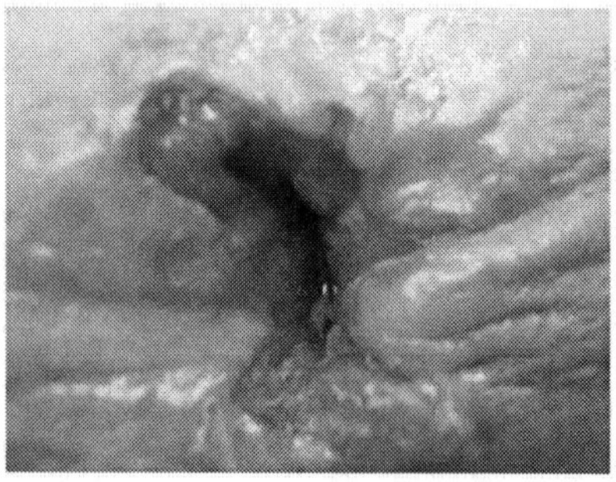</td></tr>
</table>

<table>
<tr><th>3</th><th colspan="3">DIAGNOSTIC</th></tr>
<tr><td rowspan="4">DIAGNOSTIC POSITIF</td><td colspan="2">DIAGNOSTIC CLINIQUE</td><td>• Atteinte de TOUT LE TUBE DIGESTIF : côlon + grêle
• Atteinte SEGMENTAIRE
• Atteinte PERINEALE
• Evolution CHRONIQUE PAR POUSSEES
• Terrain : FEMME JEUNE
• Antécédents familiaux</td></tr>
<tr><td rowspan="2">DIAGNOSTIC HISTOLOGIQUE</td><td>ILEO-COLOSCOPIE</td><td>• EXAMEN CAPITAL
• BIOPSIES en zones macroscopiquement saines et pathologiques
• Aspect macroscopique :
– Atteinte ILEALE fréquente, rectum souvent sain
– Peut être normale en cas de lésions isolées du grêle
– LESIONS DISCONTINUES AVEC INTERVALLES DE MUQUEUSE SAINE
– ULCERATIONS :
× Aphtoïdes (également rencontrées au cours des colites médicamenteuses ou infectieuses)
× En carte de géographie ou profondes, polymorphes
– Fissures muqueuses, fistules, sténoses</td></tr>
<tr><td>HISTOLOGIE DE LA MALADIE DE CROHN</td><td>• Elle peut porter sur les biopsies ou une pièce opératoire
• L'histologie peut mettre en évidence :
– Ulcérations
– Abcès cryptiques
– Villosités irrégulières
– Infiltrat inflammatoire de la lamina propria avec amas lymphoïdes
– GRANULOME EPITHELIOIDE :
× Elimine une RCH
× En faveur d'une MC mais non spécifique (tuberculose intestinale…)</td></tr>
<tr><td colspan="2">DIAGNOSTIC D'ELIMINATION</td><td>• ELIMINER UN SYNDROME DYSENTERIQUE PAR COLITE INFECTIEUSE :
– Coproculture, recherche des toxines A et B de Clostridium difficile
– Examen parasitologique des selles
– Recherche de CMV</td></tr>
<tr><td colspan="3">DIAGNOSTIC DE GRAVITE</td><td>• Evaluation de la sévérité avec l'INDICE DE BEST (CDAI : Crohn Disease Activity Index) :
– Nombre de selles, douleurs abdominales, bien-être général
– Autres manifestations (articulaires, oculaires, périnéales, cutanées, fièvre)
– Traitement antidiarrhéique
– Masse abdominale, hématocrite, variations de poids
• Les données sont recueillies sur 7 jours par le malade :
– CDAI < 150 : MC inactive
– CDAI > 150 : MC active
– CDAI > 450 : MC active sévère</td></tr>
</table>

4	COMPLICATIONS
• Les **facteurs prédictifs de sévérité** (et donc de complications) sont : – **Lésions ano-périnéales** au stade évolutif initial – **Corticothérapie précoce** – **Début à un âge jeune** – **Les éléments inclus dans l'indice de BEST** • Les complications de la MC sont nombreuses (FliC DIT COPIE)	
FISTULES	• **Type :** entéro-entérale, entéro-vésicale, recto-vaginale, ano-vulvaire • **Imagerie :** opacification digestive avec produits hydrosolubles et scanner
COLECTASIE	• **Définition : DILATATION COLIQUE** • **Complications : PERFORATION** ou **MEGACOLON TOXIQUE** (urgences chirurgicales) • **Imagerie :** doit être éliminée par un **ASP ou un scanner devant toute poussée sévère**
DENUTRITION	• **Etiologie :** syndrome inflammatoire chronique, malabsorption, diarrhée exsudative • **Biologie :** hypo-albuminémie, déficit en vitamines • **Complications :** facteur de risque de complications postopératoires
INFECTIONS	• **Clinique : ABCES PROFONDS, PERFORATION, PERITONITE** • **Imagerie :** scanner • **Traitement :** drainage percutané sous contrôle scannographique évitant la chirurgie en urgence, ou chirurgie
THROMBOPHLEBITE	• Risque augmenté
CANCER	• **ADENOCARCINOME COLIQUE :** – Dépistage par une **coloscopie totale**/2 ans en cas de pancolite évoluant depuis plus de 8 ans • Adénocarcinome du grêle : rare
OCCLUSION SUB-OCCLUSION	• **Etiologie :** lésions sténosantes du grêle • **Clinique :** sub-occlusions chroniques, occlusion aiguë (rare) • **Imagerie :** scanner précisant : – Niveau sus-lésionnel (anses dilatées) – Niveau sous-lésionnel (anses collabées) – Zone transitionnelle (anse à lumière fermée avec épaississement pariétal circonférentiel)
POUSSEES	• **Etiologie :** récidive ou inefficacité des traitements médicamenteux • **Fréquence :** complication la plus fréquente
IATROGENIE	• **Médicamenteuse :** corticothérapie, immunosuppresseurs • **Chirurgicale**
HEMORRAGIES DIGESTIVES	• **Fréquence :** rares et rarement importantes
AUTRES	• Psychologiques : syndrome dépressif • Socio-économiques

5	EXAMENS COMPLEMENTAIRES	
BIOLOGIQUES		• **ANTICORPS ANTI SACCHAROMYCES (ASCA) positif et ANCA négatif** • Recherche d'une **MALABSORPTION :** – **NFS, ionogramme sanguin** – **pH, calcémie** – **Hémostase** – **Albuminémie, EPP** – **Fer, folates, vitamine B12** • Bilan **PRE-THERAPEUTIQUE :** – Avant mise en place de traitement **médicamenteux** (corticoïdes, immunosuppresseurs) – **Préopératoire**
DIAGNOSTIQUES	ILEO-COLOSCOPIE	• **EXAMEN CAPITAL** • **BIOPSIES** en zones macroscopiquement saines et pathologiques • **Aspect macroscopique :** – Atteinte **ILEALE** fréquente, **rectum souvent sain** – **Peut être normale** en cas de lésions isolées du grêle – **LESIONS DISCONTINUES AVEC INTERVALLES DE MUQUEUSE SAINE** – **ULCERATIONS :** × **Aphtoïdes** (également rencontrées au cours des colites médicamenteuses ou infectieuses) × En **carte de géographie** ou profondes, polymorphes – **Fissures** muqueuses, **fistules, sténoses** 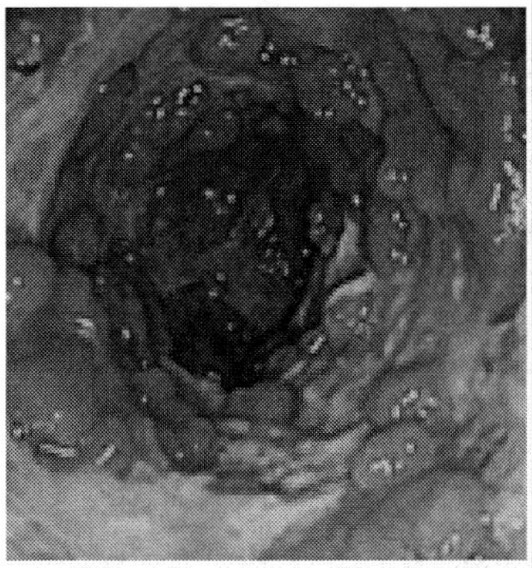 • L'histologie peut mettre en évidence : – **Ulcérations z** – **Abcès** cryptiques – Villosités irrégulières – **Infiltrat inflammatoire** de la *lamina propria* avec amas lymphoïdes – **GRANULOME EPITHELIOIDE :** × **Elimine une RCH** × **En faveur d'une MC mais non spécifique** (tuberculose intestinale…)
DIAGNOSTIQUES	EXAMEN DES SELLES (DIAGNOSTIC D'ELIMINATION)	• **ELIMINER UN SYNDROME DYSENTERIQUE PAR COLITE INFECTIEUSE :** – **Coproculture** – **Examen parasitologique des selles** – **PCR CMV**

<table>
<tr><td rowspan="2">MORPHOLOGIQUES</td><td colspan="2">FOGD</td><td><ul><li>La présence de lésions digestives hautes élimine une RCH</li></ul></td></tr>
<tr><td rowspan="2">SCANNER</td><td>TDM ABDOMINO-PELVIENNE</td><td><ul><li>EXAMEN CLE</li><li>Indications :
– FIEVRE OU DOULEUR LOCALISEE à la recherche d'un ABCES ou d'une PERFORATION
– OCCLUSION
– FISTULE
– Complications extra-digestives</li><li>Procédé :
– Ingestion de gastrographine
– Associée à une OPACIFICATION COLIQUE (hydrosolubles, air ou eau)
– Associée à une injection de PRODUIT DE CONTRASTE IV</li><li>Résultats :
– Atteinte murale : épaississement pariétal, symétrique, circonférentiel, rehaussement maximal sur le versant muqueux, image en cible
– Atteinte extra-murale : inflammation de la graisse péri-digestive, signe du peigne (dilatation des vaisseaux droits au sein du mésentère)</li></ul></td></tr>
<tr><td rowspan="5">MORPHOLOGIQUES</td><td>ENTERO-SCANNER</td><td><ul><li>Remplace le transit du grêle permettant :
– De visualiser l'ensemble du tube digestif
– D'explorer le reste de la cavité abdominale</li></ul></td></tr>
<tr><td colspan="2">IMAGERIE PAR RESONANCE MANETIQUE</td><td><ul><li>Entéro-IRM :
– Explore le grêle
– Permet de différencier les lésions chroniques (traitées médicalement) des lésions inflammatoires (type sténoses traitées chirurgicalement)</li><li>IRM pelvienne :
– Bilan des lésions ano-périnéales
– Indiquée pour les fistules anales complexes, récidivantes après la chirurgie, avant la mise sous Remicade® afin d'éliminer un foyer infectieux contre-indiquant ce traitement</li></ul></td></tr>
<tr><td rowspan="3">AUTRES</td><td>TRANSIT DU GRELE</td><td><ul><li>Remplacé par l'entéroscanner</li><li>Résultats :
– Il peut être normal notamment en cas d'atteinte purement colique
– Il peut retrouver :
× Rigidité pariétale
× Sténose
× Fistules</li></ul>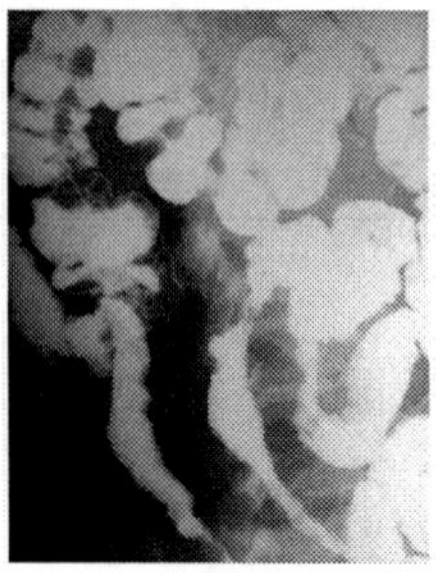</td></tr>
<tr><td>LAVEMENT OPAQUE</td><td><ul><li>Recherche des fistules (colo-vésicales) ou de sténoses</li><li>Echec de la coloscopie</li></ul></td></tr>
<tr><td>VIDEO-CAPSULE</td><td><ul><li>Toujours réaliser un transit avant afin de dépister une sténose contre-indiquant la vidéo-capsule</li><li>Rentabilité plus faible que l'entéroscanner ou le transit du grêle</li></ul></td></tr>
</table>

E RECTOCOLITE HEMORRAGIQUE

1	GENERALITES
LOCALISATION	• Localisation : **UNIQUEMENT LE RECTO-COLON :** – Le **rectum est toujours atteint : rectite** – Le **côlon est plus ou moins atteint** en fonction de la limite muqueuse atteinte et muqueuse saine : colite gauche à pan-colite • Répartition : – **Rectite (30%)** – **Colite gauche (50%)** – **Pan-colite (20%)**
DIAGNOSTICS DIFFERENTIELS	• **MALADIE DE CROHN** • **COLITE** infectieuse : – **VIRALE A CMV** – Tuberculose intestinale • Colite ischémique • **Diverticulite, sigmoïdite diverticulaire**

2		SIGNES CLINIQUES
EXTRA-DIGESTIFS	SIGNES GENERAUX	• **Fièvre** d'intensité variable • **ALTERATION DE L'ETAT GENERAL** : asthénie, anorexie, amaigrissement • Syndrome carentiel **rare**
	SIGNES PAR ORGANES	• **Dermatologique :** dermatose neutrophilique • **Hématologique :** anémie hémolytique • **Hépato-biliaire : CHOLANGITE SCLEROSANTE PRIMITIVE, CHOLANGIOCARCINOME** • **Thyroïde** • **Pulmonaire :** BPCO
DIGESTIFS	GRELE	• **AUCUN**
	COLON	• **DIARRHEE CHRONIQUE glairo-sanglante**
	RECTUM	• **SYNDROME RECTAL :** – **Epreinte :** sensation douloureuse de corps étranger intrarectal – **Ténesme :** douleur de type colique calmée par la défécation – **Faux besoins, impériosités** • **RECTORRAGIES isolées** • **GLAIRES** • Si micro-rectum postopératoire : impériosités, faux besoins, selles fréquentes
	ANUS PERINEE	• **AUCUN**

<table>
<tr><th>3</th><th colspan="3">DIAGNOSTIC</th></tr>
<tr><td rowspan="4">DIAGNOSTIC POSITIF</td><td colspan="2">DIAGNOSTIC CLINIQUE</td><td>• Atteinte du RECTO-COLON UNIQUEMENT
• PAS D'ATTEINTE PERINEALE
• Terrain : HOMME JEUNE</td></tr>
<tr><td rowspan="2">DIAGNOSTIC HISTOLOGIQUE</td><td>ILEO-COLOSCOPIE</td><td>• EXAMEN CAPITAL
• BIOPSIES en zones macroscopiquement saines et pathologiques
• Aspect macroscopique :
– Rectum toujours atteint et ILEON TOUJOURS SAIN
– Lésions CONTINUES SANS INTERVALLE DE MUQUEUSE SAINE
– Lésions superficielles monomorphes : muqueuse congestive avec perte de la muco-sécrétion, ulcérations rarement profondes, pseudo-polypes rares, aspect friable de la muqueuse</td></tr>
<tr><td>HISTOLOGIE DE LA RCH</td><td>• Elle peut porter sur les biopsies ou une pièce opératoire
• L'histologie peut mettre en évidence :
– Inflammation superficielle localisée à la muqueuse
– Infiltration du chorion
– Abcès cryptiques plus rares
– ABSENCE DE GRANULOME EPITHELIOIDE (mais inconstant dans la maladie de Crohn)</td></tr>
<tr><td colspan="2">DIAGNOSTIC D'ELIMINATION</td><td>• ELIMINER UN SYNDROME DYSENTERIQUE PAR COLITE INFECTIEUSE :
– Coproculture, recherche des toxines A et B de Clostridium difficile
– Examen parasitologique des selles</td></tr>
<tr><td colspan="3">DIAGNOSTIC DE GRAVITE</td><td>• Evaluation de la sévérité avec la CLASSIFICATION DE TRUELOVE ET WITTS :
– Nombre de selles/j
– Température vespérale
– Rythme cardiaque
– Hémoglobine (g/dL)
– VS à la 1ère heure</td></tr>
</table>

<table>
<tr><th></th><th>Poussée légère (Tous les critères)</th><th>Poussée moyenne</th><th>Poussée sévère (Tous les critères)</th></tr>
<tr><td>Température vespérale</td><td>Normale</td><td rowspan="5">Absence de tous les critères d'une poussée légère
---
Absence de tous les critères d'une poussée sevère</td><td>> 37,8°C 2 jours sur 4</td></tr>
<tr><td>Nombre de selles/j</td><td>Moins de 4, traces de sang</td><td>6 ou plus, sanglantes</td></tr>
<tr><td>Rythme cardiaque</td><td>Normal</td><td>> 90/min</td></tr>
<tr><td>Hémoglobine (g/dL)</td><td>Normale</td><td>< 10,5</td></tr>
<tr><td>VS à la 1ère heure</td><td>< 30</td><td>> 30</td></tr>
</table>

4	COMPLICATIONS
IDENTIQUES A LA MALADIE DE CROHN	• **EXCEPTEES :** – Les **complications liées à l'atteinte du grêle, de l'œsophage et aux lésions ano-périnéales** – **Récidive** des poussées – **COLITE AIGUE GRAVE** avec évolution possible vers la **colectasie, perforation, mégacôlon toxique** – Hémorragies rarement massives
CANCER DU COLON	• Plus élevé au cours de la RCH (car atteinte colique plus fréquente que dans la MC) • **Risque accru si :** – **Antécédents familiaux** de cancer – Association de la RCH avec une **cholangite sclérosante primitive** – **Début précoce** et/ou **évolution longue** de la maladie – Atteinte étendue
CHOLANGITE SCLEROSANTE	• **Epidémiologie :** – 80% des malades avec une cholangite sclérosante ont une RCH – 5% des RCH ont une cholangite sclérosante associée • **Examens complémentaires :** – A évoquer devant toute anomalie du **bilan hépatique** – **Cholangio-IRM** – **PBH** – **Coloscopie** avec des biopsies car risque d'adénocarcinome accru • Evolution : aucune ou **CHOLANGIOCARCINOME**

5		EXAMENS COMPLEMENTAIRES
BIOLOGIQUES		• **ANTICORPS (EN FAVEUR D'UNE RCH) :** – **ANCA POSITIFS (70%)** sans spécificité (X-ANCA) – **ASCA NEGATIFS** • Bilan **PRE-THERAPEUTIQUE :** – Avant mise en place de traitement **médicamenteux** (corticoïdes, immunosuppresseurs) – **Préopératoire**
DIAGNOSTIQUES	**ILEO-COLOSCOPIE**	• **EXAMEN CAPITAL** • **BIOPSIES** en zones macroscopiquement saines et pathologiques • **Aspect macroscopique :** – Rectum toujours atteint et **ILEON TOUJOURS SAIN** – Lésions **CONTINUES SANS INTERVALLE DE MUQUEUSE SAINE** – Lésions superficielles monomorphes : muqueuse congestive avec perte de la muco-sécrétion, ulcérations rarement profondes, pseudo-polypes rares, aspect friable de la muqueuse • L'histologie peut mettre en évidence : – **Inflammation** superficielle localisée à la muqueuse – Infiltration du chorion – Abcès cryptiques plus rares – **ABSENCE DE GRANULOME EPITHELIOIDE** (mais inconstant dans la maladie de Crohn)
DIAGNOSTIQUES	**EXAMEN DES SELLES (DIAGNOSTIC D'ELIMINATION)**	• **ELIMINER UN SYNDROME DYSENTERIQUE PAR COLITE INFECTIEUSE :** – **Coproculture,** recherche des toxines A et B de *Clostridium difficile* – **Examen parasitologique des selles** – **PCR CMV**
MORPHOLOGIQUES	**FOGD**	• La présence de lésions digestives hautes éliminent une RCH
MORPHOLOGIQUES	**SCANNER**	• Indications : – **Colite aiguë grave** – **Recherche de complication** – **Diagnostic différentiel** – **Bilan d'extension d'un adénocarcinome colique** • Résultats : – Atteinte **rarement trans-murale**

IMAGERIE PAR RESONANCE MANETIQUE	• **CHOLANGIO-IRM :** – Dépister les complications biliaires : × **Cholangite sclérosante :** succession de sténoses et de dilatations des voies biliaires × **Cholangiocarcinome**

F TRAITEMENT (HORS PROGRAMME)

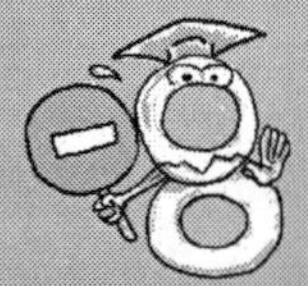 Pour aller plus loin MESURES HYGIENO-DIETETIQUES		• **LORS DES POUSSEES :** – **Hospitalisation si signes de gravité** – **Repos** – **Régime :** × Mise à jeun +/- nutrition parentérale si poussées sévères × Régime sans résidu – Prophylaxie de la **phlébite** • **MESURES GENERALES :** – **Soutien psychologique** – **Arrêt du tabac** – **Régime :** × Régime **sans résidu : si poussées** × Régime **sans fibres : si sténose serrée** × Régime **sans lait liquide : si diarrhée** – Prise en charge de la **dénutrition** – Correction des **carences et des troubles hydro-électrolytiques** par apports oraux hypercaloriques – **Dépistage des complications** du traitement
TRAITEMENTS MEDICAMENTEUX	NON SPECIFIQUES	• **Antalgiques** • **Antispasmodiques** • **Ralentisseur du transit :** lopéramide (Imodium®) • **Antibiotiques** permettant la cicatrisation des lésions ano-périnéales de la maladie de Crohn : métronidazole (Flagyl®) et ciprofloxacine (Ciflox®)
	SPECIFIQUES	• **Traitement des poussées :** – **Pentasa®** – **Puis corticoïdes** • **Traitement de fond : immunosuppresseurs** – **Imurel®** – **Purinéthol®**
	DERIVES SALICYLES	• Type de traitement = **dérivés du 5-ASA :** – Sulfasalazine : Salazopyrine® (forme orale uniquement) – Mésalazine : Pentasa® (formes orales, lavement et suppositoire) – 4-ASA : Quadrasa® lavement • Indication : – **En 1ère intention** – **Principalement dans RCH :** × **Action anti-inflammatoire** × **Réduction du risque d'adénocarcinome colique**
	CORTICOIDES LOCAUX	• Effet **local par voie rectale :** forme rectale, colique de RCH ou de MC • **Effet local *per os* :** libération au niveau de l'iléon et du côlon droit lors des poussées iléo-coliques de la maladie de Crohn
	CORTICOIDES GENERAUX	• Cf. item correspondant
	IMMUNO-SUPPRESSEURS --- IMMUNO-MODULATEURS	• Cf. item correspondant : – Ciclosporine NEORAL® – Infliximab REMICADE® – **Azathioprine IMUREL®** – **6-Mercaptopurine PURINETHOL®** – Méthotrexate METHOTREXATE®

TRAITEMENT CHIRURGICAL	• Les **indications dépendent des circonstances :** – **Maladie :** RCH, MC ou colite indéterminée – L'atteinte **isolée ou non** du tube digestif – L'**urgence** éventuelle : péritonite, colite aiguë grave – L'**état général** du patient et ses **traitements :** × **Echec** des traitements maximaux × **Effets secondaires** • **Type** de chirurgie : – RCH : coloproctectomie totale + anastomose iléo-anale avec réservoir iléal – MC : × Colectomie sub-totale + anastomose iléo-rectale × Résection iléo-cæcale × Exérèse du grêle la plus courte possible × Stricturoplastie • **Résultats :** – **RCH : guérison** – **MC :** × **Peut suspendre le cours de la MC pendant un temps variable** × **A limiter au maximum compte tenu des récidives fréquentes et du risque de grêle court**
TRAITEMENT ENDOSCOPIQUE	• L'endoscopie peut permettre une **dilatation des sténoses** • Efficacité à court et moyen terme
SURVEILLANCE	• **Clinique** • **Biologique :** – VS, CRP, NFS (anémie, carence martiale) – Bilan de malabsorption – Surveillance des traitements • **Endoscopique :** – En cas de résistance au traitement – Ou pour dépister un adénocarcinome colorectal • **Psychologique**

SYNTHESE ET MOTS-CLES

- Maladie de Crohn : diarrhée prolongée + douleurs abdominales inexpliquées avec : syndrome inflammatoire, anémie, signes de malabsorption, altération de l'état général, certains signes extra digestifs (érythème noueux, etc.), retard de croissance, petite taille sans contexte familial.
- Rectocolite hémorragique : diarrhée prolongée + syndrome dysentérique.
- La distinction entre une rectocolite hémorragique et une forme colique de maladie de Crohn peut être longtemps difficile, voire impossible à faire : on doit parler alors de MICI inclassée.

Conférences de consensus - Recommandations

ITEM 279

Année	Source	Titre
2008	HAS	ALD n°24- Rectocolite hémorragique
2008	HAS	ALD n°24- Maladie de Crohn

Sujets tombés à l'ECN

ITEM 279

Année	Contenu
2008	Dossier 7 : Maladie de Crohn de l'adolescent : diagnostic et prise en charge

Achevé d'imprimer en décembre 2014